MAMOPLASTIA DE AUMENTO

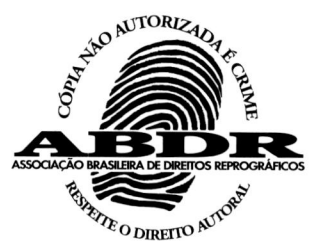

A211m   Adams, William P.
            Mamoplastia de aumento: atlas de cirurgia plástica / William P. Adams Jr ; tradução: Rafael de Andrade Duarte ; revisão técnica: Débora Lessa da Silva Nora. – Porto Alegre : AMGH, 2013.
            xii, 116 p. : il. color. ; 28 cm + 01 DVD-ROM.

           ISBN 978-85-8055-198-3

           1. Cirurgia plástica. 2. Mamoplastia. I. Título.

                                                            CDU 617.54-089.844

Catalogação na publicação: Ana Paula M. Magnus – CRB 10/2052

WILLIAM P. ADAMS JR.

Associate Clinical Professor of Plastic Surgery
Department of Plastic Surgery
University of Texas Southwestern Medical Center at Dallas
University Park, Texas

ATLAS DE CIRURGIA PLÁSTICA

MAMOPLASTIA DE AUMENTO

Tradução:
Rafael de Andrade Duarte

Consultoria, supervisão e revisão técnica desta edição:
Débora Lessa da Silva Nora
Médica especialista em Cirurgia Plástica.
Membro especialista da Sociedade Brasileira de Cirurgia Plástica.

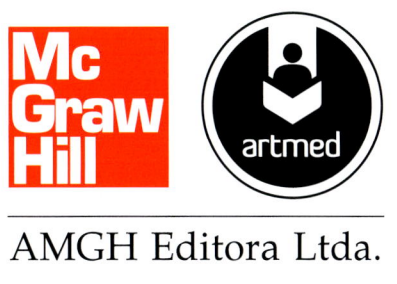

AMGH Editora Ltda.
2013

Obra originalmente publicada sob o título
Breast augmentation, 1st Edition
ISBN 0071606432 / 9780071606431

Original edition copyright © 2011, The McGraw-Hill Companies, Inc., New York, New York 10020.
All rights reserved.

Portuguese language translation copyright © 2013, AMGH Editora Ltda., a Division of Grupo A Educação S.A.
All rights reserved.

Gerente editorial: *Letícia Bispo de Lima*

Colaboraram nesta edição

Editor: *Alberto Schwanke*

Assistente editorial: *Mirela Favaretto*

Arte sobre capa original: *VS Digital*

Preparação de originais: *Carla Rosane Romanelli*

Leitura final: *Lisiane Andriolli Danieli*

Editoração eletrônica: *Techbooks*

Nota: A medicina é uma ciência em constante evolução. À medida que novas pesquisas e a experiência clínica ampliam o nosso conhecimento, são necessárias modificações no tratamento e na farmacoterapia. Os coautores desta obra consultaram as fontes consideradas confiáveis, num esforço para oferecer informações completas e, geralmente, de acordo com os padrões aceitos à época da publicação. Entretanto, tendo em vista a possibilidade de falha humana ou de alterações nas ciências médicas, os leitores devem confirmar estas informações com outras fontes. Por exemplo, e em particular, os leitores são aconselhados a conferir a bula de qualquer medicamento que pretendam administrar, para se certificar de que a informação contida neste livro está correta e de que não houve alteração na dose recomendada nem nas contraindicações para o seu uso. Essa recomendação é particularmente importante em relação a medicamentos novos ou raramente usados.

Reservados todos os direitos de publicação, em língua portuguesa, à
AMGH EDITORA LTDA., uma parceria entre GRUPO A EDUCAÇÃO S.A. e McGRAW-HILL EDUCATION
Av. Jerônimo de Ornelas, 670 – Santana
90040-340 – Porto Alegre – RS
Fone: (51) 3027-7000   Fax: (51) 3027-7070

É proibida a duplicação ou reprodução deste volume, no todo ou em parte, sob quaisquer
formas ou por quaisquer meios (eletrônico, mecânico, gravação, fotocópia, distribuição na Web
e outros), sem permissão expressa da Editora.

Unidade São Paulo
Av. Embaixador Macedo Soares, 10.735 – Pavilhão 5 – Cond. Espace Center
Vila Anastácio – 05095-035 – São Paulo – SP
Fone: (11) 3665-1100   Fax: (11) 3667-1333

SAC 0800 703-3444 – www.grupoa.com.br

IMPRESSO NO BRASIL
PRINTED IN BRAZIL

*Este livro é dedicado à minha família – Jennifer, Luke e Brooke,
os quais me ensinaram muito.*

William P. Adams Jr., MD

Coautores

Bradley P. Bengtson, MD, FACS
Bengtson Center for Aesthetics and Plastic Surgery
Grand Rapids, Michigan

Claudio DeLorenzi, BA, MD, FRCS
Medical Director
DeLorenzi Clinic
Kitchener, Ontario
Canada

Louis L. Strock, MD
Private Practice
Fort Worth, Texas

Steven Teitelbaum, MD, FACS
Assistant Clinical Professor of Plastic Surgery
David Geffen School of Medicine at UCLA
Los Angeles, California

Agradecimentos

Há muitas pessoas que merecem crédito por este livro.

Obrigado a Marsha Gelber, a Cindy Yoo e a toda a equipe da McGraw-Hill pelo seu esforço em tornar este livro uma realidade.

Aos coautores e a Renee L. Cannon pelo trabalho árduo no desenvolvimento de seus capítulos.

A meu mentor, JB Tebbetts, que me ensinou a otimizar os resultados dos pacientes na mamoplastia de aumento, as virtudes de Crown e muito sobre a vida...

E, finalmente, a meus colegas, que proporcionaram uma inspiração infinita.

Sumário

PARTE I   DISSECÇÃO MUSCULAR   1

1. Introdução   2
   William P. Adams Jr., MD
2. O processo da mamoplastia de aumento   3
   William P. Adams Jr., MD
3. Orientação à paciente   9
   William P. Adams Jr., MD
4. Planejamento baseado nos tecidos   12
   William P. Adams Jr., MD

PARTE II   TÉCNICA CIRÚRGICA   21

5. Mamoplastia de aumento de plano duplo   22
   William P. Adams Jr., MD
6. Abordagem inframamária/espaço de plano duplo   31
   William P. Adams Jr., MD
7. Abordagem transaxilar   46
   Louis L. Strock, MD
8. Abordagem periareolar   57
   Claudio DeLorenzi, BA, MD, FRCS
9. Reintervenção da mamoplastia de aumento   72
   Bradley P. Bengtson, MD, FACS, e Steven Teitelbaum, MD, FACS
10. Cuidados pós-operatórios   99
    William P. Adams Jr., MD, e Louis L. Strock, MD

Apêndice   103
Índice   113

PARTE I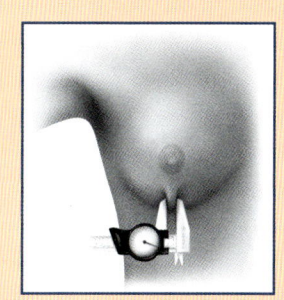

Dissecção muscular

Capítulo 1 Introdução
Capítulo 2 O processo da mamoplastia de aumento
Capítulo 3 Orientação à paciente
Capítulo 4 Planejamento baseado nos tecidos

CAPÍTULO 1 — Introdução

William P. Adams Jr., MD

Estatísticas cirúrgicas recentes demonstram que a mamoplastia de aumento é o principal procedimento cirúrgico nos Estados Unidos.

A nível mundial, estas tendências são consistentes e este procedimento continua a ganhar popularidade com pacientes que procuram aprimorar o tamanho e forma de suas mamas. Junto a isso, houve um refinamento dos procedimentos de mamoplastia de aumento, o que fez o mercado crescer ainda mais. Entretanto, o potencial para um crescimento do mercado baseado nos processos conhecidos permanece imenso. Apesar de a mamoplastia de aumento historicamente ser caracterizada como um procedimento cirúrgico que consiste na colocação de uma prótese mamária no interior de um espaço, atualmente sabe-se que existem mais elementos envolvidos do que apenas o procedimento cirúrgico. Na verdade, os aspectos não cirúrgicos da mamoplastia de aumento provavelmente são mais importantes do que o procedimento cirúrgico em si.

Assim, é a implementação destes novos e comprovados processos que orienta os resultados da paciente e o crescimento do mercado. Sabendo isso, este livro foi compilado a fim de permitir que os cirurgiões de todos os níveis beneficiem-se de seu conteúdo. O público-alvo consiste em qualquer cirurgião plástico que deseje levar a prática da mamoplastia de aumento de suas pacientes a um nível superior. O foco primário são técnicas cirúrgicas específicas, as quais são descritas e ilustradas passo a passo a fim de permitir ao leitor a compreensão dos princípios e técnicas sutis que foram refinados nos últimos 10 anos para proporcionar resultados melhores para as pacientes.

Espera-se que este livro sirva como referência a todos os cirurgiões com preferência por mamoplastia de aumento. Os capítulos destacam os diferentes aspectos e as diferentes abordagens tanto da mamoplastia de aumento primária quanto da reintervenção. As fotografias e ilustrações foram colocadas ao lado do texto correspondente para definir e detalhar ainda mais os procedimentos descritos.

É importante que os cirurgiões de todos os níveis sejam hábeis no reconhecimento de que a prática de mamoplastia de aumento não tem sido perfeita. Quando se observam as taxas de reintervenção, as quais variam entre 15 e 24% em 2 a 3 anos nos maiores estudos disponíveis e a recuperação da paciente, outro indicador excelente da qualidade do procedimento, ainda longe do ideal, com períodos prolongados de dor e convalescença, torna-se claro que podemos melhorar juntos o procedimento. As técnicas e metodologias descritas nestas páginas podem servir como um algoritmo central para permitir que os cirurgiões proporcionem um serviço/produto de melhor qualidade às suas pacientes.

A melhora do resultado da paciente é o que importa e as técnicas descritas neste livro irão auxiliar os cirurgiões a aprimorarem os resultados de suas pacientes, não importando o quão experientes sejam.

Gostaria de agradecer a todos os autores e colaboradores pelas muitas horas e sacrifícios dispendidos para o desenvolvimento de seus excelentes capítulos. Gostaria de agradecer especialmente a Renee Cannon, que trabalhou arduamente com uma equipe de cirurgiões "malucos", a fim de produzir ilustrações de alta qualidade no texto e, finalmente, a Marsha Loeb, da McGraw-Hill, que é o motivo principal deste livro tornar-se realidade.

Espero que você aproveite este livro e que ele aprimore sua prática e os resultados de suas pacientes.

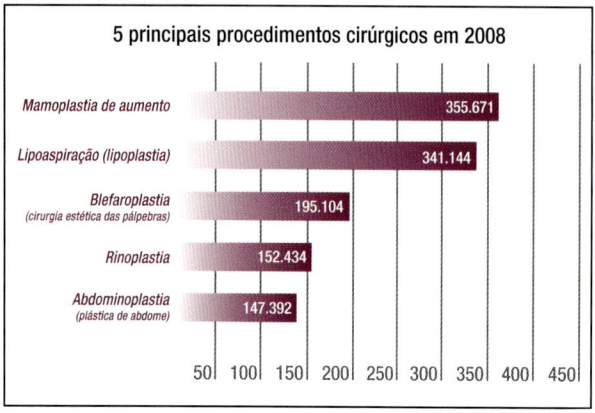

Figura 1-1

CAPÍTULO 2
O processo da mamoplastia de aumento

William P. Adams Jr., MD

A mamoplastia de aumento tem sido uma parte integral da prática do cirurgião plástico durante mais de 40 anos. Apesar dos materiais terem se desenvolvido, os resultados das pacientes ainda não são os ideais, conforme os registros de vários estudos clínicos de aprovação prévia (PMA). Ao contrário de muitas outras áreas da cirurgia, a prática da mamoplastia de aumento tem sofrido com a falta de um processo definido para o manejo da paciente.

Durante 45 anos, a mamoplastia de aumento tem sido encarada como um evento cirúrgico isolado; no entanto, as elevadas taxas de reintervenção documentadas de 15 a 24%, em 6 anos de sucessivos estudos de PMA, resultaram em uma análise crítica desse procedimento. Foram identificados fatores que afetam os resultados e as estabelecidas recomendações práticas.

Essa análise resultou em uma redefinição deste processo para muito além da simples implantação cirúrgica da prótese. Os componentes essenciais incluem uma orientação detalhada da paciente, consentimento informado, planejamento pré-operatório baseado nos tecidos, técnica cirúrgica refinada/recuperação rápida e planejamento pós-operatório bem definido. Os relatos prévios definiram as principais áreas, e estes princípios foram integrados, refinados e customizados em um processo detalhado que abrange cada ponto de ação entre o cirurgião-equipe-paciente. Apesar de cada um dos componentes poder existir individualmente, a combinação destes passos em sucessão demonstrou resultados aprimorados para as pacientes e que são muito melhores do que qualquer componente praticado isoladamente. Recentemente, à medida que os pontos principais deste processo foram identificados, foi demonstrado que o processo é transferível e reproduzível.[3-5]

Os quatro principais subprocessos usados para os cuidados com as pacientes são orientação estrutural da paciente, planejamento baseado nos tecidos, técnica cirúrgica refinada/recuperação rápida e esquema pós-operatório definido (Fig. 2-1).

ORIENTAÇÃO DA PACIENTE/ CONSENTIMENTO INFORMADO

No refinamento do processo, todas as pacientes passaram por uma orientação e consentimento informado usando-se uma abordagem multimodal (Capítulo 3). As pacientes eram solicitadas a completar documentos antes de sua consulta de orientação, a qual era realizada por telefone ou pessoalmente por um especialista em orientação da paciente, com uma duração aproximada de 45 a 60 minutos. Durante a consulta de orientação, todos os conceitos, aspectos e limitações são abordados com a paciente.[6]

PLANEJAMENTO BASEADO NOS TECIDOS

O planejamento baseado nos tecidos envolve a escolha de um implante que se adapte à mama de acordo com uma análise objetiva. A consulta com o cirurgião é realizada apenas após a consulta de orientação. A duração média da consulta com o cirurgião é de 30 minutos. Os dois objetivos primários da consulta com o cirurgião são a avaliação objetiva da mama da paciente e assegurar-se de que os objetivos da paciente (previamente definidos por escrito durante a consulta de orientação) sejam razoáveis de acordo com as dimensões e o tecido da mama da paciente. A avaliação do tecido é baseada em técnicas previamente publicadas (*High Five*), e mais recentemente usando-se o sistema selecionador de implantes de última geração com princípios similares.[3] Os fundamentos do processo *High Five* permitem que o cirurgião tome as cinco decisões principais pré-operatórias determinantes para o resultado de uma mamoplastia de aumento.

1. Plano da loja da prótese
2. Tamanho do implante – baseado no volume de preenchimento ideal da mama de acordo com o tecido.
3. Tipo de implante

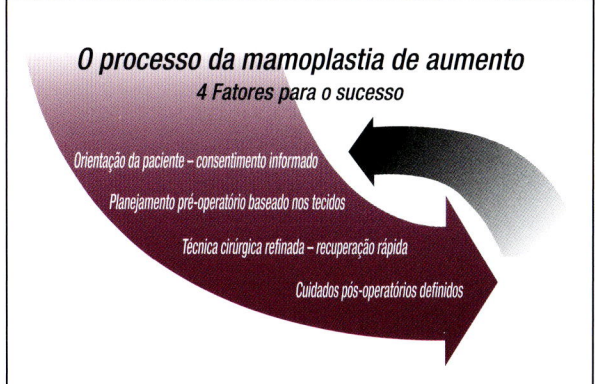

Figura 2-1

4. Posição do sulco inframamário
5. Incisão

O tamanho do implante é baseado na largura e no tipo de mama (complacência do invólucro e preenchimento pré-operatório). As fotografias das mamas da paciente são revisadas junto dela e um formulário de análise de imagem (Fig. 2-2) é preenchido pela paciente.

Nessa importante interação com a paciente, enquanto olha e desenha sobre as fotografias, as assimetrias da paciente são identificadas (tamanho e forma) e discutidas, sendo abordadas diretamente. A realidade de que a mama pós-operatória pode não "combinar", expectativas realistas para o decote de acordo com a relação intermamária, adequação do plano da prótese e probabilidade de palpabilidade da prótese, particularmente na região inferior e lateral da mama. A frase "controle das expectativas da paciente" costuma ser ouvida em fóruns de cirurgia plástica; no entanto, raramente são dadas orientações específicas. Este formulário de análise de imagem consiste em uma ferramenta útil para efetivamente controlar as expectativas da paciente em relação à mamoplastia de aumento. O autor atualmente usa tecnologia de imagem 3D para fazer a avaliação com a paciente.

TÉCNICA CIRÚRGICA REFINADA/ RECUPERAÇÃO RÁPIDA

O plano cirúrgico é desenvolvido pré-operatoriamente após a consulta com o cirurgião. Todos os casos são realizados sob anestesia geral com o emprego de agentes de paralisia muscular total de curta duração, sendo as pacientes pré-medicadas com celecoxibe 400 mg. A nova incisão do sulco inframamário é planejada e executada usando-se as relações conhecidas baseadas na largura da mama/ volume do implante e da distância mamilo-sulco mamário.[3] A técnica cirúrgica é detalhada nos Capítulos 6 a 8. As lojas para o implante das próteses são criadas sob visualização direta sem dissecção romba, usando técnicas para minimizar o trauma tecidual.[7-9] A preparação

---

Análise de imagem da paciente
Fatores provavelmente imutáveis ou a serem totalmente corrigidos
após sua mamoplastia de aumento (Documento 9)

Paciente: «Primeiro nome e sobrenome»

Data: _____

❏ Mama maior D/E – as mamas **nunca serão iguais!!!**
❏ Mamilo E/D – aréola em posição mais alta no tórax – nunca será totalmente corrigida
❏ Sulco E/D inframamário alto no tórax – não será totalmente corrigido
❏ Posição dos mamilos na mama é diferente nos dois lados e não pode ser totalmente corrigida
❏ A distância entre as duas mamas pode ser um pouco reduzida – uma distância de no mínimo ____ cm provavelmente permanecerá
❏ Assimetrias de parede torácica existentes que não podem ser corrigidas e afetarão a forma das mamas
❏ A posição da mama como um todo não irá mudar na parede torácica. Caso um dos sulcos mamários seja mais baixo do que o outro, este permanecerá mais baixo após a mamoplastia de aumento
❏ A forma básica e a configuração das mamas serão similares a sua aparência atual e não sofrerão alterações drásticas, porém serão maiores.
❏ O tecido menos espesso na parte inferior e lateral pode resultar em palpabilidade do implante

❏ Outros: _____

❏ Outros: _____

❏ Outros: _____

❏ Outros: _____

Paciente: Por favor, rubrique abaixo para documentar sua aceitação e compreensão dos itens descritos acima.

_____ Dr. Adams revisou minhas imagens detalhadamente comigo. Eu vi, compreendi e aceitei cada um dos fatores listados acima que não sofrerão alterações ou que podem ser parcialmente melhorados após minha mamoplastia de aumento. Eu entendo e aceito integralmente que minhas mamas ou alguns componentes de minhas mamas nunca serão iguais de ambos os lados e que a perfeição não é possível, apenas a melhora no tamanho.

Figura 2-2

da loja inclui a irrigação tripla de antibióticos e outras técnicas para minimizar a contaminação do implante, como a troca das luvas e a limpeza da pele antes da colocação do implante.[8] Usando essa abordagem, os moldes não foram necessários em 297 (99%) dos 300 casos e a escolha da prótese foi determinada durante a consulta pré-operatória antes do dia da cirurgia. O fechamento da incisão é realizado em três ou quatro camadas, incluindo uma sutura absorvível profunda (Vicryl 3-0) para o fechamento da fáscia superficial da mama, uma intradérmica profunda (PDS, polidioxanona 4-0) e o fechamento cutâneo intradérmico (Monocryl 4-0).

TRATAMENTO PÓS-OPERATÓRIO

São fornecidas instruções detalhadas pós-operatórias a todas as pacientes (Tabela 2-1).

Essas orientações são reforçadas antes do dia da cirurgia e no dia do procedimento; a verificação da compreensão, assim como a capacidade da paciente de retomar suas atividades normais são determinadas depois do retorno da paciente para seu domicílio após a cirurgia.

RESULTADOS

Foram acompanhadas cerca de 300 pacientes com mamoplastia de aumento primária prospectivamente entre 2001 e 2006. Também foram analisadas duas subpopulações: (1) 128 pacientes consecutivas submetidas a mamoplastia de aumento primária com próteses salinas entre 2001 e 2006; (2) 172 pacientes consecutivas submetidas a mamoplastia de aumento primária em estudos clínicos PMA entre 2002 e 2006 na US Food and Drug Administration (FDA), com pesquisa clínica padrão (CRO) controlando as características das pacientes relatadas na Tabela 2-2.

Tabela 2-1

Cuidados com a incisão	Adesivo gel colocado no transoperatório e deixado por 3 semanas, sendo trocado semanalmente durante 3 a 4 meses
Sutiã	Não é necessário, sendo usado de acordo com a preferência da paciente – sem sutiã com armação durante 6 semanas Considerar o uso de sutiã 24 horas ao dia com o uso de dispositivos de forma
Atividade	Dormir 2 horas ao chegar em casa, sair da cama para o chuveiro – 20 min de água quente – e vestir-se. Não deitar na cama. Prescrever elevações dos braços 5 vezes/hora enquanto acordado pelos próximos 5 dias
Exercícios	Iniciar atividades aeróbicas após 2 semanas Não usar pesos de tórax durante 4 semanas Exercícios toracoabdominais após 6 semanas

Tabela 2-2 Características dos implantes e das pacientes

	Todas as pacientes 2000-2006	Salina	Gel FS* PMA
Idade média	36	36	36
Variação	20-64	20-56	21-64
Volume médio	289	302	276
Variação	150-560	150-560	180-395

* Gel FS – Gel coesivo de formato estável.

A idade média da principal população do estudo e das subpopulações foi de 36 anos. O tamanho médio do implante foi de 289 mL para toda a população do estudo e 302 mL e 276 mL para as subpopulações do tipo salino e gel coesivo de formato estável, respectivamente.

O tipo de implante e o plano da loja são detalhados nas Tabelas 2-3 e 2-4.

A maioria dos implantes foi colocada em um espaço de dois planos. Cerca de 98% dos implantes foram colocados por meio de uma incisão no sulco inframamário (SIM).

O acompanhamento, resultados das pacientes/reintervenções e complicações são relatados na Tabela 2-5.

O tempo médio de acompanhamento foi de 2,1 anos (9 meses a 6 anos) para a amostra toda. O acompanhamento médio para os implantes salinos e de gel coesivo foi 1,7 anos (9 meses a 6 anos) e 2,3 anos (1 a 5 anos), respec-

Tabela 2-3 Plano da loja do implante

Plano da loja	Todas n = 300	Salino n = 128	Gel FS n = 172
PD1	245	104	141
PD2	43	23	20
PD3	8		8
RP	2	1	1
SG	1		1

Tabela 2-4 Tipos de implantes

Salino n = 128	
Redondo liso	111
Redondo texturizado	1
468	16
Total	**128**
Gel FS n = 172	
CPG 321	135
410 FM	28
410 FF	5
410 MM	4
Total	**172**

Tabela 2-5 Complicações, acompanhamento médio e reintervenção

Complicações	Todos #	n = 299 %	Salina #	n = 128 %	Gel FS* #	n = 171 %	CPG** #	n = 135 %	410*** #	n = 37 %
Contratura capsular	3	1,00	2	1,50	1	0,58	1	0,75	0	0,00
Alargamento de sutura	8	2,68	7	5,26	1	0,58	1	0,75	0	0,00
Infecção	3	1,00	2	1,50	1	0,58	1	0,75	0	0,00
Hematoma	2	0,67	1	0,75	1	0,58	1	0,75	0	0,00
Rotação	2	0,67	2	0,75	1	0,58	0	0,00	1	2,70
Esvaziamento	2	0,67	2	1,50	0	0,00	0	0,00	0	0,00
Ondulação/palpabilidade	18	6,02	4	2,26	15	8,77	14	10,45	1	2,70
Hiperpigmentação	4	1,34	1	0,75	3	1,75	3	2,24	0	0,00
Estrias	1	0,33	1	0,75	0	0,00	0	0,00	0	0,00
Assimetria	1	0,33	1	0,75	0	0,00	0	0,00	0	0,00
Retardo da cicatrização	1	0,33	1	0,75	0	0,00	0	0,00	0	0,00
Cicatriz hipertrófica	3	1,00	1	0,75	2	1,17	2	1,49	0	0,00
Hipersensibilidade/ dor neuropática	6	2,01	0	0,00	6	3,51	6	4,48	0	0,00
Deformidade do polo inferior	1	0,33	0	0,00	1	0,58	0	0,00	1	2,70
Acompanhamento médio (anos)	2,1		1,71		2,3		2,5		1,7	
Taxa de reintervenção	3,7%		4,70%		2,90%		3,70%		0,00%	

* Gel FS – Gel coesivo de formato estável.
** CPG – Implante contorno gel perfil.
*** Implante estilo 410.

tivamente. A taxa de reintervenção para toda a amostra foi 3,7% e as taxas para as subpopulações de implantes salinos e de gel coesivo foram 3,9% e 2,9%, respectivamente. Os motivos para reintervenção encontram-se na Tabela 2-6.

DISCUSSÃO

Evidentemente a mamoplastia de aumento não é um procedimento simples e no qual existem outros aspectos além da colocação de um implante em uma loja. Os avanços do procedimento foram significativos nos últimos 10 anos; no entanto, estudos clínicos controlados demonstram que as taxas de reintervenção continuam a ser significativas (15 a 24% em 3 anos) para este procedimento eletivo.[1,2] Esse procedimento é mais complexo do que aparenta e o conceito do processo da mamoplastia de aumento enfatiza a importância igual, senão maior, da parte "não cirúrgica" do processo (orientação, planejamento baseado nos tecidos e pós-operatório).

Tabela 2-6 Motivos para reintervenção

Motivo para reintervenção	Todos #	n = 300 %	Salina #	n = 128 %	Gel FS #	n = 172 %	CPG #	n = 135 %	410 #	n = 37 %
Contratura capsular	1	9,09	1	16,67	0	0,00	0	0	0	0,00
Hematoma tardio (5 semanas após)	1	9,09		0,00	1	20,00	1	20,00	0	0,00
Hematoma agudo	1	9,09		0,00	1	20,00	1	20,00	0	0,00
Infecção/seroma	1	9,09		0,00	1	20,00	1	20,00	0	0,00
Troca de tamanho	0	0,00		0,00	0	0,00	0	0,00	0	0,00
Pedido de remoçãoo pela paciente	1	9,09		0,00	1	20,00	1	20,00	0	0,00
Esvaziamento	2	18,18	2	33,33	0	0,00	0	0,00	0	0,00
Rotação	1	4,55	1	8,33						
Alongamento de sutura	3	31,82	2	41,67	1	20,00	1	20,00	0	0,00
Total	11	100,00	6	100,00	5	100,00	5	100,00	0	

Noventa e sete por cento (97%) das pacientes foram capazes de retornar às atividades normais diárias (elevar os braços acima da cabeça, dirigir, lavar e secar os cabelos em 24 horas).

O componente educativo não pode ser subestimado, uma vez que permanece como a parte mais crítica, ainda que frequentemente negligenciada no processo. Os principais componentes do subprocesso educacional são:

1. Orientar a paciente sobre a filosofia prática e ajudá-la a assumir a responsabilidade mútua de que o implante será selecionado de acordo com suas preferências e com as dimensões mamárias e teciduais dela, ou por métodos alternativos para reconhecer as trocas.
2. Revisar, por meio da interação médico-paciente, as fotografias da paciente e salientar os aspectos que devem ser abordados pré-operatoriamente, incluindo 100% de assimetria em todas as pacientes e limitação na correção dessas assimetrias, motivos para palpabilidade dos implantes prováveis nos polos lateral e inferior. O formulário de análise de imagem (Fig. 2-2) consiste em uma ferramenta extremamente poderosa e simples que é parte do processo educacional e da consulta do cirurgião.

O planejamento pré-operatório baseado nos tecidos permite que o cirurgião chegue ao "ponto principal" e evita que a paciente seja excluída em sua primeira tentativa. O processo *High Five* é um, de dois sistemas com base nos tecidos publicados e revisados. As pacientes frequentemente comparecem ao consultório desejando a aparência da modelo da capa da revista ou da modelo de biquíni ou ainda aumentar o tamanho de seu sutiã, porém o processo educativo detalhado e o planejamento baseado nos tecidos tornam bastante claro que a seleção de um tipo de implante e seu tamanho estão relacionados com seus tecidos.

Também é importante o aspecto do artista *versus* o engenheiro, e quem deve escolher o tamanho da prótese mamária, a paciente ou o médico. Sem dúvida, a maior parte da cirurgia plástica consiste em uma mistura de arte e ciência; no entanto, a arte por si só é verdadeiramente desestruturada e sem limites definíveis. A ideia de que a criação de uma abordagem orientada por um processo irá obstruir o "talento do artista" é um erro. Na verdade, o processo servirá apenas para potencializar as qualidades artísticas, uma vez que define os limites que uma abordagem apenas artística não elucidará claramente.

Antes, a técnica cirúrgica frequentemente era a única parte da mamoplastia de aumento que a maioria dos cirurgiões considerava. Os avanços cirúrgicos recentes não apenas melhoraram o aspecto técnico da cirurgia, como também definiram a importância da parte educacional e do planejamento baseado nos tecidos, uma vez que eles permitem ao cirurgião tomar quase todas as decisões *antes* de entrar na sala cirúrgica. Isso permite que o cirurgião tome decisões melhores que historicamente eram tomadas na sala de cirurgia (particularmente o tamanho do implante) e permite que o procedimento cirúrgico seja realizado com a maior eficiência possível. O conceito de uma dissecção bastante precisa e atraumática com hemostasia prospectiva (identificação/controle dos vasos/perfurantes sob visão direta antes que sangrem) permite que as lojas das próteses sejam dissecadas em menos de 10 minutos. Isso reduz a quantidade de trauma tecidual, reduz o uso intraoperatório de medicamentos narcóticos, agentes paralisantes adicionais e necessidade de uso de agentes de reversão, todos eles sendo responsáveis por retardar a recuperação pós-operatória. Apesar do emprego de uma irrigação adequada da loja da prótese ser muito aceito,[8,10,11] os cirurgiões com frequência ignoram inadvertidamente outros pontos de contaminação periprotéticas em potencial, incluindo o manuseio dos implantes sem luvas limpas ou contato do implante com componentes do sítio cirúrgico. Estas práticas não são compatíveis com este processo cirúrgico refinado e devem ser evitadas a fim de minimizar as complicações, incluindo contratura capsular e reintervenção.

Interessantemente, um aspecto importante desse refinado processo cirúrgico é a recuperação, o segundo melhor indicador de qualidade do procedimento realizado (sendo a taxa de reintervenção o primeiro). Na verdade, a recuperação constitui um aspecto beneficiado pelo processo. Este relato e outros documentaram o retorno às atividades normais em 24 horas, quando usado este processo.[9,10,13] Na publicação original, 97% das pacientes (291 entre 300) retornaram completamente às suas atividades normais diárias, como lavar e secar o cabelo, vestir-se, pegar crianças com menos de 3 anos de idade no colo, dirigir o carro, entre outras atividades similares. Todas as atividades aeróbicas que aumentam a frequência cardíaca acima de 100 bpm foram restringidas durante 2 semanas.

Os cirurgiões/pacientes e a equipe médica frequentemente são céticos acerca da recuperação rápida em 24 horas. O processo com frequência é modificado de acordo com experiências pessoais de vários cirurgiões, porém, conforme discutido anteriormente, um processo somente funcionará caso seja realizado de forma adequada. Outros fatores adicionados ao processo, como medicamentos injetáveis, drenos, bombas de infusão de analgésicos, sutiãs especiais, faixas, narcóticos e limitação dos movimentos dos braços desviam do objetivo de apressar a recuperação.

O aspecto da troca de tamanho também é interessante. Não houve pacientes submetidas à reintervenção, em qualquer uma das amostras, solicitando troca de tamanho. Sugere-se que a taxa de troca de tamanho depende da tendência do cirurgião em responder à solicitação da paciente para realizar a troca. Essa opinião não leva em conta o tema deste texto sobre o verdadeiro "poder" do processo de mamoplastia de aumento. As solicitações de troca de tamanho nos dois primeiros anos de pós-operatório que resultaram em reintervenções para troca de tamanho/tipo indicam uma falha do cirurgião e de sua equipe na orientação da paciente e no processo de planejamento baseado nos tecidos. Uma paciente que decide escolher seu implante baseada em seu volume de preenchimento ideal e naquilo que será mais seguro para seus tecidos compreende suas limitações e essas pacientes permanecem bem orientadas no pós-operatório, em geral não solicitando os procedimentos de troca de tamanho. Isso não significa que essas pacientes não passam pela aclimatação psicológica humana normal de "acostumarem-se a seu novo tamanho dos seios" e "esquecerem-se de como eles eram no período pré-operatório", o que é natural, e aproximadamente 20% das pacientes podem fazer algum comentário à equipe acerca do tamanho no pós-operatório, mas elas são lembradas dos motivos pelos quais o tamanho do implante foi escolhido e observam as fotografias do pré e pós-operatório lado a lado. Isso normalmente resulta em uma reafirmação da decisão inicial acerca da seleção do tamanho de implante.

Os cirurgiões e os fabricantes com frequência gostam de falar em termos de resultados com implantes específicos, porém, no final, o que interessa não é o implante e sim o processo, uma vez que este é o benefício mais significativo para as pacientes. Os avanços dos implantes no futuro irão potencializar o processo, porém nunca o suplantarão. O processo determina a experiência da paciente, a taxa de reintervenção, a recuperação e a qualidade de implantação do processo é diretamente proporcional ao sucesso.[14,15]

Talvez o fator mais significativo seja o de que o processo é transferível. Por meio de educação dirigida e um currículo educacional definido, os cirurgiões podem facilmente adquirir habilidade, conhecimento e experiência para realizar o processo descrito no início deste estudo. Cirurgiões independentes em diferentes estágios de sua carreira relataram o uso de conceitos similares produzindo resultados similares em suas pacientes. A combinação desses relatos totaliza mais de 2.500 mamoplastias de aumento primárias com um acompanhamento médio de 6 anos e uma taxa de reintervenção menor que 3%.[3-5,8,9] O aspecto transferível desse processo também foi demonstrado rotineiramente no programa de residência na UT Southwestern em Dallas, Texas. Residentes interessados foram introduzidos individualmente nesse processo e conduzidos por meio das fases sob supervisão direta. Está claro que a partir de suas próprias práticas de desenvolvimento eles estão usando csscs conceitos a fim de obter resultados de excelência em suas pacientes.

RESUMO

Similarmente ao uso de processos únicos nos negócios e na indústria, a implementação de um processo definido na mamoplastia de aumento serve para a sistematização do procedimento, auxiliando a reduzir resultados que necessitem de reintervenção. O impacto econômico do processo de mamoplastia de aumento para as pacientes e para os cirurgiões, apesar de não ser o objetivo deste estudo, é profundo não apenas imediatamente, mas com o passar do tempo tende a impactar positivamente o mercado global de mamoplastias de aumento. No fim, o maior vencedor nesse processo dirigido a mamoplastia de aumento é a paciente – como deve ser.

REFERÊNCIAS

1. Mentor Corp. Silicone gel and Saline Implant PMA Clinical Trials. http://www.fda.gov/cdrh/breastimplants/index.html Accessed February 25, 2008.
2. Inamed Corp. Silicone gel and Saline Implant PMA Clinical Trials. Available at: http://www.fda.gov/cdrh/breastimplants/index.html Accessed February 25, 2008.
3. Tebbetts JB, Adams WP Jr. Five critical decisions in breast augmentation using five measurements in 5 minutes: The High Five decision support process. *Plast Reconstr Surg.* 2005;116:2005.
4. Bengtson B. Experience with 410 implant. Presented at the American Association of Aesthetic Plastic Surgery Meeting, New Orleans, 2005.
5. Jewell M. Presented at S8 Breast Education Course. American Association of Aesthetic Plastic Surgery Meeting, New Orleans, 2005.
6. Tebbetts JB. An approach that integrates patient education and informed consent in breast augmentation. *Plast Reconstr Surg.* 2002;110(3):971-978.
7. Tebbetts JB. Dual plane (DP) breast augmentation: optimizing implant-soft tissue relationships in a wide range of breast types. *Plast Reconstr Surg.* 2001;107:1255.
8. Adams WP Jr, Rios JL, Smith SD. Enhancing patient outcomes in aesthetic and reconstructive breast surgery using triple antibiotic breast irrigation—6 year prospective clinical study. *Plast Reconstr Surg.* 2005;116:1.
9. Tebbetts JB. Achieving a predictable 24 hour return to normal activities after breast augmentation. Part II: Patient preparation, refined surgical techniques and instrumentation. *Plast Reconstr Surg.* 2002;109:293-305.
10. Adams WP Jr, Conner WCH, Barton FE Jr, Rohrich RJ. Optimizing breast pocket irrigation: an in vitro study and clinical implications. *Plast Reconstr Surg.* 2000;105:334.
11. Adams WP Jr, Conner WCH, Barton FE Jr, Rohrich RJ. Optimizing breast pocket irrigation: the post-Betadine era. *Plast Reconstr Surg.* 2001;107:1596.
12. Adams W. Optimizing results in breast augmentation. Presented at ASAPS S8 instructional course, New Orleans, LA 2005.
13. Adams W. Optimizing breast augmentation recovery. Presented at Beauty thru Science, Stockholm, SW, 2007.
14. Tebbetts JB. Achieving a zero percent reoperation rate at 3 years in a 50-consecutive-case augmentation mammaplasty premarket approval study. *Plast Reconstr Surg.* 2006;118(6):1453-1457.
15. Adams WP Jr. The process of breast augmentation: four sequential steps for optimizing outcomes for patients. *Plast Reconstr Surg.* 2008;122:1892.

Capítulo 3 — Orientação à paciente

William P. Adams Jr., MD

Nos últimos 10 anos, o valor de uma paciente verdadeiramente orientada em um procedimento de mamoplastia de aumento foi comprovado. Apesar de muitos compreenderem a importância desse conceito, poucos desenvolveram qualquer fluxograma reproduzível para pôr isso em prática para todas as pacientes. Em 2002, Tebbetts relatou em uma publicação isolada, uma metodologia para garantir a existência de uma paciente orientada e informada.[1] Antes disso, os cirurgiões usavam métodos verbais não padronizados e um termo de consentimento informado por escrito para cumprir os objetivos educacionais. Este autor usou métodos similares menos reprodutíveis até meados de 2002, quando foram criados termos de consentimento informado específicos baseados no manuscrito original.[1] As pacientes eram solicitadas a completar os documentos (Apêndice) antes de sua consulta educacional, feita por telefone ou pessoalmente, com duração média de 45 a 60 minutos, realizada por um especialista em orientação da paciente. Durante a consulta educacional, todos os conceitos, aspectos e limitações são diretamente abordados e revisados com a paciente (Fig. 3-1).

Essa consulta educacional tem uma parte de arte e outra de ciência, devido à importância da habilidade do orientador para a identificação de inconsistências em potencial no documento original e para discuti-las de modo a proporcionar uma nova orientação e reeducação. A consulta educacional consiste em um meio de introdução e solidificação da filosofia da prática com a paciente, proporcionando a ela a maior quantidade de conhecimento possível para a tomada de decisões conscientes acerca de sua mamoplastia de aumento. A realidade da era atual de tecnologia de informação é que a maior parte das pacientes necessita de uma reeducação para desaprender as informações errôneas adquiridas pela internet e por amigos.

O objetivo da consulta de mamoplastia de aumento é abordar de maneira proativa os aspectos conhecidos e auxiliar na diminuição dos problemas do pós-operatório. Os seguintes aspectos são abordados diretamente durante a consulta educacional:

- O tamanho do implante é melhor escolhido com os princípios de planejamento baseados nos tecidos. Apesar de prevalente nos bate-papos e internet, a noção de que o tamanho adequado de uma prótese mamária pode ser selecionado de acordo com a estatura e peso da paciente, com implantes usados por suas amigas, fotos da internet ou usando moldes de próteses nos sutiãs é inadequada.
- Problemas da elasticidade tecidual aumentam de acordo com o tamanho do implante.
    - O estiramento potencializa o deslocamento do implante para baixo ou para fora.
    - O estiramento aumenta a rotação do implante – o estiramento aumenta a alteração de sensibilidade a longo prazo.
- Paciente solicita um tamanho diferente de implante após a cirurgia.
- Se os maridos ou outras pessoas serão envolvidos no processo de tomada de decisão – caso contrário não será permitida a expressão de opiniões ou queixas após a cirurgia.
- Todos os custos do procedimento inicial são discutidos a fim de garantir que estejam dentro da capacidade da paciente, assim como o custo de qualquer cirurgia relacionada com fatores que o cirurgião não pode prever ou controlar são de responsabilidade da paciente (honorários do cirurgião, custos hospitalares, anestesia, laboratório e tempo de afastamento do trabalho) – incluindo contratura capsular, deformidades de estiramento, alterações do tamanho dos implantes.

O último aspecto sobre a responsabilidade financeira é abordado verbalmente na consulta educacional, mas um documento adicional por escrito sobre a política financeira é obtido durante a fase pré-operatória.

O componente educacional não pode ser menosprezado, uma vez que ele consiste na parte mais crítica, porém mais negligenciada do processo. Apesar de uma parte significativa da orientação ser realizada pelo orientador do paciente, a parte final do processo de orientação é feita durante a consulta com o cirurgião. Os pontos principais são:

1. Orientar a paciente acerca da filosofia prática para que tenha responsabilidade mútua, compreendendo que o implante será escolhido com base em suas preferências e de acordo com suas dimensões mamárias e teciduais ou por outros métodos reconhecidos.
2. Durante a consulta com o cirurgião, a importância da seleção do implante baseada nos tecidos é no-

Dúvidas da paciente	Você foi anteriormente submetida a qualquer tipo de cirurgia plástica?	❏ Riscos da mamoplastia de aumento
_____	❏ Você está satisfeita com os resultados?	❏ Trata-se de uma cirurgia totalmente eletiva, com riscos e fatores incontroláveis
_____	❏ Meu papel em seus cuidados	❏ Sangramento
_____	❏ Nosso comprometimento com a orientação da paciente	❏ Infecções
_____	❏ Sobre o quê conversaremos hoje	❏ Comprometimento da sensibilidade
_____	❏ Você leu as informações fornecidas?	❏ Contratura capsular
_____	❏ Formulário de avaliação clínica, anamnese e preferências da paciente	❏ Resultados ou cicatrizes esteticamente insatisfatórios
_____	❏ Breve história da mamoplastia de aumento	❏ Interferência no diagnóstico de câncer
_____	❏ Alternativas *versus* abordagem única	❏ As complicações podem necessitar de cirurgia adicional, recuperação mais demorada e custos adicionais
_____	❏ Os implantes causam doenças? Pesquisas e fontes de pesquisa	
_____	❏ Implantes mamários e câncer de mama	❏ Revisão dos riscos em consentimento informado e outros documentos
_____	❏ Implantes mamários e mamografia	
	Todos os implantes interferem na mamografia	❏ Contratura capsular e enrijecimento das mamas
Questões adicionais para o Dr. Adams	❏ Tecnologia dos implantes mamários	❏ O que é isso?
	❏ Alternativas que mudam constantemente – alternativas atuais	❏ Como se forma a cápsula
_____		❏ Controlando a cápsula
_____	❏ Limitações dos implantes – nenhum implante é inócuo	❏ Qual é a frequência de sua ocorrência?
_____	❏ Resumindo as alternativas	❏ Corrigindo a mama enrijecida
_____	❏ Alternativas de incisão – inframamária, axilar, periareolar	❏ Fatores que o cirurgião não pode prever ou controlar
_____	❏ Localizações da loja das próteses – retromamária, retropeitoral, plano duplo, totalmente submuscular	❏ Contratura capsular
_____		❏ Graduações diferentes; caso grave necessita de reintervenção
_____	❏ Escolhas de implantes atuais (salinos) – redondo liso, redondo texturizado, texturizado e com forma ou anatômico; tipos e fabricantes	❏ A decisão de reintervenção é apenas do cirurgião
_____		❏ Todos os custos são de responsabilidade da paciente, sem seguro
_____	❏ Ajuste do procedimento e implantes a seus tecidos a fim de minimizar os riscos e comprometimentos a longo prazo	❏ Problemas de estiramento do tecido – aumentam de acordo com o tamanho do implante
	❏ Determinando o tamanho mais adequado	❏ Estiramento permitindo o deslocamento do implante para cima ou para baixo
	❏ Caso você pudesse escolher um tamanho, qual seria?	❏ Estiramento permitindo a rotação do implante
	❏ O que é mais importante, tamanho ou problemas a longo prazo?	❏ Ondulações devido à tração
	❏ Conceitos errados mais comuns	❏ Sua solicitação de um implante de tamanho diferente após a cirurgia
	❏ De que maneira o tamanho dos implantes afeta seus tecidos – agora e depois	❏ Todos os custos para qualquer cirurgia relacionada com fatores que o cirurgião não possa prever ou controlar são de responsabilidade da paciente (honorários do cirurgião, honorários do hospital, anestesia, laboratório, afastamento do trabalho) – incluindo contratura capsular, deformidades de estiramento, alterações do tamanho da prótese
	❏ Tamanho do sutiã – não podemos garantir o tamanho do sutiã	
	❏ Equilíbrio da mama com sua imagem	
	❏ Medida da mama; entendimento dos tecidos	
	❏ Concentração na forma, preenchimento, dimensões	
	❏ Fotos e planejamento da cirurgia	❏ Importância de comunicar-se conosco
	❏ A cirurgia – como ela é?	Gostaríamos de satisfazer você
	❏ Rotina do dia da cirurgia	Você sempre deve ser honesta conosco
	❏ O hospital e a equipe do hospital	O cirurgião não pode ler sua mente
	❏ Anestesia	❏ O que você pode esperar do Dr. Adams
	Segurança da anestesia, erros de concepção, riscos	Tipo de cuidado. Materiais por escrito. Fotos. Cirurgia. Seu cuidado.
	Anestesia local ou geral	
	Nossa equipe de anestesia	❏ Qualificações do Dr. Adams
	❏ Durante a cirurgia	Treinamento cirúrgico, certificação, afiliação a sociedades, publicações científicas, outros
	❏ O que vai acontecer; duração esperada	
	❏ Após a cirurgia	❏ A paciente leu todo o material informativo fornecido (Sim/Não)_____ Rubrica da paciente.
	❏ Acordando na sala de recuperação e alta pelo responsável	
	❏ Informações detalhadas serão fornecidas a você	❏ Discutiu o envolvimento de outras pessoas importantes, deu à paciente uma cópia para quem estará envolvido
	O que você e seu responsável devem esperar e fazer	
	❏ O que fazemos simplifica suas instruções	❏ Informações por escrito fornecidas à paciente; foram discutidas em detalhes; esclareceram de forma satisfatória as dúvidas da paciente
	❏ Recuperação e atividade	
	❏ Importância do retorno às atividades normais	❏ Todos os documentos de consentimento informado foram discutidos detalhadamente com a paciente; esclareceram as dúvidas da paciente
	❏ O que fazemos e o que precisamos que você faça	
	❏ Sem curativos, sutiãs, faixas, drenos ou dispositivos especiais	_____ Rubrica da paciente _____ Rubrica do orientador
	❏ Nenhuma atividade aeróbica durante 2 semanas	

Figura 3-1 *Checklist* de consulta para o orientador.

vamente enfatizada na mensuração da paciente e, finalmente, por meio da interação direta entre médico e paciente, revisando as fotografias da paciente e salientando os pontos principais que devem ser abordados no pré-operatório, incluindo assimetria em 100% das pacientes e a limitação na correção dessas assimetrias, motivos para a palpabilidade do implante nos polos inferior e lateral. O formulário de análise de imagem (ver Capítulo 2) consiste em um instrumento extremamente valioso, ainda que simples, do processo educacional e da consulta com o cirurgião.

Em resumo, sabe-se que os resultados das pacientes são melhores quando a mamoplastia de aumento é abordada como um processo.[2] Em primeiro lugar, o aspecto educacional é a parte mais importante. Quanto mais a paciente conhece acerca do procedimento, melhores são os resultados. Os recursos estão disponíveis e são adaptáveis às práticas individuais, o que pode auxiliar para que o processo educacional seja sistemático e reproduzível. Deve ser realizado um esforço em conjunto a fim de implementar esses conceitos educacionais, já que eles são omitidos com muita frequência, sendo a principal causa de resultados desfavoráveis.

REFERÊNCIAS

1. Tebbetts JB. An approach that integrates patient education and informed consent in breast augmentation. *Plast Reconstr Surg.* 2002;110(3):971-978.
2. Adams WP Jr. The process of breast augmentation: four sequential steps for optimizing outcomes for patients. *Plast Reconstr Surg.* 2008;122:1892.

CAPÍTULO 4
Planejamento baseado nos tecidos

William P. Adams Jr., MD

O planejamento pré-operatório baseado nos tecidos é o segundo componente, de quatro no processo de mamoplastia de aumento, essencial para obter resultados reproduzíveis na mamoplastia de aumento enquanto minimiza a taxa de reintervenção.[1] Os cirurgiões historicamente têm realizado um planejamento pré-operatório subjetivo e em geral nem o incluíam antes do procedimento cirúrgico. Nos últimos 15 anos, a taxa de reintervenção em 3 anos em vários estudos de aprovação pré-mercado da US Food and Drug Administration (FDA) foi entre 15 e 20% e refletiu esta abordagem não científica e com frequência arbitrária na seleção dos implantes. Entretanto, avanços recentes no planejamento baseado nos tecidos demonstraram não apenas um método simplificado de planejamento como também um método que ajusta os implantes aos tecidos e dimensões mamárias da paciente, produzindo resultados melhores.

Apesar de existirem diferentes "sistemas" para a seleção dos implantes, a maioria deles não é verdadeiramente baseado nos tecidos, que inclua uma série de medições das mamas e use os dados obtidos diretamente para a escolha de implantes que se ajustem às mamas. Na verdade, poucos sistemas podem afirmar serem baseados nos tecidos de acordo com esta definição. O planejamento baseado em tecidos mais recente é o processo *High Five*.[2] O processo *High Five* foi desenvolvido ao longo de 15 anos e este sistema de terceira geração codifica as cinco decisões mais importantes que os cirurgiões tomam durante o planejamento pré-operatório que afetarão o resultado da paciente. O processo *High Five* é um sistema para implantes baseados nos tecidos em geral, e a próxima geração de planejamento de implantes "específicos de acordo com os tecidos" está atualmente disponível e em preparação para publicação. Esta metodologia simplifica ainda mais o planejamento baseado nos tecidos e proporciona informações adicionais sobre a escolha do implante ideal e dados sobre a posição específica entre o mamilo e o sulco inframamário (SIM) em uma determinada mama e seu tipo de tecido. Após estar mais disponível, o uso deste algoritmo será amplamente usado pelos cirurgiões que desejem praticar o planejamento baseado nos tecidos.

O planejamento preciso não é exclusivo à mamoplastia de aumento, sendo relevante em todas as profissões, resultando em graus de sucesso, incluindo negócios e desafios esportivos. Nos últimos 5 anos, em vários fóruns educacionais internacionais e nos EUA sobre mamoplastia de aumento questionou-se:

- Como escolher o implante?
- Qual implante proporciona melhores resultados?
- Qual é o implante que as pacientes mais gostam?

Trata-se de um questionamento natural e todos querem a solução mágica, ainda que o implante não seja o principal, e sim *o processo*, ou mais especificamente: o processo da mamoplastia de aumento (Capítulo 2). Na verdade, nos estudos da FDA pré-aprovação mercadológica (PMA) mais recentes, apesar de os implantes serem discutidos, as preocupações mais destacadas foram as taxas de complicações e de reintervenções.

O mais importante é que a seleção dos implantes mamários consiste em "desejo *versus* tecidos" ou, em outras palavras, as pacientes desejam ficar com a aparência igual a de alguma atriz ou modelo da capa de uma revista, ou desejam ter próteses mamárias do mesmo tamanho de suas amigas, podendo ter um tipo de mama e corpo totalmente diferentes. No entanto, o aspecto mais importante é o tecido da paciente e uma avaliação objetiva para ajustar especificamente o implante aos tecidos.

O conceito do planejamento baseado nos tecidos está bem estabelecido na literatura da cirurgia plástica. Em estudos publicados e revisados, assim como em várias apresentações nacionais nos últimos 2 anos, ocorreram mais de 2.500 mamoplastias de aumento primárias[3-5] realizadas com conceitos similares de planejamento pré-operatório baseado nos tecidos, com taxas de reintervenção menores que 3% com um acompanhamento de 6 a 7 anos, comparados com a taxa de reintervenção de 15 a 20% em 3 anos, em todos os estudos PMA, nos últimos 15 anos.

O predecessor imediato ao processo *High Five* era um sistema de planejamento baseado nos tecidos desenvolvido por Tebbetts.[6] Esse foi o primeiro sistema de planejamento baseado nos tecidos, uma vez que priorizava os tecidos da paciente como fator mais importante, ao contrário da geração anterior, como o sistema biodimensional McGhan, o qual priorizava o resultado desejado (i.e., a distância intermamária desejada ou a projeção mamária desejada) em vez da proteção dos tecidos. O sistema TEPID era primariamente uma ferramenta para a determinação do volume do implante baseada nos tecidos.[6] Neste processo atual de terceira geração *High Five*, as cinco decisões mais importantes pré-operatórias que determinam os resultados foram codificadas e colocadas em um algoritmo simples e de fácil acompanhamento para a avaliação da paciente e que pode ser realizado em menos de 5 minutos.

PROCESSO *HIGH FIVE* – COMO FUNCIONA NA PRÁTICA CLÍNICA

As cinco decisões mais importantes no processo *High Five* incluem:

1. Planejamento da cobertura/loja da prótese.
2. Tamanho/volume do implante.
3. Tipo de implante.
4. Posição do sulco inframamário (SIM).
5. Incisão.

O processo *High Five* demonstrou ser seguro e simples. Ele deixa o controle a cargo do cirurgião para que cumpra seu objetivo. O processo é aplicável a todos os tipos de implante, incluindo os comuns, redondos, com gel de alta coesividade de formato estável e salinos. Ele é eficaz e comprovado, conforme descrito anteriormente, e mais importante, transferível, significando que os cirurgiões, residentes, coordenadores das pacientes e até mesmo as pacientes usaram este sistema com sucesso na seleção de implantes apropriados.

Medições

Existem quatro medições primárias:

1. Espessura do pinçamento cutâneo (Fig. 4-1 A).
   Essas medições avaliam a cobertura tecidual. A consideração do espaço subglandular ou subfascial deve ser avaliada com base um pinçamento do polo superior (PPS) de ≥ 3 cm. O artigo *High Five* original usava como limite 2 cm; entretanto, fica claro que mesmo 2 cm podem não ser adequados para 3 a 5 anos de pós-operatório. O pinçamento do polo inferior (PPI) avalia a espessura do tecido ao longo do sulco inframamário. Caso o PPI seja < 5 mm, deve ser considerado não dividir a origem inferior do peitoral (plano duplo 1), e sim um espaço retropeitoral tradicional a fim de maximizar a cobertura inferior.

2. Largura da base da mama (Fig. 4-1 B).
   A largura da base da mama (BM) é a medição mais importante e a primeira de duas medições para a determinação do volume do implante. A BM deve ser medida representando a largura da loja na qual o implante irá se situar. A BM de "trabalho" é medida a partir da borda paraesternal na origem do músculo peitoral maior transversalmente usando-se um paquímetro do ponto medial à porção mais lateral da mama em seu ponto transversal mais largo (normalmente passando pelo mamilo). A BM sempre é menor do que a largura verdadeira da mama. O paquímetro permite uma medição linear. O uso de uma medição com uma fita sobre a cúpula da mama causará uma BM falsamente maior e deve ser evitada.

3. Elasticidade da pele (Figs. 4-1 C e 4-1 D).
   A elasticidade da pele (EP) é a segunda entre as duas medições para a seleção do implante e trata-se de uma medida objetiva do invólucro de pele. Muitos cirurgiões tendem a caracterizar o invólucro de pele como justo ou flácido, no entanto, essas designações são muito subjetivas e não permitem uma avaliação

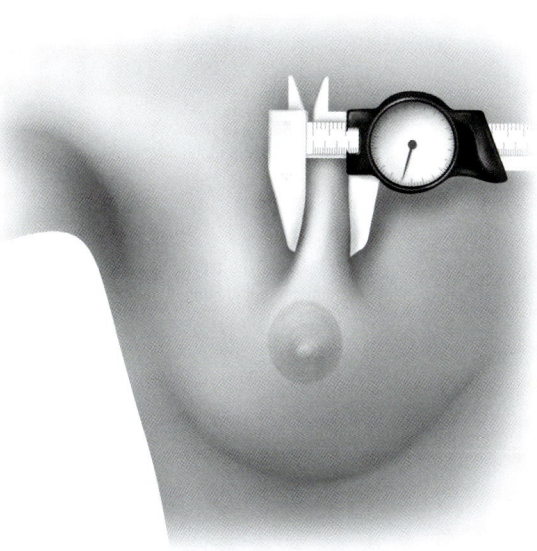

A
Figura 4-1

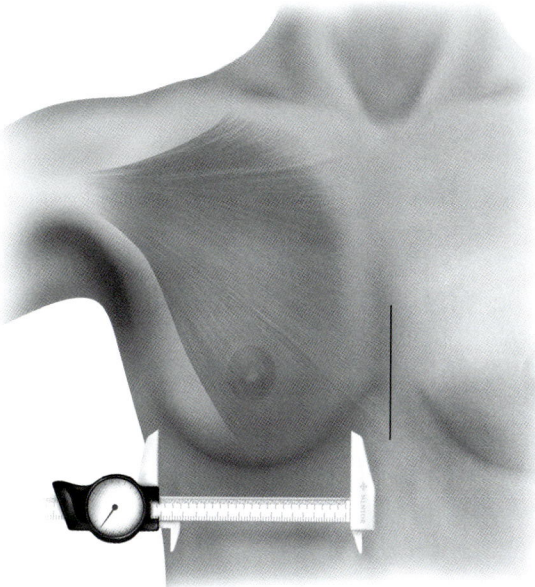

B
Figura 4-1

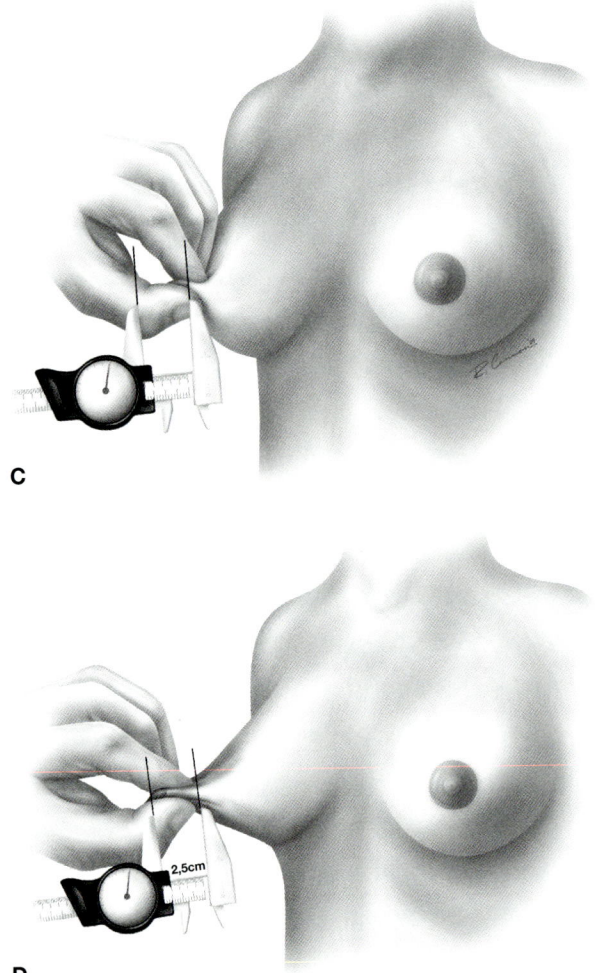

Figura 4-1 Medição de elasticidade da pele.

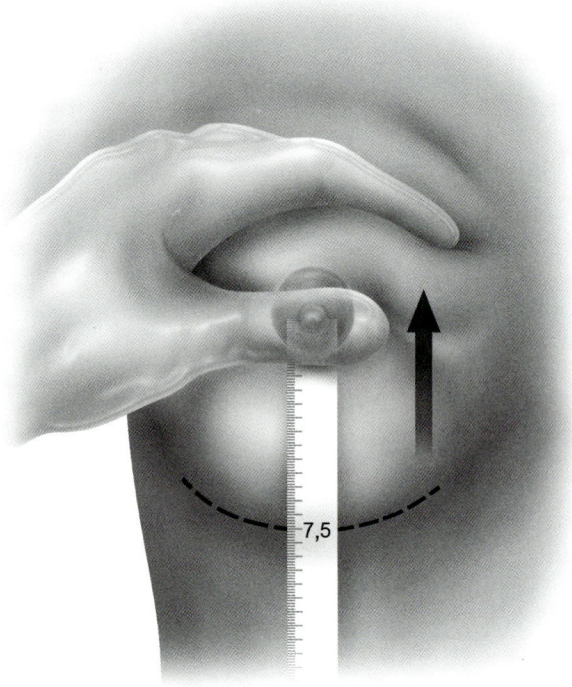

Figura 4-2

consistente nem meios de comparação da avaliação tecidual entre duas pessoas. A medição da EP é facilmente obtida pelo pinçamento da borda medial da aréola, tracionando-a anteriormente em sua elasticidade máxima (dentro de um nível de conforto da paciente), e medição do estiramento anteroposterior (AP) com um paquímetro. Uma medição de 2 a 3 cm é considerada normal, < 2 cm é justo, e 3 a 4 cm é considerada flácida. Medições acima de 4 cm normalmente são indicativas de um grau de flacidez incompatível com um resultado adequado com a realização de mamoplastia de aumento sem um procedimento adicional de ajuste da pele.

4. Mamilo-sulco inframamário (M-SIM) sob tensão (Fig. 4-2)

   Essa medição é obtida com o uso de uma fita métrica flexível em condições de estiramento máximo do ponto médio do mamilo até o SIM na porção central da mama. Ela avalia a flacidez da pele e fornece informações sobre o planejamento da incisão.

A análise tecidual *High Five* e o formulário de planejamento cirúrgico podem ser usados para resumir os achados das medições e para tomar decisões.

Caso clínico

Mulher de 31 anos de idade deseja mamoplastia de aumento (Fig. 4-3).

É útil registrar o exame e as medições em um formulário conforme demonstrado na Figura 4-4.

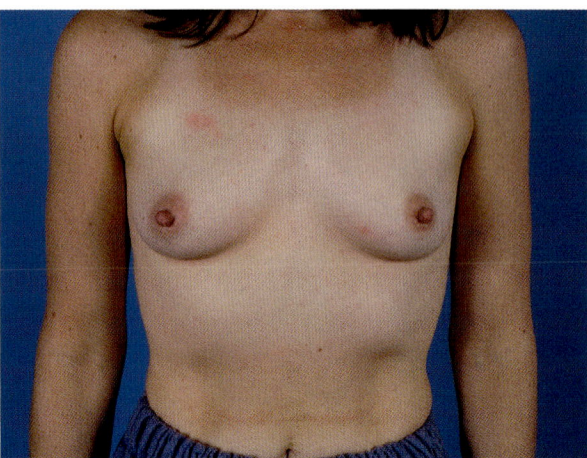

Figura 4-3 Visão anteroposterior da paciente. Medidas: pinçamento do polo superior (PPS) = 2,5 cm; largura da base da mama (BM) = 12,5 cm; elasticidade da pele (EP) = 1,5 cm; mamilo-sulco inframamário (M-SIM) = 6,5 cm.

Planejamento operatório e análise tecidual *High Five*™

Nome da paciente:		Data:	
1. COBERTURA - Seleção da localização do espaço para otimizar a cobertura tecidual a curto e longo prazos			
PPS		Caso < 2 cm, considerar plano duplo (PD) ou retropeitoral parcial (RPP, origens peitorais intactas ao longo do SIM)	PD 1 2 3
PPI		Caso STPTIMF < 0,5 cm, considerar espaço subpeitoral e deixar origens peitorais intactas ao longo do SIM	RPP
LOCALIZAÇÃO DO ESPAÇO – SELECIONADA COM BASE NA ESPESSURA DA COBERTURA TECIDUAL			RM/SG

2. VOLUME/PESO DO IMPLANTE - Seleção de um volume estimado do implante para um preenchimento ideal do invólucro											
Estimativa do volume do implante mamário desejado baseado nas medidas mamárias e características teciduais											
Largura da base		Parênquima da BM (cm)	10,5	11,0	11,5	12,0	12,5	13,0	13,5	14,0	14,5	15,0	
		Volume inicial (mL)	200	250	275	300	300	325	350	375	375	400	mL
APEP$_{ManStr}$		²Se APEP < 2,0, −30 mL; Se APEP > 3,0, + 30 mL; Se APEP > 4,0, + 60 mL Coloque o número certo no espaço à direita											mL
M-SIM$_{MaxSt}$		Se M-SIM > 9,5, + 30 mL Coloque o número apropriado no espaço à direita											mL
PCSEF %		Se PCSEF < 20%, + 30 mL; Se PCSEF > 80%, − 30 mL Coloque o número apropriado no espaço à direita											mL
Solicitação da paciente													mL
⁷VOLUME LÍQUIDO ESTIMADO PARA PREENCHER O INVÓLUCRO BASEADO NAS CARACTERÍSTICAS TECIDUAIS DA PACIENTE													mL

3. DIMENSÕES DO IMPLANTE, TIPO, FABRICANTE – Seleção das características específicas do implante					
Implante Fabricante do implante	Tipo de implante/forma/cápsula/material de preenchimento	Implante Vol/wt (ee/ g)	Largura da base do implante*	Largura da base da mama¹	Projeção do implante
		mL/Gm	cm	cm	cm
*Para uma cobertura ideal a longo prazo, a base do implante não deve exceder a largura de base do parênquima da paciente, mesmo com resultados de IMD maiores.					

4. LOCALIZAÇÃO DO SIM – Estimativa da posição pós-operatória do sulco inframamário											
(Circule o volume *mais próximo do volume líquido estimado do implante* acima, e circule o M-SIM sugerido na célula abaixo do volume)											
		Volume mais próximo do "volume total estimado do implante" acima	200	250	275	300	325	350	375	400	
		Distância nova M-SIM recomendado sob estiramento máximo (cm) ▶	7,0	7,0	7,5	8	8,25	8,5	9,0	9,5	
*Planejamento do nível do novo sulco inframamário**	Transfira o M-SIM$_{MaxSt}$ da paciente para a célula correspondente à direita. Transfira o novo M-SIM recomendado pelo *High Five* para a célula correspondente à direita. Caso o M-SIM pré-operatório seja menor do que o recomendado como novo M-SIM do *High Five*, considere o rebaixamento do sulco. Caso o M-SIM pré-operatório da paciente seja igual ou maior do que a recomendação do *High Five*, não há indicação de alteração da posição do SIM		M-SIM$_{MaxSt}$ pré-op da paciente			Recomendação do *High Five* para M-SIM$_{MaxSt}$		Alteração da posição do sulco	Rebaixar o sulco	
			cm.			cm.		Yes/No	cm.	
*Outros fatores podem afetar o nível ideal do SIM e necessitar que os cirurgiões modifiquem as recomendações para M-SIM											

5. LOCALIZAÇÃO DA INCISÃO – Seleção da localização da incisão			
Inframamária	Axilar	Periareolar	

Figura 4-4 Formulário de planejamento *High Five*. Reproduzida, com permissão, de Tebbetts JB, Adams WP. Five clinical decisions in breast augmentation using five measurements in 5 minutes: the high five decision support process. (Reproduzida, com permissão, de *Plast Reconstr Surg* 2005; 116(7): 2005-2016.)

1. Cobertura (Fig. 4-5)

    A cobertura é a decisão mais importante, visto que as consequências de um implante com cobertura inadequada são de difícil correção. Este espaço é baseado primariamente na espessura do pinçamento no polo superior. Caso a espessura do pinçamento seja < 3 cm, um espaço subpeitoral ou de plano duplo é aconselhável a fim de tentar manter uma cobertura adequada sobre o implante, particularmente a longo prazo. Caso a espessura do pinça-

Nome da paciente:		Data:	
1. COBERTURA – Seleção da localização do espaço a fim de otimizar a cobertura tecidual a curto e longo prazos			
PPS	2,5		PD 1 2 3
PPI	1	Se STPIMF <0,5 cm, considerar espaço subpeitoral e deixar as origens do peitoral intactas ao longo do SIM	RPP
LOCALIZAÇÃO DO ESPAÇO SELECIONADO COM BASE NA ESPESSURA DA COBERTURA TECIDUAL			RM/SG

Figura 4-5 O pinçamento do polo superior (PPS) é de 2,5 cm. É selecionado um espaço de plano duplo tipo I.

mento no polo superior seja > 3 cm, pode ser considerado um espaço subglandular. No entanto, na prática geralmente posiciono os implantes na loja de plano duplo devido às desvantagens do posicionamento subglandular *versus* subpeitoral.

2. Volume do implante (Fig. 4-6)

   O volume do implante é determinado pelo nomograma *High Five*, fornecido no sistema. A largura da base é medida conforme o formulário de planejamento. Existe um volume de implante inicial de acordo com uma determinada largura de base. A seguir, são feitos ajustes no volume do implante de acordo com a EP e a quantidade de parênquima presente, apesar da BM e da EP serem os principais determinantes do volume do implante. Os ajustes também podem ser feitos de acordo com o desejo da paciente, sendo os implantes maiores ou menores. Os valores são totalizados e um volume líquido final é estimado para um preenchimento adequado do invólucro mamário.

3. Tipo de implante (Fig. 4-7)

   O tipo de implante é selecionado. A escolha é baseada no desejo da paciente e na recomendação do cirurgião. O volume do implante, anteriormente, é usado como referência. Os formulários de especificações dos implantes podem ser revisados e um implante similar ou um pouco menos largo em relação à BM da paciente e com volume similar conforme calculado na etapa 2 é selecionado.

4. Seleção da posição adequada do SIM (Fig. 4-8)

   A escolha da posição ideal do SIM é baseada em algumas relações existentes entre a largura da mama e o comprimento mamilo-sulco. É importante saber onde o SIM será localizado pós-operatoriamente. Ao usar a posição do SIM, o cirurgião pode posicionar a incisão diretamente sobre o SIM pós-operatório. O sistema *High Five* fornece essas relações com base nas medições; os detalhes podem ser encontrados no artigo original. Após 10 casos acompanhando estas etapas simples, a facilidade, a previsibilidade e a reprodutibilidade ficarão evidentes para um novo usuário do sistema.

5. Incisão (Fig. 4-9)

   A decisão final é a incisão. Apesar de discutida com frequência, a incisão é a decisão menos importante entre os cinco aspectos, sendo baseada na solicitação da paciente, recomendação do cirurgião e habilidade dele.

Com o uso do sistema *High Five*, todas as decisões pré-operatórias importantes podem ser tomadas em aproximadamente 5 minutos, permitindo que o cirurgião ajuste de maneira eficiente o implante aos tecidos mamários e dimensões de uma determinada paciente. Esse sistema eficiente permite que a paciente vá para a sala de cirurgia com todas as decisões importantes tomadas para que a terceira etapa (a técnica operatória) do processo de mamoplastia de aumento possa ser realizada de maneira lógica (Fig. 4-10).

2. VOLUME/PESO DO IMPLANTE – Seleção do volume do implante para preenchimento adequado do invólucro												
Estimativa do volume do implante desejado com base nas medidas mamárias e características teciduais													
Largura da base	12,5	Largura da base do parênquima (cm)	10,5	11,0	11,5	12,0	12,5	13,0	13,5	14,0	14,5	15,0	300 mL
		Volume inicial (mL)	200	250	275	300	300	325	350	375	375	400	
Elasticidade da pele	1,5	²Se EP<											−30 mL
													- mL
Parênquima	50%	Se < 20%, +30 mL; se > 80%, −30 mL Colocar o número adequado na lacuna à direita										- mL
Desejo da paciente													mL
⁷VOLUME LÍQUIDO ESTIMADO PARA PREENCHIMENTO DO INVÓLUCRO BASEADO NAS CARACTERÍSTICAS TECIDUAIS DA PACIENTE														270 mL

Figura 4-6 Largura da base da mama (BM) é de 12,5 cm para um volume inicial do implante de 300 mL. É subtraída uma redução de 30 mL para um invólucro justo indicado por uma elasticidade de pele (EP) <2 (EP de 1,5 neste caso). O total (270 mL) representa o volume de preenchimento ideal para o tipo de tecido mamário individual.

Mamoplastia de Aumento

3. DIMENSÕES DO IMPLANTE, TIPO, FABRICANTE – Seleção das características específicas do implante						
Fabricante do implante	Tipo de implante/formato/cápsula/material de preenchimento		Volume/peso do implante (mL/g)	Largura da base do implante*	Largura da base da mama	Projeção do implante
Allergan	Tipo 10/270 mL		270 mL/Gm	12,2 cm.	12,5 cm.	3,3 cm.
*Para uma cobertura ideal a curto e longo prazos, a base do implante não deve exceder a base do parênquima da paciente, mesmo com IMD resultante maior.						

10			15			20		
Volume do implante (mL)	Diâmetro (cm)	Projeção (cm)	Volume do implante (mL)	Diâmetro (cm)	Projeção (cm)	Volume do implante (mL)	Diâmetro (cm) A	Projeção (cm) B
120	9,4	2,5	213	10,6	3,5	325	11,2	4,6
150	10,1	2,7	234	10,9	3,6	350	11,4	4,9
180	10,7	2,9	265	11,4	3,7	375	11,7	4,9
210	11,2	3,0	286	11,7	3,8	400	11,9	5,0
240	11,7	3,2	301	11,9	4,0	425	12,0	5,2
270	12,2	3,3	339	12,4	4,0	450	12,4	5,2
300	12,6	3,5	371	12,9	4,1	475	12,6	5,5
330	13,0	3,6	397	13,1	4,2	500	13,0	5,2
360	13,4	3,7	421	13,3	4,3	550	13,5	5,6
390	13,6	3,8	457	13,7	4,5	600	13,8	5,7

Figura 4-7 O volume desejado (etapa 2) é de 270 mL. O formulário de especificações do implante é revisado. A paciente deseja um implante redondo com gel de silicone. Os formulários do implante Allergan Style 10, 15, 20 são demonstrados. A melhor opção de um implante de aproximadamente 270 mL com um diâmetro de base de ≤ 12,5 cm é o escolhido – Style 10, 270 mL, BM 12,2 cm.

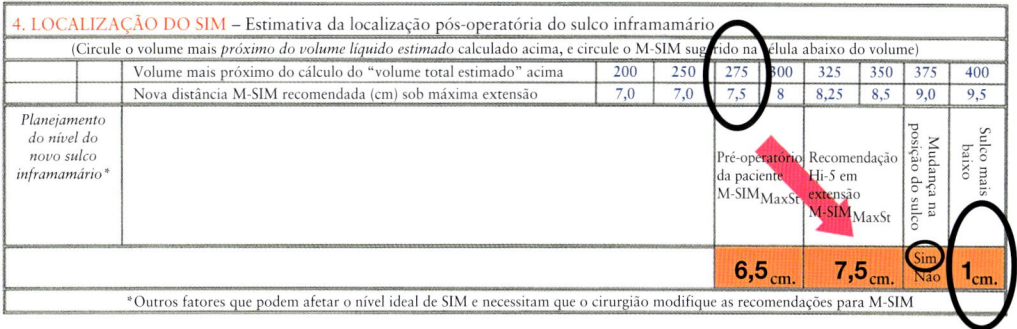

Figura 4-8 Determinação da posição do sulco inframamário (SIM) com dados objetivos.

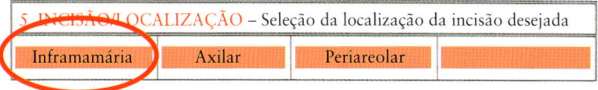

- Fatores importantes na escolha da incisão:
  - Grau de controle;
  - Exposição do implante a contaminantes;
  - Grau de trauma tecidual;
  - Trauma ao implante;
- Desejo da paciente

Figura 4-9 Incisão e fatores importantes na decisão.

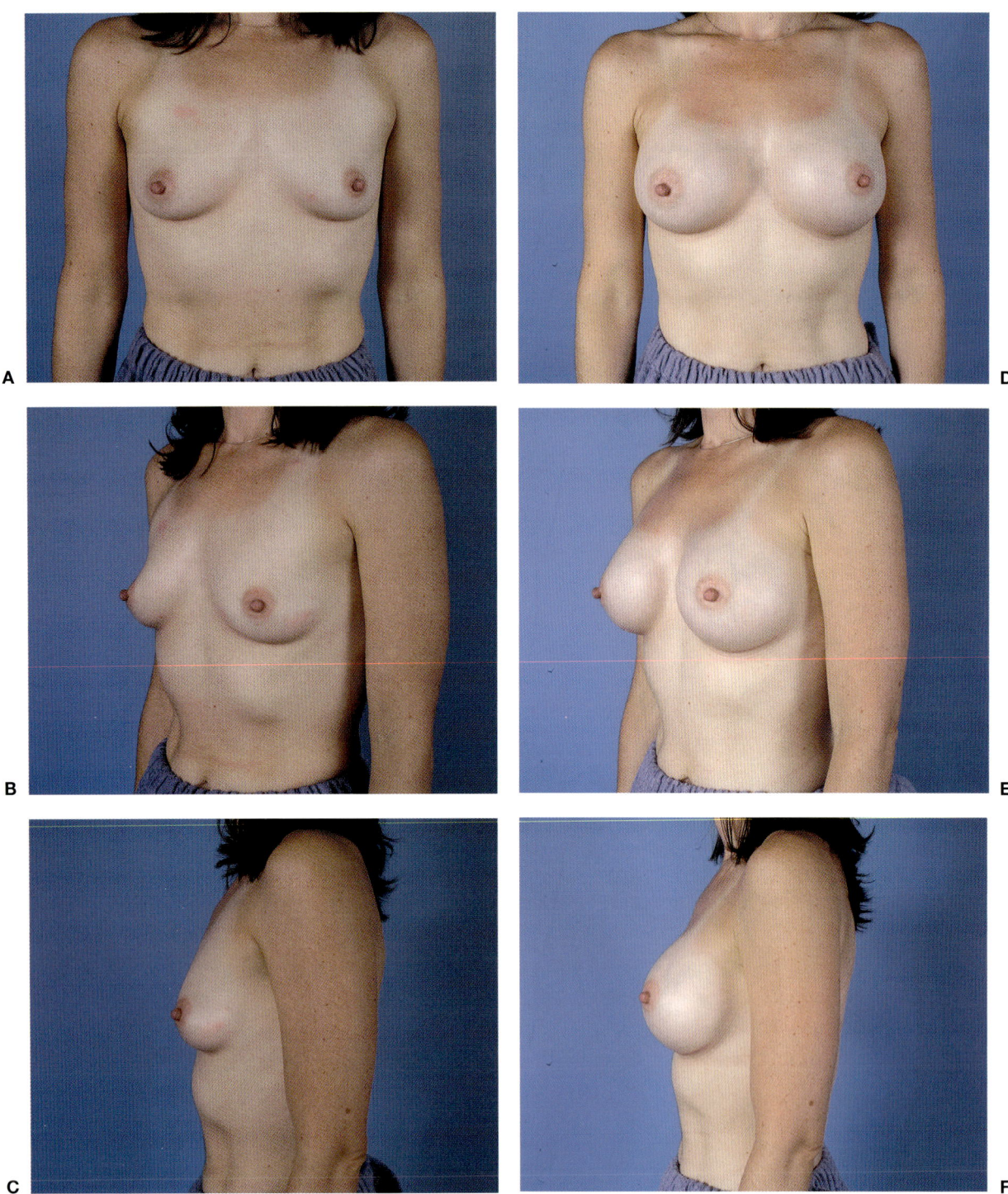

Figura 4-10 Resultado pós-operatório final após 1 ano.

DISCUSSÃO

Com o processo *High Five*, o cirurgião pode tomar todas as decisões importantes no período pré-operatório que determina os resultados da paciente. O *High Five* é um sistema baseado nos tecidos para a seleção do tamanho do implante mamário, uma combinação do implante aos tecidos e dimensões mamárias da paciente. Apesar de terem sido propostas metodologias diferentes para a seleção dos implantes, é importante distinguir os sistemas baseados nos tecidos.

1. Um sistema de planejamento baseado nos tecidos usa os dados provenientes da análise da mama para guiar o cirurgião à escolha apropriada dos implantes. Infelizmente, uma avaliação crítica de muitas das metodologias populares demonstra que estas não levam a escolhas dos implantes baseadas em dados objetivos. A noção de que um cirurgião pode escolher um implante de perfil baixo, moderado ou alto, todos com os mesmos 12 cm de BM, em uma determinada mama com uma BM de 12 cm, é um engano comum, tendo surgido a partir dos esforços do mercado dos fabricantes em vender seus implantes e matrizes. Para uma BM de 12 cm, o volume varia entre 250 mL (perfil baixo) a 450 mL (perfil alto). Os efeitos e consequências a longo prazo do uso dessa variedade de tamanhos de implantes seria muito diferente entre mamas com a mesma BM, sendo esta a razão precisa para a análise *High Five* usar primeiro a BM e a EP para escolher precisamente o volume do implante. Em um envólucro mamário justo, um volume menor (aproximadamente 30 mL) deve preencher a mama. Esse volume recomendado pode ser ajustado de acordo com o desejo da paciente e julgamento do cirurgião. É notável que o processo *High Five* permite ao cirurgião ajustar o volume baseado no desejo da paciente e na recomendação dele.

Encontrei um aumento significativo de complicações quando foi adicionado volume acima daquele recomendado pelo sistema *High Five*, particularmente em pacientes de alto risco (BM estreita < 11,5 cm; envólucro justo – EP < 2 cm). (Adams WP Jr, Personal Communications 2008).

O planejamento baseado nos tecidos permite que o cirurgião determine o volume de preenchimento ideal da mama que proporcionará a melhor forma e resultado estético, mas com mínimos riscos de complicações e reintervenções, baseado em dados revisados e publicados. Os resultados das pacientes, incluindo períodos de recuperação e reintervenção, foram otimizados com este tipo de planejamento. Com o passar do tempo, os cirurgiões irão encontrar, no uso desse sistema, muitas vantagens para a obtenção de resultados ideais em suas pacientes.

REFERÊNCIAS

1. Adams WP Jr. The process of breast augmentation: four sequential steps for optimizing outcomes for patients. *Plast Reconstr Surg*. 2008;122:1892.
2. Tebbetts JB, Adams WP Jr. Five critical decisions in breast augmentation using five measurements in 5 minutes: the high five decision support process. *Plast Reconstr Surg*. 2005;116:2005-2016.
3. Bengtson B. Experience with 410 implant. Presented at the American Association of Aesthetic Plastic Surgery Meeting, New Orleans, 2005.
4. Jewell M. Presented at S8 Breast Education Course. American Association of Aesthetic Plastic Surgery Meeting, New Orleans, 2005.
5. Tebbetts JB. Achieving a zero percent reoperation rate at 3 years in a 50-consecutive-case augmentation mammaplasty. Premarket Approval Study. *Plast Reconstr Surg*. 2006;118: 1453.
6. Tebbetts JB. Breast implant selection based on patient tissue characteristics and dynamics: the TEPID approach. *Plast Reconstr Surg*. 2002;190(4):1396-1409.

Parte II

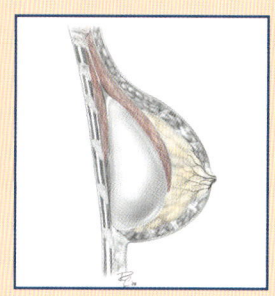

Técnica cirúrgica

Capítulo 5   Mamoplastia de aumento de plano duplo

Capítulo 6   Abordagem inframamária/espaço de plano duplo

Capítulo 7   Abordagem transaxilar

Capítulo 8   Abordagem periareolar

Capítulo 9   Reintervenção da mamoplastia de aumento

Capítulo 10   Cuidados pós-operatórios

CAPÍTULO 5 — Mamoplastia de aumento de plano duplo

William P. Adams Jr., MD

O termo *mamoplastia de aumento de plano duplo* frequentemente tem sido empregado em cirurgia plástica; entretanto, existe confusão entre os cirurgiões no que diz respeito ao significado específico deste termo. A mamoplastia de aumento de plano duplo consiste em um espaço parcialmente localizado no plano subpeitoral que originalmente foi descrito em 2002.[1] Apesar de os cirurgiões poderem ter usado técnicas similares antes disso, essas técnicas não foram especificamente caracterizadas e definidas para o uso clínico.

A técnica de mamoplastia de aumento de plano duplo consiste em um espaço parcialmente subpeitoral que inclui:

1. Divisão inferior da origem inferior do peitoral.
2. Nenhuma divisão da porção principal do peitoral medial ao longo da borda esternal.
3. Variados graus de dissecção da fáscia peitoral maior a fim de otimizar a interface/dinâmica entre o implante e o tecido mamário.

O termo plano duplo implica um implante subglandular inferior e subpeitoral medial e superiormente (Fig. 5-1).

Muitos cirurgiões que em geral dividem as origens inferiores do músculo peitoral maior estão realizando uma dissecção em plano duplo, apesar de talvez não reconhecerem como tal.

O objetivo da técnica de plano duplo é otimizar a cobertura dos tecidos moles, que se sabe, a partir da literatura, ser sempre a prioridade da cirurgia de implante mamário. A otimização da cobertura não consiste em uma consideração a curto prazo (6 a 12 meses), e sim para o resto da vida da paciente e em última análise determina o resultado a longo prazo de qualquer procedimento de implantes mamários. Além disso, a técnica de plano duplo tem por objetivo proporcionar uma cobertura ideal do implante a longo prazo na maioria das mamas, assim como reduzir as intercorrências associadas às técnicas tradicionais de plano subpeitoral. Ao considerar os benefícios e riscos entre o plano duplo *versus* planos da loja (Tabela 5-1), é evidente que existem muito mais benefícios do que riscos para esta técnica.

A descrição clássica da técnica de plano duplo subdivide esta técnica em três tipos diferentes.[1] O tipo I consiste em uma divisão das origens peitorais inferiores até as bordas paraesternais sem divisão/dissecção da fáscia peitoral (Fig. 5-2).

O tipo II consiste na divisão das origens peitorais inferiores, assim como no tipo I, com divisão da fáscia peitoral permitindo uma rotação cefálica da borda inferior do peitoral até a borda inferior da aréola (Fig. 5-3). O tipo III é a rotação cefálica da borda do músculo peitoral maior até a borda superior da aréola (Fig. 5-4).

Tabela 5-1 Riscos e benefícios da abordagem de plano duplo

- Desvantagens
  - Possibilidade de aumento do risco de palpabilidade ou visibilidade das bordas do implante inferiormente
  - Movimento levemente mais dinâmico do que SG/SF (*subglandular/subfacial*)
- Benefícios
  - Possível aumento do controle sobre a forma inferior da mama com SP/SM (*subpeitoral/submuscular*)
  - *Recuperação* similar à SG (com técnica aproriada)
  - Risco menor de visibilidade ou palpabilidade das bordas em relação a SG/SF devido à maior cobertura do polo superior
  - Menor interferência com a mamografia em relação a SG/SF
  - Menor risco de deslocamento lateral (SP/SM)
  - Menor incidência de contratura capsular (SG)
  - Menor distorção com a contração do peitoral maior em relação a SP/SM
  - Melhor preenchimento medial (SP/SM)
  - Melhor controle da posição do sulco inframamário (SP/SM)

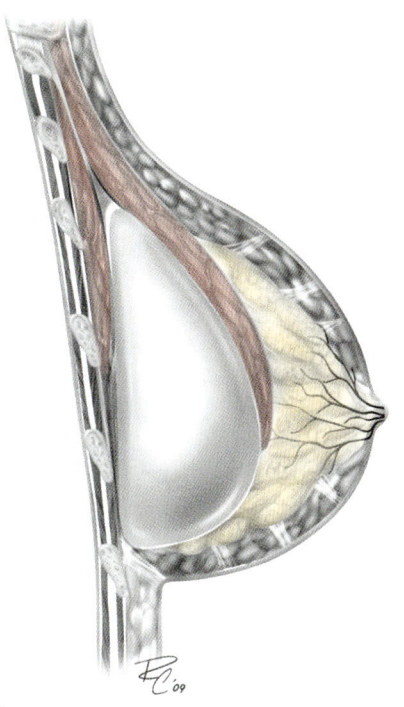

Figura 5-1

A realidade da prática clínica é que estes estágios de dissecção cirúrgica não existem como entidades únicas nos procedimentos em si – porém, podem existir em múltiplas relações anatômicas ao longo deste espectro. Entretanto, esses conceitos ainda são inerentes à técnica de plano duplo. Pacientes que beneficiam-se de uma maior otimização da implantação com divisão da fáscia com o uso da técnica de plano duplo incluem pacientes com flacidez do invólucro, ptose glandular e constrição do polo inferior.

Além disso, juntamente a essa discussão está a da divisão da origem peitoral inferior que vai até a borda paraesternal; no entanto, a totalidade do corpo medial do músculo peitoral maior é deixada intacta (Fig. 5-5).

Plano duplo II

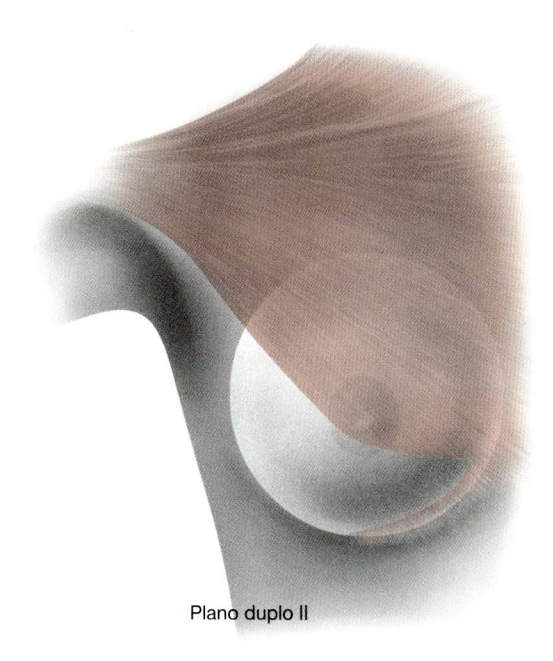

Figura 5-3

Plano duplo I

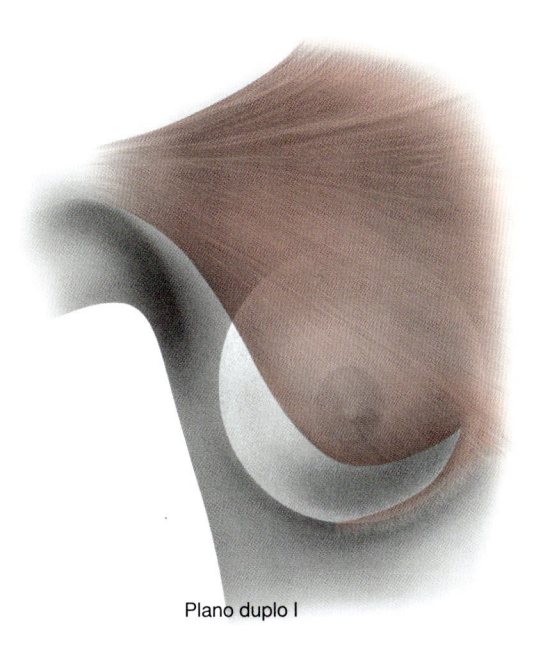

Figura 5-2

Plano duplo III

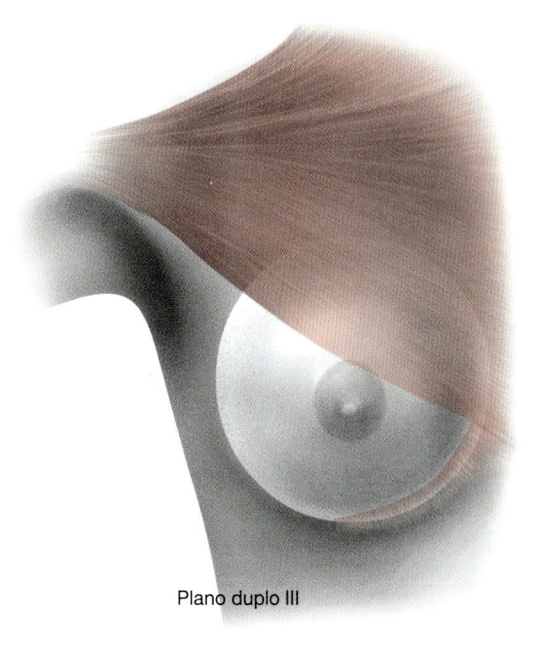

Figura 5-4

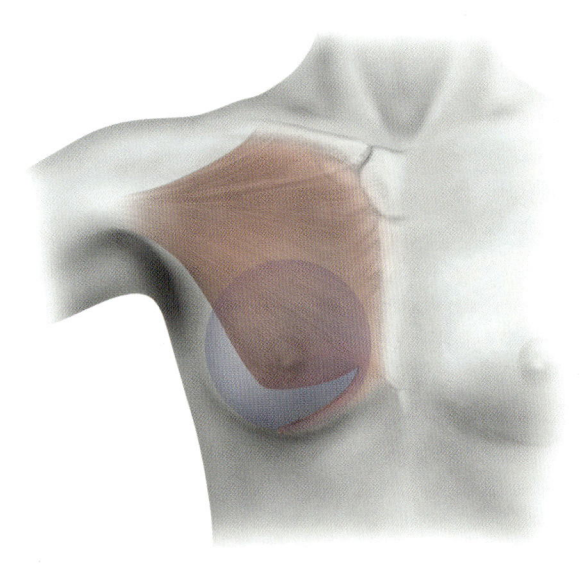

Figura 5-5

Isso é importante, uma vez que a divisão inadvertida ou intencional da borda esternal medial do músculo peitoral maior resulta em deformidades incorrigíveis ao longo da porção medial da mama, incluindo palpabilidade do implante, ondulações de tração, nodularidade, simastia e estiramento dos tecidos moles.

As contraindicações à técnica de plano duplo incluem pacientes com tecido do polo inferior extremamente fino, o qual pode ser identificado por meio de um pinçamento do polo inferior menor do que 5 mm (ver Capítulo 4). Nessas pacientes, o plano subpeitoral tradicional normalmente é uma melhor alternativa, com as óbvias desvantagens em contrapartida, como maior mobilidade, maior deslocamento lateral do implante, menos previsibilidade da posição do sulco inframamário (SIM) e da localização inframamária. A técnica de plano duplo também é contraindicada em fisioculturistas nos quais um plano da loja acima do músculo peitoral é o preferido.

Deve-se observar que a decisão do grau de divisão da fáscia e do peitoral consiste na única decisão intra-operatória que o cirurgião toma durante uma mamoplastia de aumento primária de rotina.[2] É importante lembrar que é recomendado um pequeno aumento da divisão da fáscia e que a maioria das mamoplastias de aumento primárias é adequadamente tratada com uma técnica de plano duplo do tipo I.

TÉCNICA CIRÚRGICA

Recomenda-se anestesia geral com o uso de paralisia muscular total de curta ação para facilitar a técnica do plano duplo.

Instrumentos que facilitam essa dissecção são uma boa fonte de luz, afastador de luz fria sem serrilhado, espátula de implantes, afastadores de braço duplo e eletrocautério monopolar manual (Fig. 5-6).

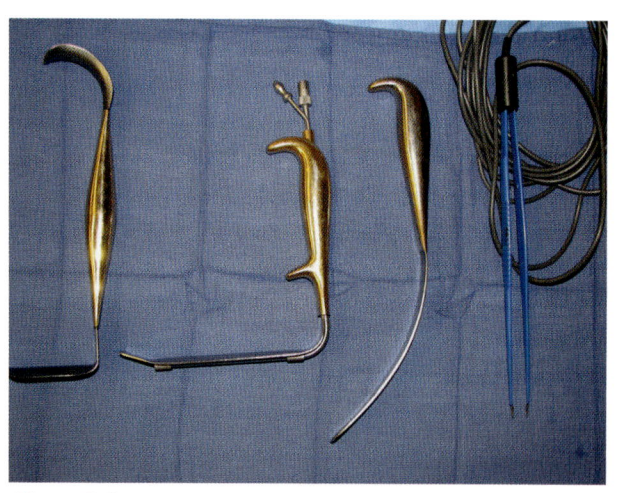

Figura 5-6

A colocação do implante com a nova incisão inframamária é detalhada no Capítulo 6. Essa é a incisão preferida para a técnica de plano duplo; entretanto, a mamoplastia de aumento de plano duplo pode ser realizada por meio da técnica periareolar ou até mesmo com a técnica transaxilar com instrumentos adequados. Além disso, os dados gerados com a técnica de plano duplo foram obtidos primariamente com a abordagem inframamária e até que estejam disponíveis dados equivalentes para outras abordagens de incisão, a incisão no SIM permanece como a mais comprovada de todas as incisões para mamoplastia de aumento. As etapas da dissecção inicial da loja são detalhadas no Capítulo 6. Resumida-

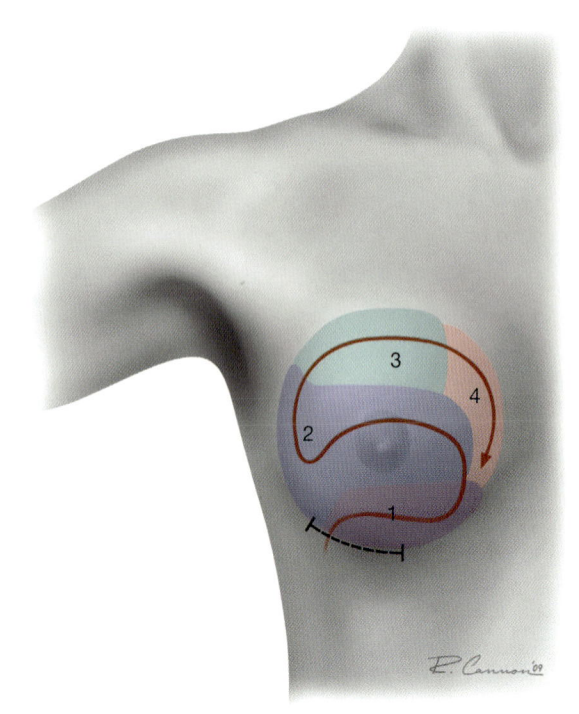

Figura 5-7

mente, o espaço é dissecado sob visão direta com o uso de uma técnica atraumática precisa, empregando-se uma hemostasia prospectiva a fim de eliminar sangramentos no interior do espaço. A parte inicial da dissecção é a divisão da origem peitoral inframamária, sendo realizada até um ponto que não ultrapasse a borda paraesternal. A segunda, terceira e quarta partes da dissecção definem o espaço de maneira precisa (Fig. 5-7).

O corpo principal do peitoral ao longo da borda medial esternal é deixado completamente intacto a fim de maximizar a cobertura sobre o implante. Apesar da tentação em dividir o músculo acima do esterno para reduzir a distância intermamária, essa prática resulta em mais problemas, não sendo recomendada.

Uma vez completa a dissecção inicial da loja, o cirurgião posiciona um ou dois dedos através da incisão no espaço subpeitoral e com uma firme tração anterior, eleva o músculo peitoral maior e o parênquima mamário sobrejacente até o ponto de expansão esperado para o implante selecionado (Fig. 5-8).

Usando a mão não dominante, o parênquima mamário sobrejacente é palpado bimanualmente e o grau de expansão desse parênquima e sua elasticidade vertical são avaliados. Em uma mama com mais ptose glandular ou flacidez da pele, é importante maximizar a expansão do parênquima sobrejacente a fim de evitar uma deformidade do tipo "dupla bolha" ou "cascata" (Fig. 5-9).

Em pacientes com um polo inferior mais estreito, é importante avaliar com essa manobra a expansão do polo inferior da mama e assegurar-se de sua maximização. Uma vez tendo o cirurgião realizado esta manobra, caso exista a intenção de um aumento da interface no polo inferior da mama a dissecção é iniciada entre o parênquima mamário na face anterior do músculo peitoral maior. Isso aumenta a divisão dos ligamentos e o cirurgião pode, usando a palpação bimanual, determi-

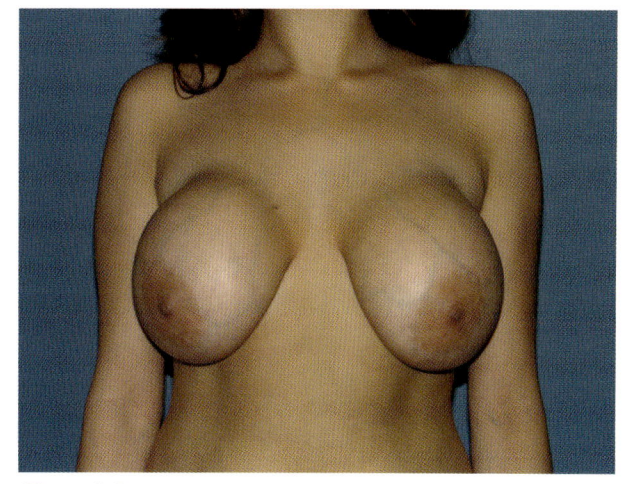

Figura 5-9

nar o efeito da liberação à medida que a borda inferior do músculo peitoral maior sofre uma rotação cefálica. O objetivo é alcançar a cobertura muscular implante-parênquima desejada com a mínima quantidade de dissecção. Geralmente, a borda superior do músculo peitoral maior não deve ser liberada acima da borda superior da aréola, após a qual qualquer cobertura superior do implante pode ser difícil ou impossível devido às forças de contração sobre a borda superior do implante (Fig. 5-10).

Uma vez completo o ajuste final do plano duplo, o espaço é preparado com uma irrigação tripla de antibióticos e o implante é então posicionado, orientado e revisado no interior do espaço. É importante assegurar-se de que o tecido mole seja acomodado sobre o implante,

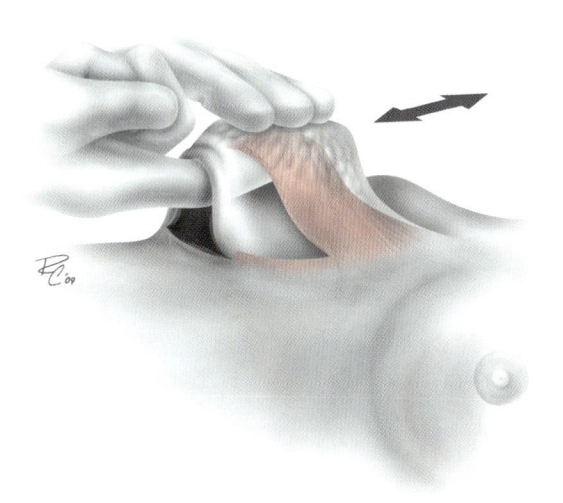

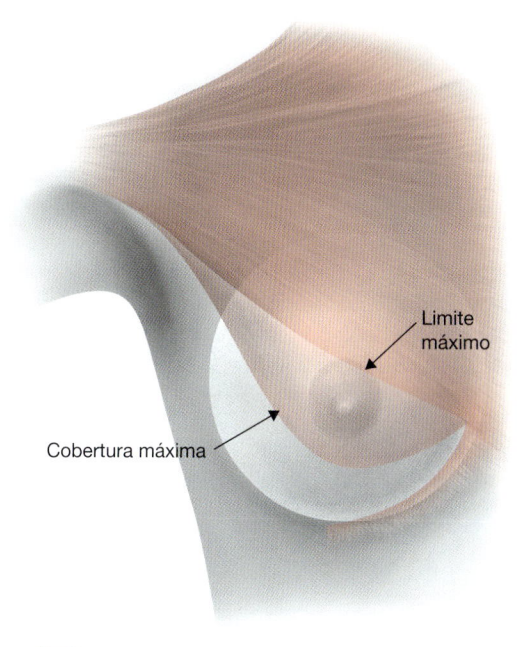

Figura 5-8

Figura 5-10

A

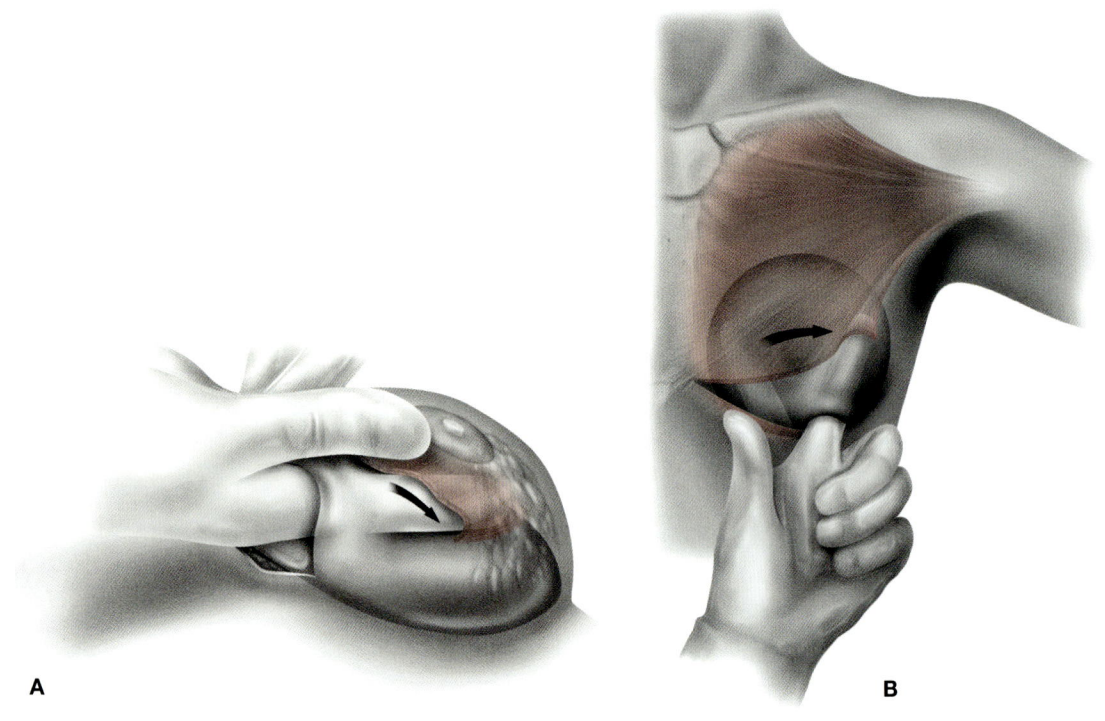

B

Figura 5-11

particularmente em dissecção de plano duplo mais extensas, uma vez que a borda inferior do músculo peitoral pode dobrar sobre si em algumas circunstâncias (Fig. 5-11 A,B).

Também é importante, ao posicionar o implante, que o afastador de braço duplo seja colocado sob a borda inferior do músculo peitoral maior, uma vez que o movimento de colocação do implante pode criar uma força de separação, fazendo uma dissecção excessiva da fáscia caso esta interface não esteja protegida pelo afastador (Fig. 5-12).

Alguns cirurgiões defendem a realização da dissecção do parênquima-peitoral inicialmente antes da dissecção subpeitoral; entretanto, isso é desestimulado, visto que não se sabe o quanto liberar precisamente até a realização da manobra bimanual. Também é importante compreender que existe uma maior rotação muscular e rotação cefálica do que se pode prever com base no grau de liberação ou pequenas quantidades de dissecção músculo-parenquimatosa que resultam em maiores movimentos musculares cefálicos. É mais preciso e mais fácil fazer isso na sequência detalhada anteriormente.

Uma vez que a orientação e o acomodamento dos tecidos moles sejam confirmados, o fechamento da incisão pode ser realizado de acordo com a rotina normal para o cirurgião.

Exemplos de pacientes com diferentes tipos de mama que se beneficiaram da técnica de plano duplo são ilustrados a seguir.

CONCLUSÃO

Em resumo, a mamoplastia de aumento de plano duplo consiste em uma técnica versátil que permite a otimização da cobertura de tecidos moles a longo prazo na maior parte dos tipos de mama, minimizando os prejuízos para a paciente e maximizando os benefícios. Essa

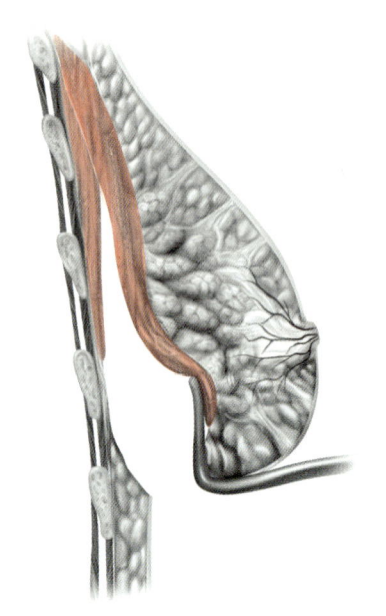

Figura 5-12

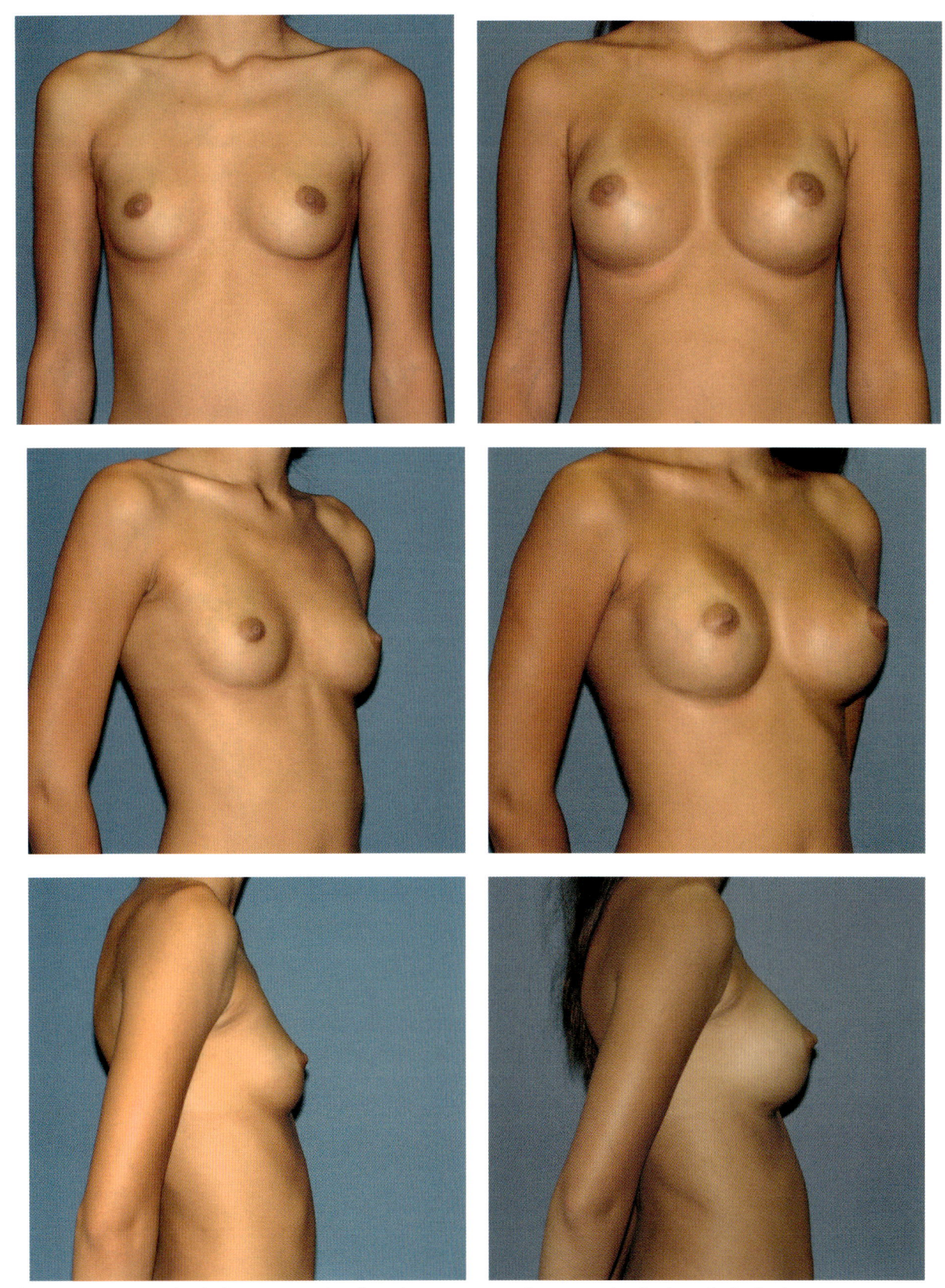

Figura 5-13 Mamoplastia de aumento primária padrão, com o uso de uma técnica de plano duplo do tipo I.

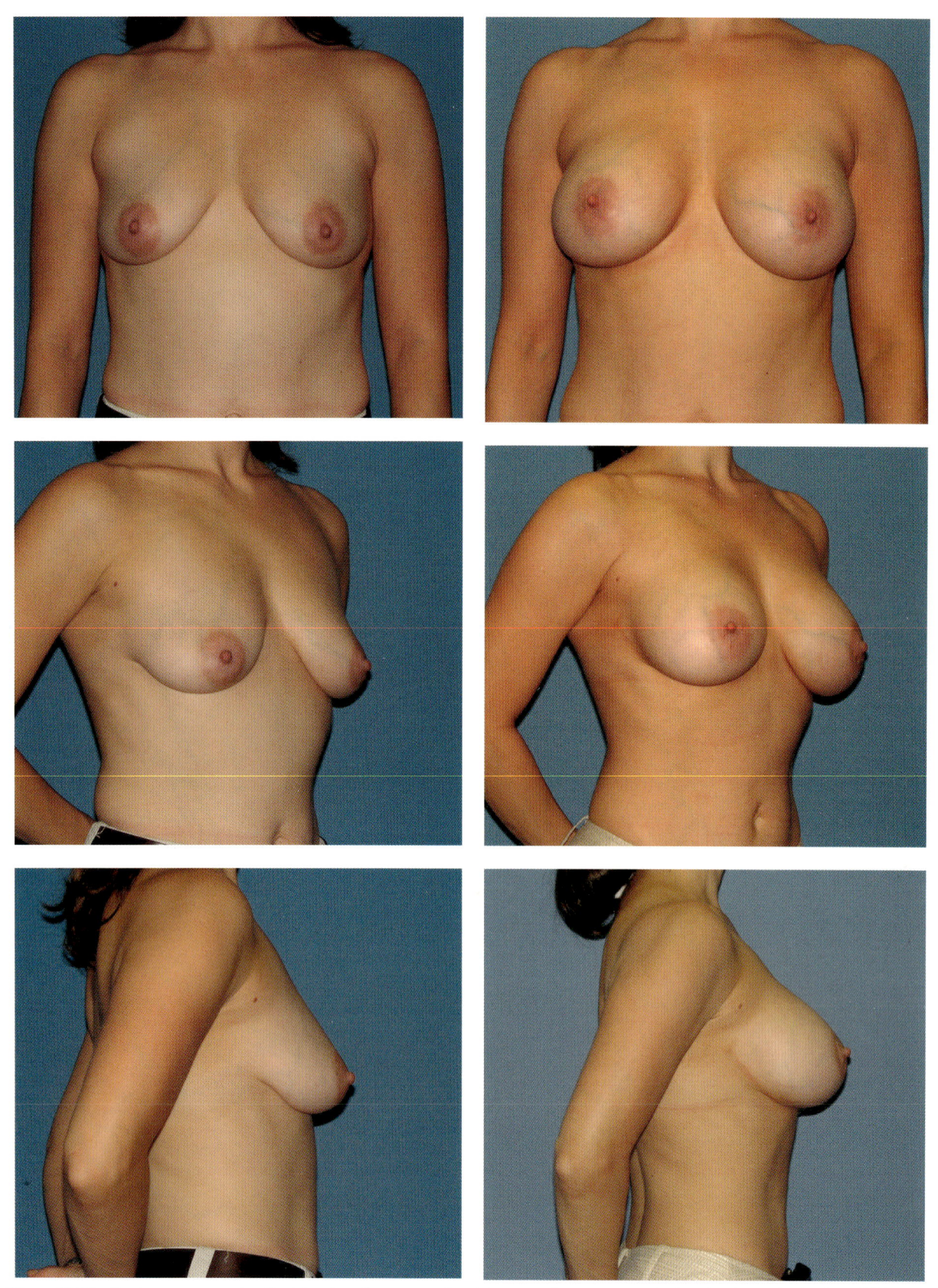

Figura 5-14 Paciente com maior flacidez de pele e ptose glandular tratada com uma técnica de plano duplo tipos II/III, com uma boa expansão do polo inferior e sem evidências de ptose do parênquina sobrejacente sobre o implante mamário.

Mamoplastia de Aumento 29

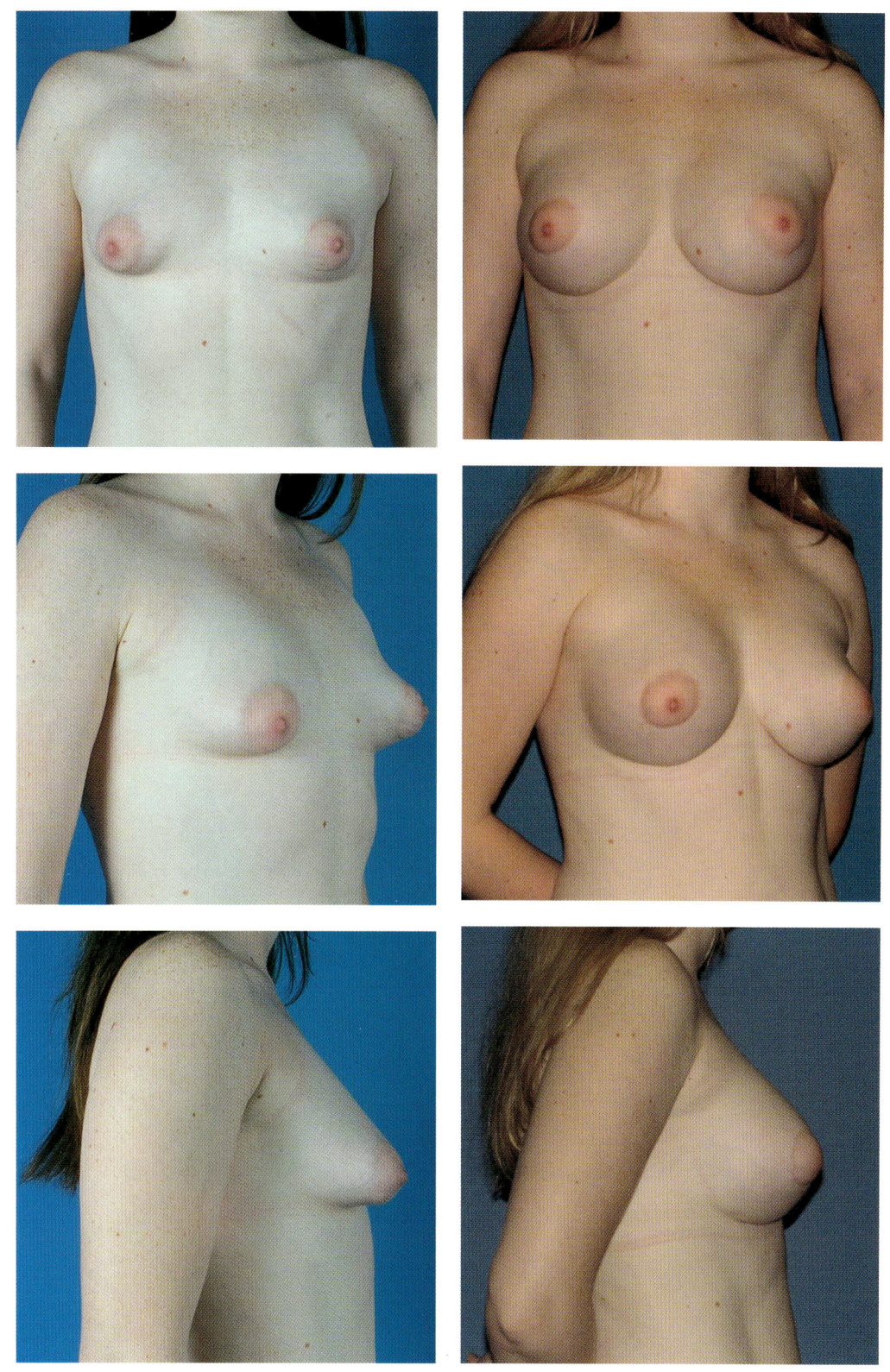

Figura 5-15 Exemplo de uma paciente com um polo inferior restrito tratada com dissecção de plano duplo tipos II/III, com excelente expansão do polo inferior, otimizando esta fáscia parenquimatosa do polo inferior. Deve-se observar que também foram feitas algumas ranhuras radiais do parênquima mamário no polo inferior da mama a fim de permitir uma maior expansão do polo inferior.

técnica pode ser facilmente empregada em praticamente todas as mamoplastias de aumento, e a decisão do tipo exato de dissecção de plano duplo consiste na única decisão intraoperatória durante uma mamoplastia de aumento padrão. Nos últimos 7 anos, 99% das mamoplastias de aumento realizadas na prática do autor foram do tipo plano duplo. A exceção foi com os fisioculturistas.

Usando-se esta técnica, os dados científicos dos resultados[1,2] foram superiores em comparação a qualquer outro tipo de plano, sendo o plano recomendado para a maioria das mamoplastias de aumento primárias.

REFERÊNCIAS

1. Tebbetts JB. Dual plane (DP) breast augmentation: optimizing implant-soft tissue relationships in a wide range of breast types. *Plast Reconstr Surg*. 2001;107:1255.
2. Adams WP Jr. The process of breast augmentation: four sequential steps for optimizing outcomes for patients. *Plast Reconstr Surg*. 2008;122:1892-1900.

Capítulo 6

Abordagem inframamária/ espaço de plano duplo

William P. Adams Jr., MD

A abordagem inframamária na mamoplastia de aumento consiste na incisão mais validada cientificamente na literatura sobre o assunto. Praticamente todos os estudos que publicaram resultados usaram essa abordagem e os melhores resultados produzidos usaram a incisão inframamária. Atualmente, os avanços permitem uma cicatrização extremamente positiva desta incisão, precisamente localizada no sulco inframamário (SIM), sendo aplicável a vários tipos de mama. Este capítulo detalha as dicas técnicas para a otimização dos aspectos cirúrgicos da incisão inframamária.

MARCAÇÕES PRÉ-OPERATÓRIAS

A paciente é demarcada na posição sentada antes do procedimento (Fig. 6-1). A marcação é demonstrada no DVD incluído.

A linha média e os sulcos inframamários são demarcados. A largura do espaço é marcada com um pontilhado medial e lateral correspondentes à largura do implante selecionado. A altura do implante é marcada com um pontilhado no polo superior baseado na altura do implante selecionado usando a nova posição inframamária da borda inferior do implante. Por fim, a localização exata da incisão é demarcada.

Planejamento da incisão

Os avanços da abordagem inframamária na mamoplastia de aumento levaram ao que se denomina "nova" incisão inframamária. Essa incisão contrasta com a incisão inframamária antiga (Fig. 6-2), a qual em geral era localizada acima do sulco inframamário pré-operatório; entretanto, essa abordagem nunca proporcionou as melhores condições de cicatrização e de localização. A "nova" in-

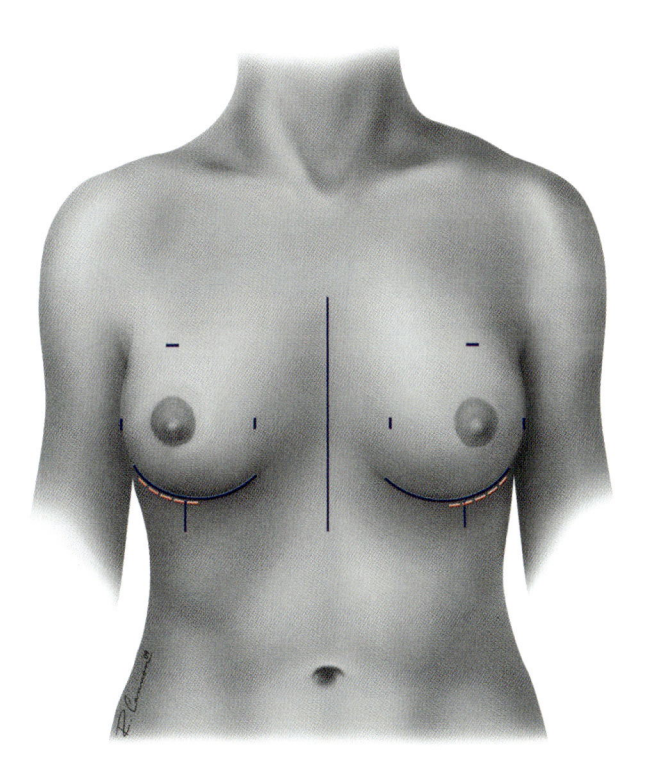

Figura 6-1

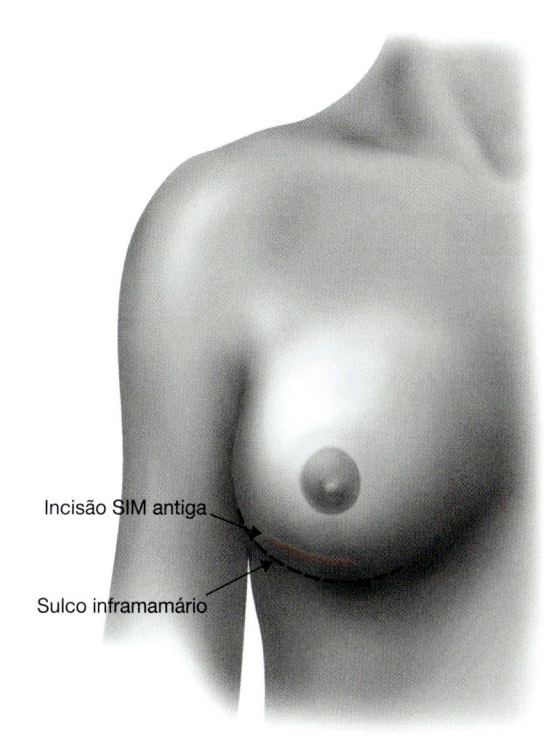

Figura 6-2

Tabela 6-1 Planejamento da incisão do novo sulco inframamário

Volume do implante	200	250	275	300	325	350	375	400
Largura da mama	10,5	11	11,5	12	12,5	13	13,5	14
Posição do novo SIM na distância M-SIM (cm) (medida com extensão máxima)	7,0	7,0	7,5	8	8,25	8,5	9,0	9,5

cisão inframamária posiciona-se precisamente no sulco inframamário pós-operatório, a qual pode localizar-se na mesma posição ou abaixo do sulco inframamário pré-operatório (Fig. 6-3).

A "nova" incisão inframamária pode ser prevista de acordo com relações conhecidas. A relação principal para o planejamento da incisão é a largura da mama e a medição da distância mamilo-sulco em extensão máxima. As relações de planejamento baseado nos tecidos, previamente desenvolvidas, refinaram ainda mais o algoritmo com o uso da largura da mama, estiramento da pele e medição da distância mamilo-sulco a fim de determinar o volume do implante que irá preencher adequadamente a mama.[1,2] Além disso, estas relações definidas fazem que a incisão precisamente no sulco inframamário seja facilmente reproduzível. No exemplo desta paciente, a largura da mama é de 12 cm e a medição da distância mamilo-sulco em extensão, conforme demonstrado, é de 7,5 cm.

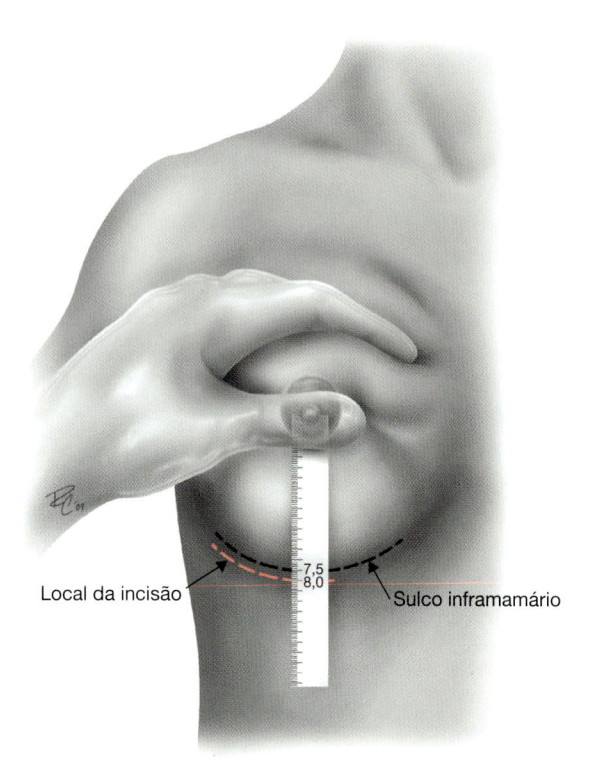

Figura 6-4

Com base nas relações conhecidas (Tabela 6-1), o comprimento mamilo-sulco pós-operatório será de 8 cm (Fig. 6-4); assim, a incisão será posicionada 5 mm abaixo do sulco inframamário pré-operatório, que irá resultar em uma cicatriz localizada precisamente no sulco inframamário pós-operatório (Fig. 6-5).

Revisão da dissecção

A dissecção é dividida em quatro sessões primárias (Fig. 6-6).

A sequência da dissecção será descrita em seus componentes.

DISSECÇÃO INICIAL

1. **Instrumental**: Cinco instrumentos especiais são recomendados para este procedimento: um afastador de braço duplo; uma espátula de implante; um afastador de fibra óptica com capacidade de

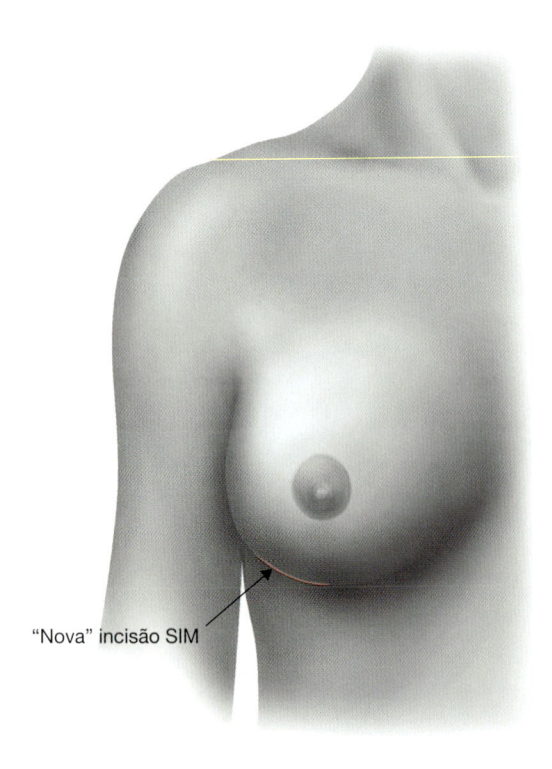

Figura 6-3

aspiração de fumaça; um eletrocautério monopolar com controle na mão; e um fotóforo de boa qualidade (Fig. 6-7).

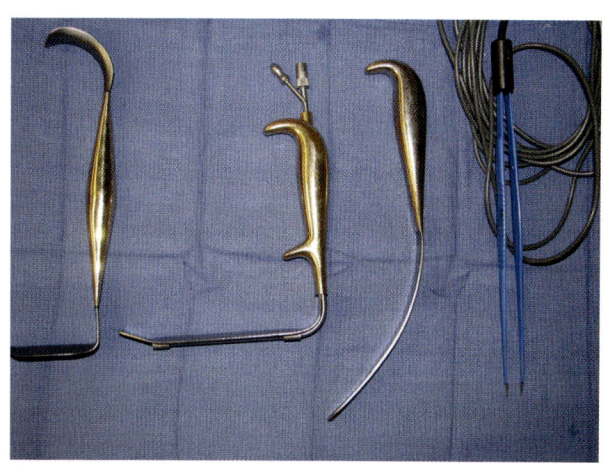

Figura 6-7

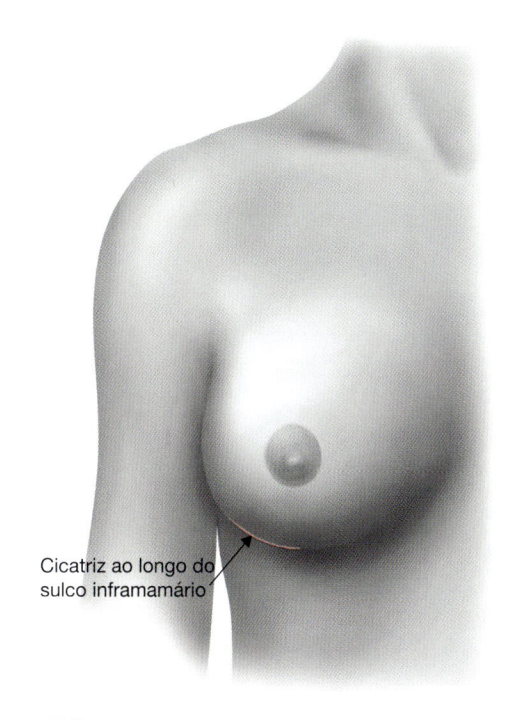

Figura 6-5

Cicatriz ao longo do sulco inframamário

2. **Demarcações/pontos de referência:** A incisão é realizada precisamente na localização planejada do SIM pós-operatório conforme descrito (Fig. 6-3). Em geral, a extensão mais medial da incisão não é maior do que 1 cm medial ao mamilo, com o restante da incisão lateral ao mamilo (Fig. 6-8).

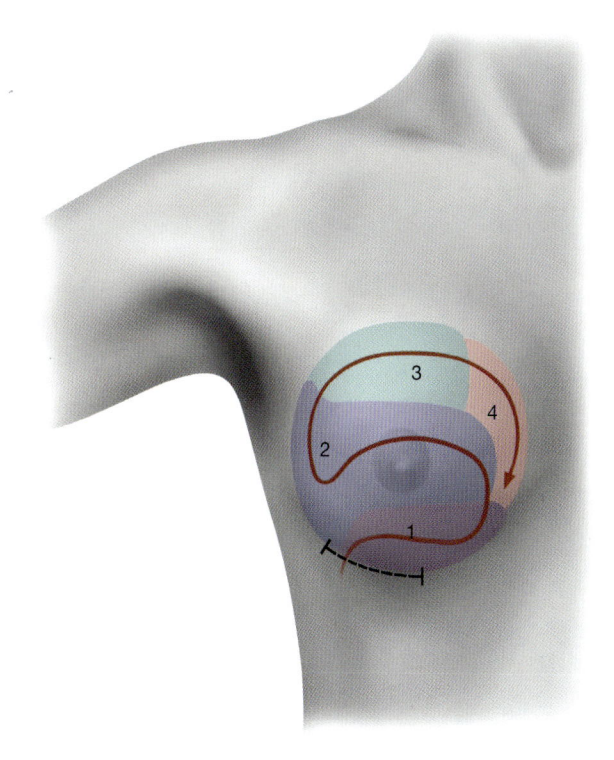

Figura 6-6

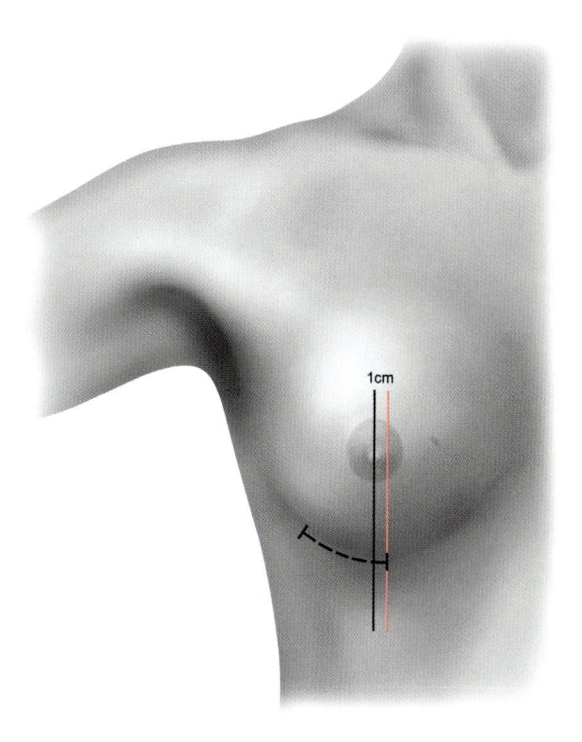

Figura 6-8

3. O comprimento da incisão é dependente do tipo e do tamanho do implante. À medida que o tamanho do implante aumenta, o tamanho da incisão deve ser aumentado, e o mesmo acontece quando a coesividade do implante torna-se maior. **Também é importante que um comprimento adequado de incisão (mínimo de 4 cm) seja adotado a fim de garantir uma dissecção precisa do espaço sob visão direta,** um requisito básico desse procedimento.

4. **Detalhes do procedimento:** A incisão da pele é feita até a derme e a dissecção inicial é realizada através da derme com o uso do eletrocauterização com ponta de agulha. A seguir é realizado o afastamento digital do polo inferior (Figs. 6-9 e 6-10), permitindo o ínicio da dissecção subcutânea, a fim de progredir cefalicamente em direção à porção medial da aréola.

   Esse é um aspecto importante do procedimento inicial, o qual previne o enfraquecimento da região do SIM, que pode levar a deformidades pós-operatórias. A colocação de braços duplos na borda cutânea inferior ou qualquer outro tipo de afastador na porção inferior da incisão deve ser evitada. O plano de dissecção neste ponto é tangencialmente distante do SIM, orientado superiormente e aprofundado até as origens inferiores do músculo peitoral maior, 1 a 2 cm acima do sulco (Fig. 6-11).

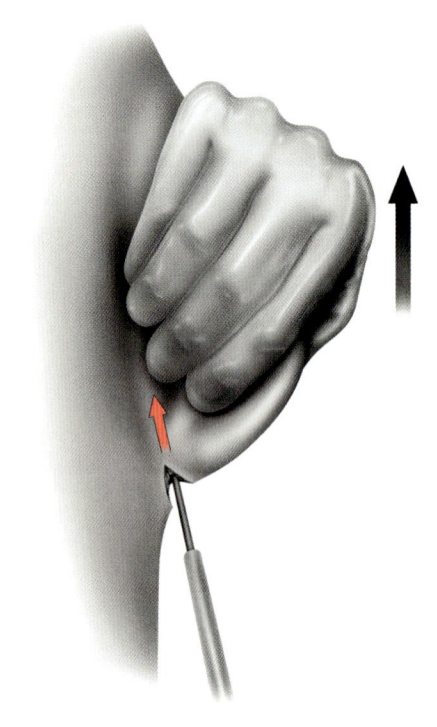

Figura 6-10

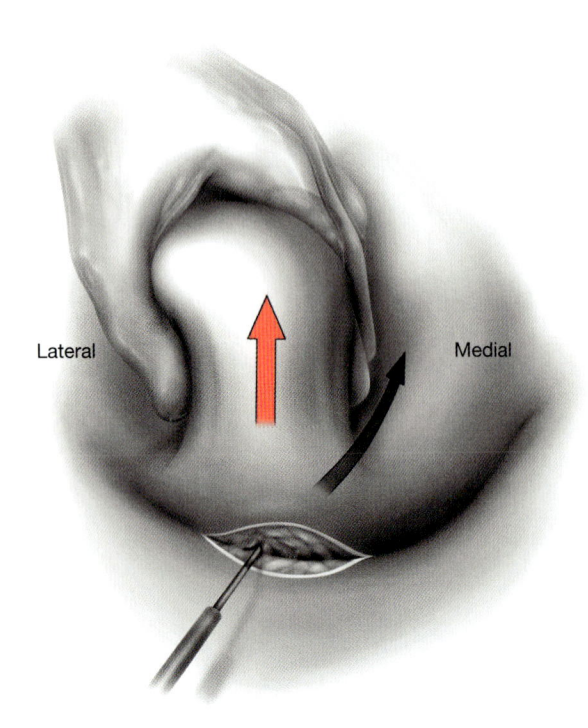

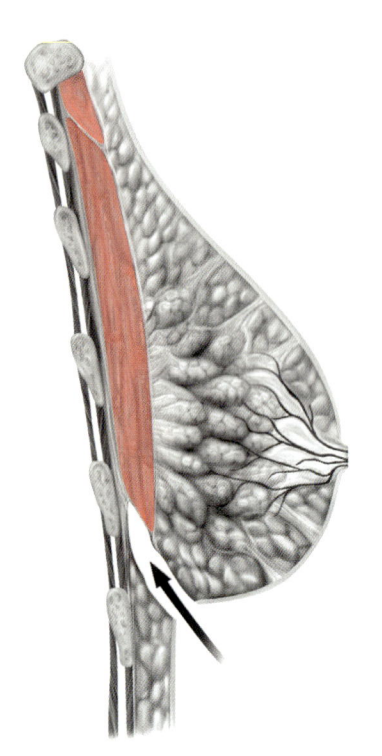

Figura 6-9

Figura 6-11

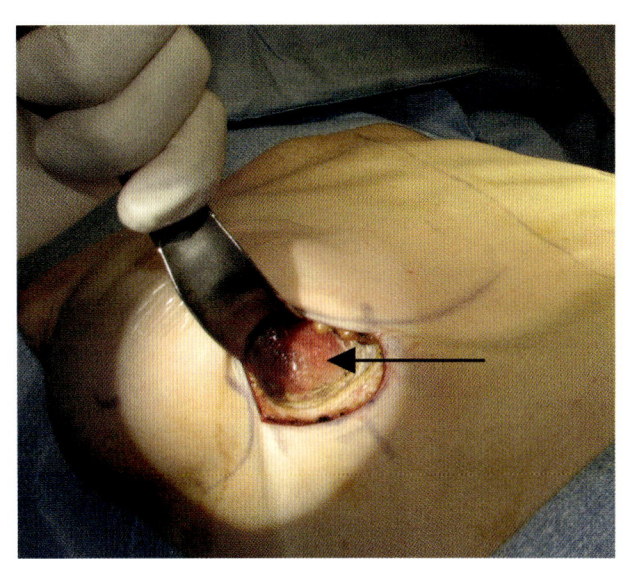

Figura 6-12

5. **Armadilhas:** Qualquer tipo de dissecção da região do SIM resultará em um rebaixamento passivo do SIM para além de sua localização planejada; mesmo a força do implante bem localizado pode dissecar excessivamente esta área até a região do SIM se for inadvertidamente enfraquecida. Por este motivo, é extremamente importante dissecar no sentido cefálico após a incisão da derme. O uso de lidocaína a 1% com epinefrina na incisão da pele é útil para reduzir qualquer sangramento da derme; todos os sangramentos da derme devem ser cauterizados antes da dissecção ser aprofundada para permitir uma visualização adequada do espaço sem sangramentos.

6. **Dicas:** Após a retração digital, o afastador de braço duplo é posicionado para o aprofundamento da dissecção subcutânea. O afastador de braço duplo deve ser constantemente reposicionado a cada 1 a 2 segundos a fim de proporcionar uma tensão adequada no local da dissecção; isso irá facilitar a identificação do músculo peitoral maior. Pequenos vasos perfurantes serão encontrados e o sangramento deve ser controlado a fim de evitar o tingimento de sangue dos tecidos. Uma vez identificado o músculo peitoral maior, os afastadores podem ser novamente reposicionados, e com uma tração anterior, o músculo peitoral maior irá pender anteriormente (Figs. 6-12 e 6-13).

Isso proporciona uma evidência visual do músculo peitoral maior e não do músculo intercostal ou serrátil anterior, podendo ser seguramente dividido proporcionando acesso ao espaço subpeitoral.

DIVISÃO MUSCULAR/ESPAÇO – PARTE 1 DE 4 (FIG. 6-14)

1. **Instrumental:** Os principais instrumentos usados para esta parte da dissecção são um afastador de braço duplo, fotóforo e eletrocautério monopolar.
2. **Demarcações/pontos de referência:** As origens inferiores do músculo peitoral maior são os pontos de referência para o início da divisão muscular.

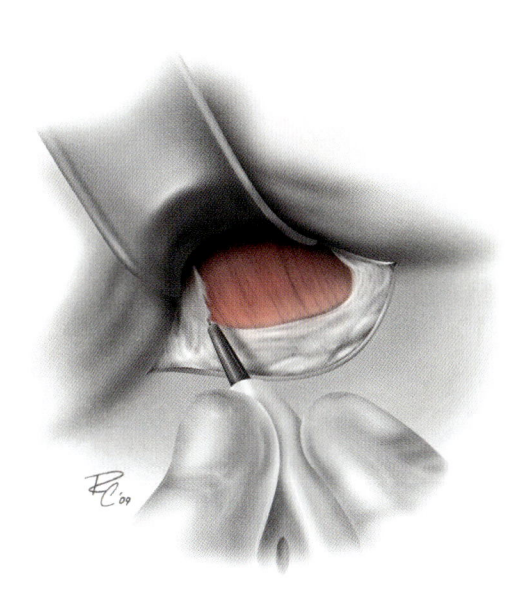

Figura 6-13

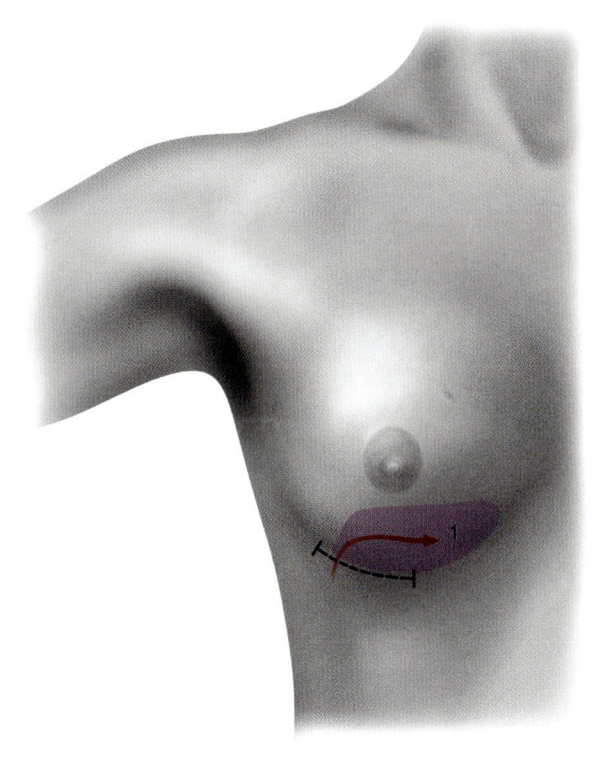

Figura 6-14

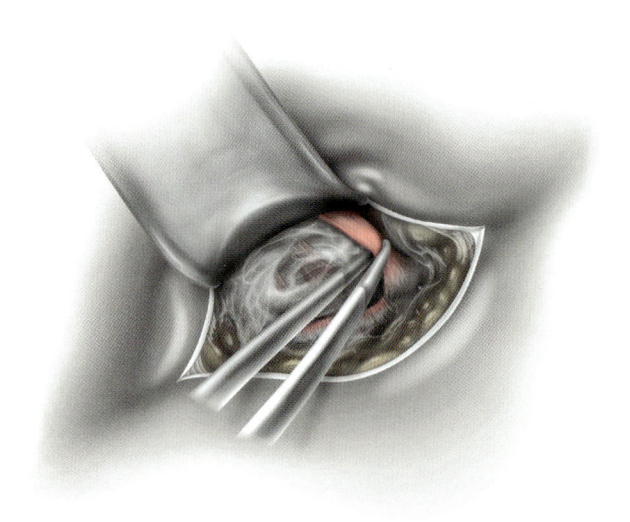

Figura 6-15

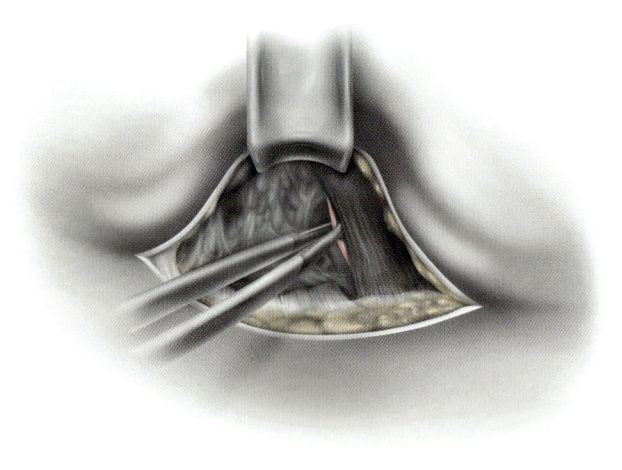

Figura 6-17

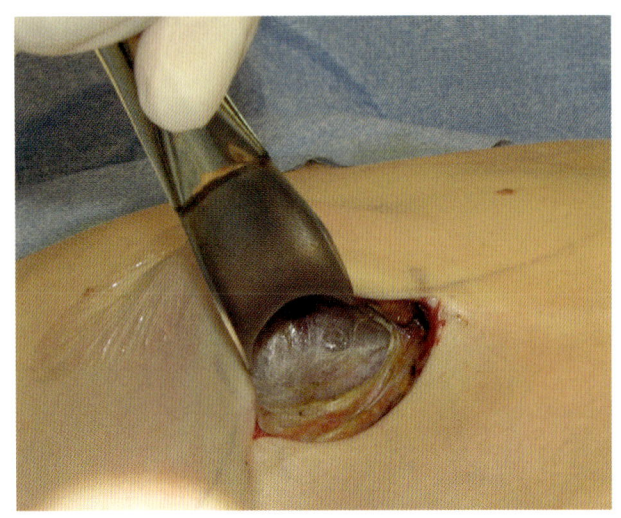

Figura 6-16

3. **Detalhes do procedimento:** A sequência de dissecção é realizada em quatro partes. Uma vez identificado o músculo peitoral maior, a divisão inicial (Fig. 6-15) do músculo deve ser realizada na borda lateral do músculo ou através da porção média da origem inferior do músculo peitoral maior. A divisão inicial do músculo pode ser conseguida com o eletrocautério com ponta de agulha; entretanto, uma vez que o plano da loja subpeitoral é identificado pelo tecido frouxo areolar característico deste plano (Fig. 6-16), o eletrocautério monopolar é usado, podendo ser utilizado para o restante da dissecção da loja. O afastador de braço duplo é avançado medialmente ao longo das origens inferiores do músculo peitoral maior para um plano de espaço duplo *padrão* do tipo 1. A divisão da origem inferior do músculo peitoral pode ser iniciada lateralmente ou pode ser dividido de forma retrógrada do sentido medial para o lateral, dependendo da preferência do cirurgião.

4. Aproximadamente na metade da divisão da origem inferior, o afastador de braço duplo é girado em 180 graus, sendo trocado pela terminação maior para uma visualização mais adequada do espaço medial. Vasos perfurantes são sempre identificados e cauterizados antes que sangrem. Todas as pequenas origens acessórias apresentam um pequeno vaso que acompanha a origem e qualquer sangramento deve ser controlado prospectivamente (Fig. 6-17).

   A divisão muscular é interrompida antes de ser alcançada a borda medial esternal, e não existe divisão do músculo peitoral maior acima da borda esternal média (Fig. 6-18).

5. **Armadilhas:** A identificação incorreta do músculo peitoral maior ou a confusão deste músculo com os músculos intercostais, serrátil anterior ou peitoral menor resultam em uma dissecção imprecisa da loja, aumentando o sangramento e o risco para pneumotórax. Para que isso seja evitado, é importante iniciar a dissecção em direção à borda medial da aréola. A tração do músculo peitoral maior, conforme descrita anteriormente, também facilita a confirmação da anatomia. A falha na identificação de pequenos vasos perfurantes resulta em um campo cirúrgico manchado de sangue e incapacidade de realizar a dissecção sob visão direta, tornando a dissecção menos precisa e com duração mais longa.

6. **Dicas:** O uso de paralisia muscular de curta duração e anestesia geral facilita a dissecção, permitindo a retração muscular com tração mínima e ex-

Figura 6-18

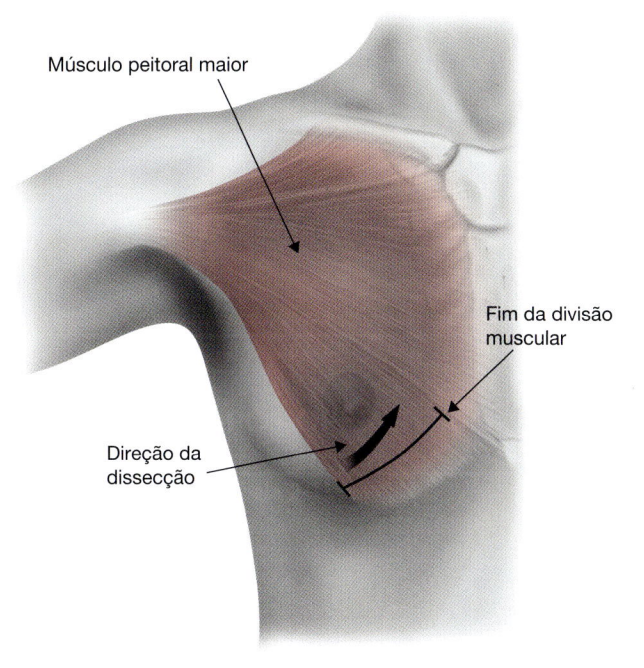

posição máxima. A divisão das origens inferiores do músculo peitoral maior é a primeira parte da dissecção, uma vez que este estágio abre o espaço para as etapas restantes. O uso da hemostasia prospectiva é muito importante para a dissecção. Todos os vasos perfurantes, não importando se grandes ou pequenos, são identificados e cauterizados antes de serem seccionados e começarem a sangrar. As origens acessórias do músculo com frequência apresentam um pequeno vaso perfurante que as acompanha, sendo que esses vasos devem ser especificamente procurados e cauterizados com o uso do eletrocautério monopolar, o qual facilita a hemostasia prospectiva.

DEFINIÇÃO DA ANATOMIA/ESPAÇO LATERAL – PARTE 2 DE 4 (FIG. 6-19)

1. **Instrumental:** Afastador de braço duplo, fotóforo e eletrocautério monopolar.
2. **Demarcações/pontos de referência:** Identificação do plano entre os músculos peitoral maior e peitoral menor acima ou no nível do mamilo.
3. **Detalhes do procedimento:** Após a divisão das origens inferiores do músculo peitoral maior (parte 1), a segunda parte da dissecção inicia pela extensão cefálica do plano subpeitoral no nível ou pouco acima do mamilo. A dissecção é realizada lateralmente a este nível a fim de identificar o músculo peitoral menor profundamente ao plano de dissecção e o músculo serrátil ao longo da parede torácica lateral (Fig. 6-20).

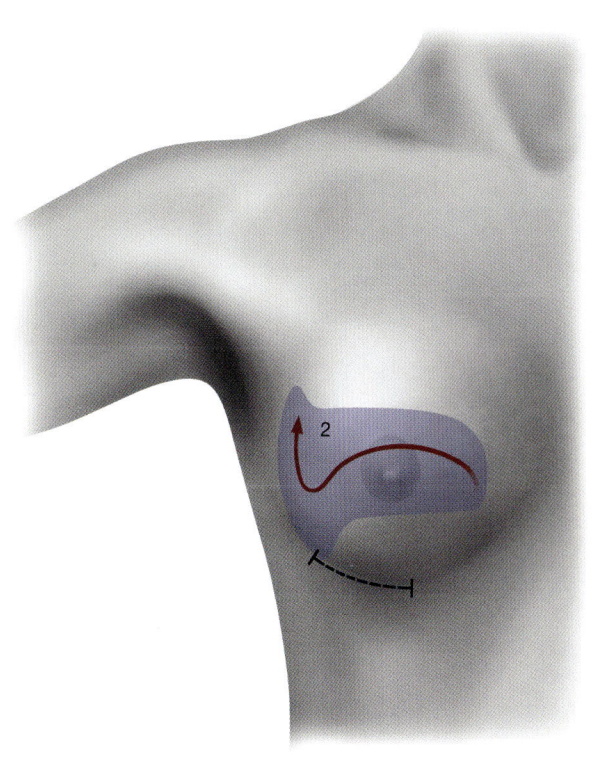

Figura 6-19

É importante estar no nível ou acima do mamilo nesta parte da dissecção a fim de minimizar qualquer confusão dos músculos peitoral menor, peitoral maior e serrátil. Uma vez identificado o músculo peitoral menor, a dissecção é realizada inferiormente, dividindo quaisquer remanescentes laterais do músculo peitoral maior e identificando o músculo serrátil anterior profundamente à dissecção. Por fim, a largura do espaço lateral é definida como porção final dessa parte (Fig. 6-21).

De modo geral, a dissecção lateral deve ser realizada próxima à borda lateral do músculo peitoral menor inicialmente. As demarcações pré-operatórias cutâneas laterais também podem servir de orientação para o cirurgião quanto à largura da dissecção do espaço lateral. O ajuste final do espaço lateral é facilmente realizado com o implante em seu lugar, podendo ser realizado sob visão direta (ver Figs. 6-35 e 6-36).

4. **Armadilhas:** A não realização da dissecção lateral no espaço médio a superior pode resultar em confusão dos músculos peitoral maior, peitoral menor e serrátil.
5. **Dica:** Uma dissecção sem sangramento torna a identificação da anatomia simples e fácil.

Músculo peitoral maior
Espaço lateral
Músculo peitoral menor

Nível da dissecção lateral/etapa 2 da dissecção

Borda lateral do músculo peitoral menor

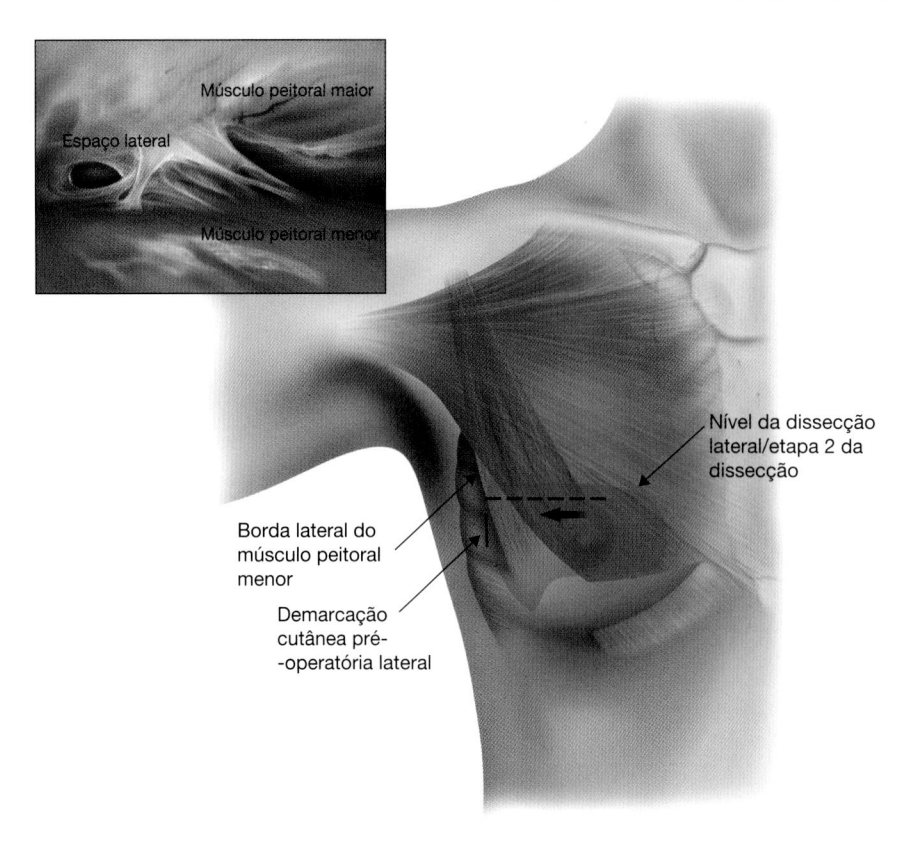

Demarcação cutânea pré--operatória lateral

Figura 6-20

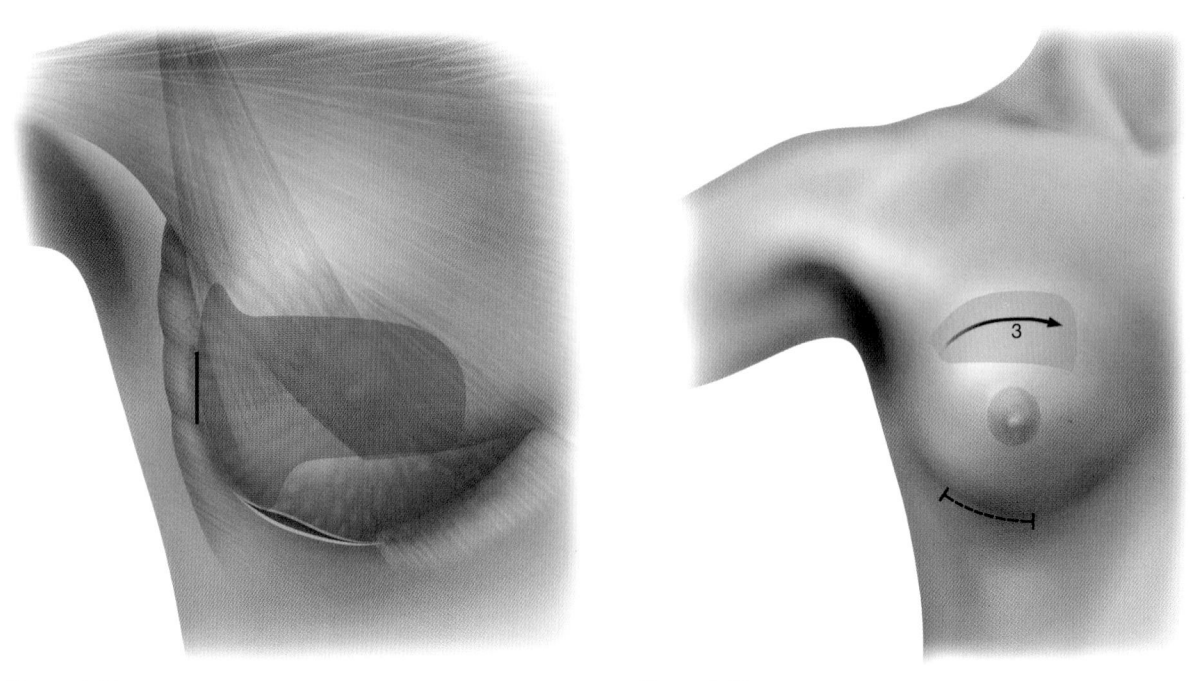

Figura 6-21

Figura 6-22

ESPAÇO SUPERIOR – PARTE 3 DE 4 (FIG. 6-22)

1. **Instrumental:** Afastador de braço duplo, afastador de fibra óptica com aspiração de fumaça, fotóforo e eletrocautério monopolar.
2. **Detalhes do procedimento:** Após a definição do espaço lateral (parte 2), a dissecção é realizada no topo da face superior do músculo peitoral menor. A seguir, o afastador mais longo é substituído pelo afastador de braço duplo.
3. **Armadilhas:** O afastador de fibra óptica com aspiração de fumaça é usado para a realização do espaço superior. Com o uso de um bom fotóforo, a fonte de luz de fibra óptica não é necessária. Ao substituir os instrumentos no interior do espaço, o próximo instrumento a ser usado deve ser posicionado antes da remoção do instrumento anterior, a fim de evitar trauma nas costelas da parede torácica, resultando em sangramento e dor (Fig. 6-23).
4. **Dicas:** A dissecção superior é completada na altura planejada de acordo com as demarcações pré-operatórias (Fig. 6-24).

De modo geral, nos implantes redondos ou anatômicos de altura total, a dissecção superior do espaço pode ser levemente maior do que a altura do implante. Ao contrário, com dispositivos anatômicos de altura reduzida, a dissecção superior da loja deve ser limitada à altura do dispositivo selecionado. A utilidade da dissecção aumentada da loja é desatualizada e não comprovada, mesmo no contexto de implantes lisos e redondos.

ESPAÇO MEDIAL – PARTE 4 DE 4 (FIG. 6-25)

1. **Instrumental:** Afastador de fibra óptica, fotóforo e eletrocautério monopolar.

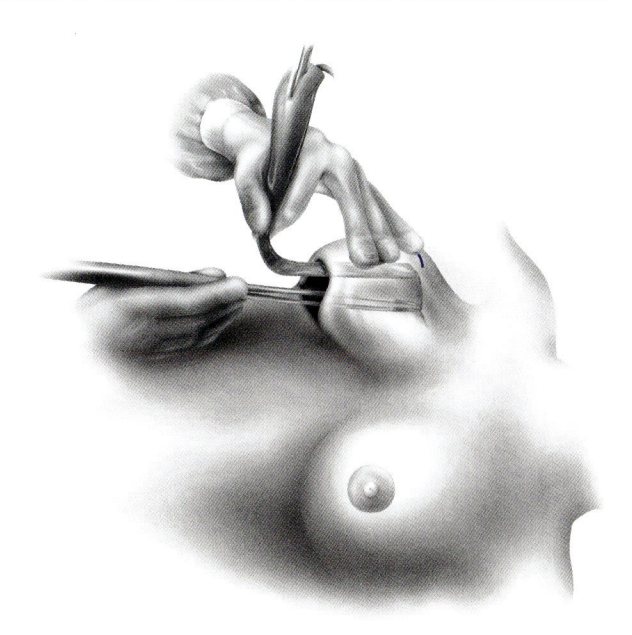

Figura 6-24

2. **Demarcações/pontos de referência:** Borda medial do músculo peitoral maior.
3. **Detalhes do procedimento:** A parte final da dissecção da loja é o espaço medial, no qual as origens acessórias do músculo peitoral maior são divididas (Fig. 6-26).

Novamente, grandes vasos perfurantes podem ser identificados nessas áreas, devendo ser controlados caso expostos durante a dissecção. Também é importante que as origens acessórias tendinosas

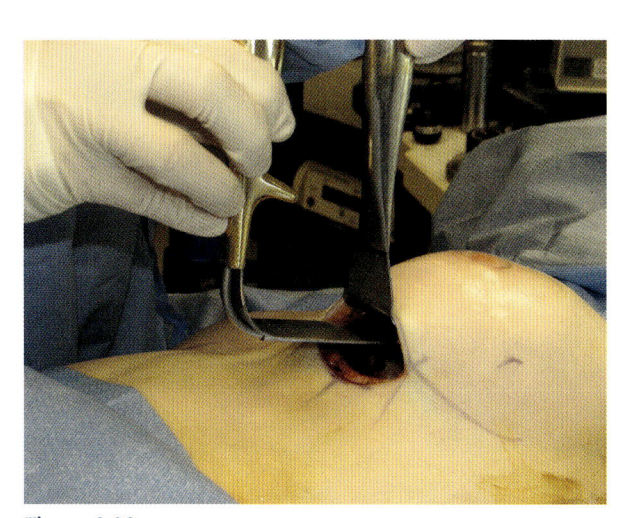

Figura 6-23

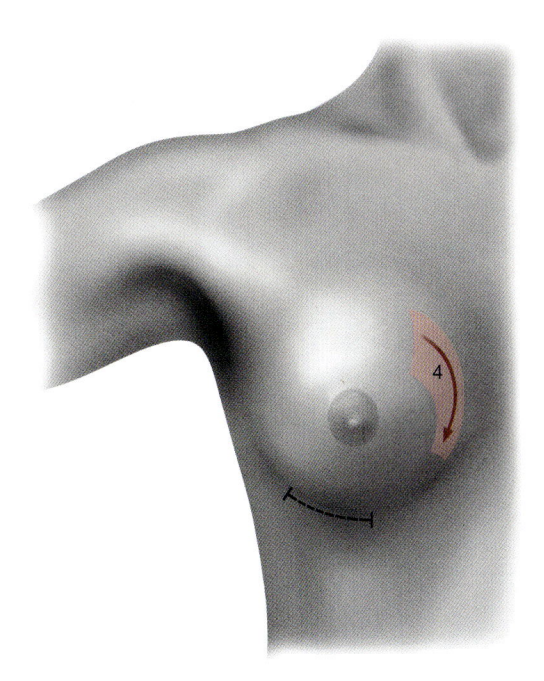

Figura 6-25

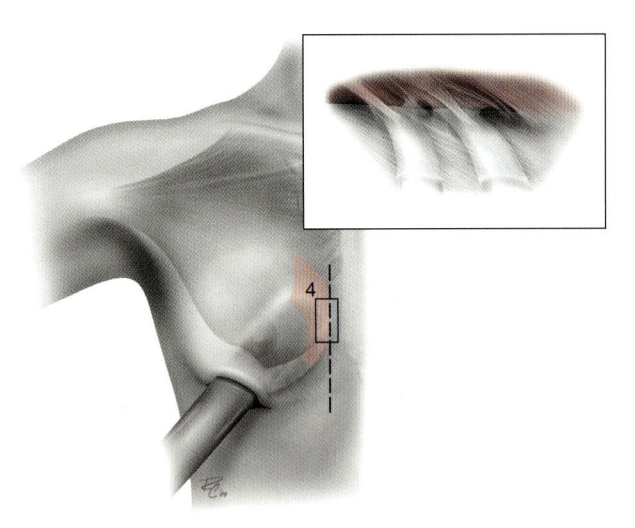

Figura 6-26

brancas sejam divididas; entretanto, a porção principal do músculo peitoral maior é deixada intacta a fim de maximizar a cobertura de tecidos moles sobre o implante medialmente (Fig. 6-27).
4. **Armadilhas**: É importante ser cuidadoso com os grandes vasos perfurantes mamários internos que podem ser encontrados, particularmente no segundo e terceiro espaços intercostais. Caso os vasos sejam expostos, eles devem ser controlados e cauterizados; entretanto, não é necessário (ou recomendado) identificar estes vasos perfurantes no espaço intercostal se eles não estiverem sob visão direta após a dissecção da parte 3. Também é importante evitar a divisão da porção principal do músculo peitoral maior, uma vez que isso pode resultar em deformidades potencialmente incorrigíveis, como o aumento da probabilidade de palpabilidade do implante, dobras do implante, ondulação por tração, simastia e nodularidade.
5. **Dicas**: Deixar a última parte da dissecção média para o final é útil, já que as etapas anteriormente dissecadas servem para liberar as inserções de tecidos moles que evitam a visualização do espaço mamário. Usando-se essa sequência de dissecção, o espaço medial pode ser facilmente identificado por meio da abordagem inframamária, sendo precisamente dissecado. As pequenas origens acessórias tendinosas brancas do músculo peitoral maior podem ser divididas com precisão enquanto é mantida a cobertura máxima deixando-se a porção principal do músculo peitoral maior intacto.

AJUSTE DO PLANO DUPLO E PREPARAÇÃO DA LOJA

1. **Instrumental**: Afastador de braço duplo, fotóforo e eletrocautério monopolar.
2. **Demarcações/pontos de referência**: Não aplicáveis.
3. **Detalhes do procedimento**: A tração digital anterior do polo inferior da mama pode auxiliar na determinação do posicionamento do espaço de plano duplo a fim de otimizar a divisão entre o implante e o tecido. O dedo indicador é colocado no interior do espaço com a ponta do dedo abaixo da borda dividida do músculo peitoral. É aplicada uma tração anterior a fim de expandir o polo inferior até o nível previsto após a mamoplastia de aumento. Qualquer restrição dessa expansão é avaliada (tanto pelo músculo peitoral quanto pelo polo tecidual inferior) (Fig. 6-28). A adequação da expansão do tecido mamário sobrejacente é avaliada pela mão não dominante; o deslizamento excessivo do parênquima mamário inferiormente devido à expansão inadequada pode ser observado (Figs. 6-28 e 6-29).

Figura 6-27

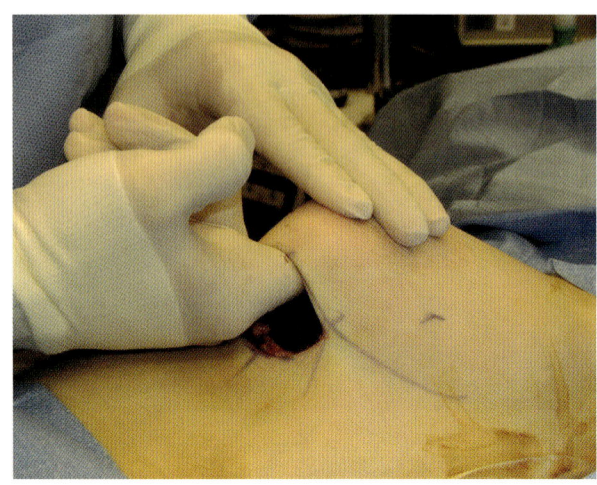

Figura 6-28

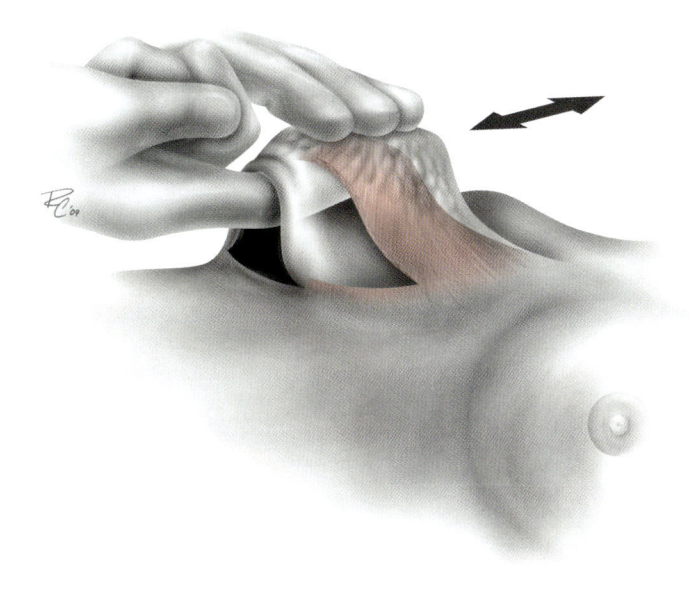

Figura 6-29

Em uma mama com ptose glandular, flacidez da pele e mobilidade entre a interface parênquima-músculo ou um polo mamário inferior restrito, pode ser aconselhável um plano duplo de orientação muscular tipo II ou III a fim de posicionar uma maior parte do implante diretamente abaixo do polo inferior da mama e para auxiliar na expansão do espaço (Fig. 6-30 A-C).

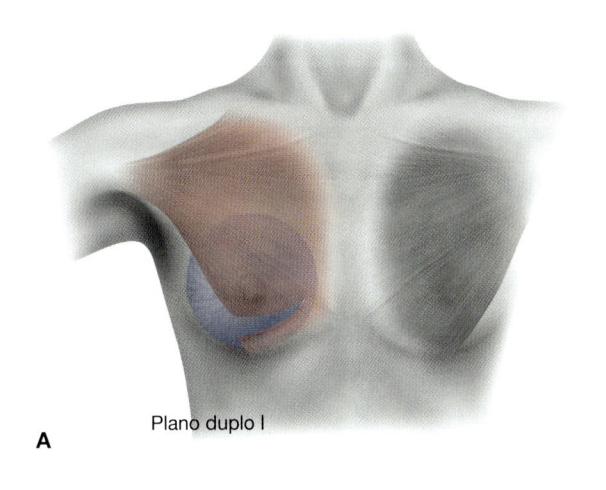

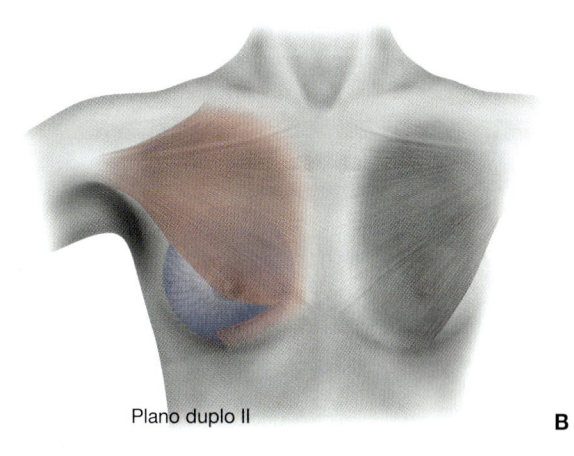

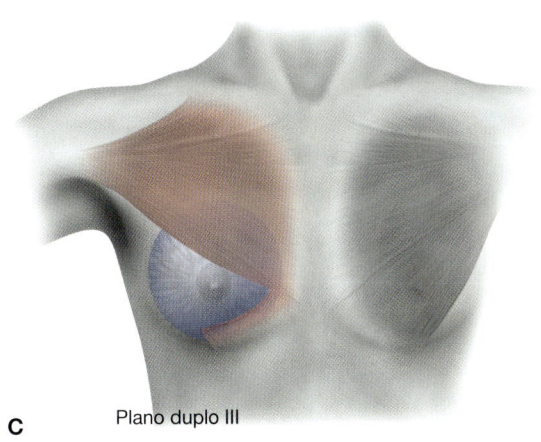

A Plano duplo I

B Plano duplo II

C Plano duplo III

Figura 6-30

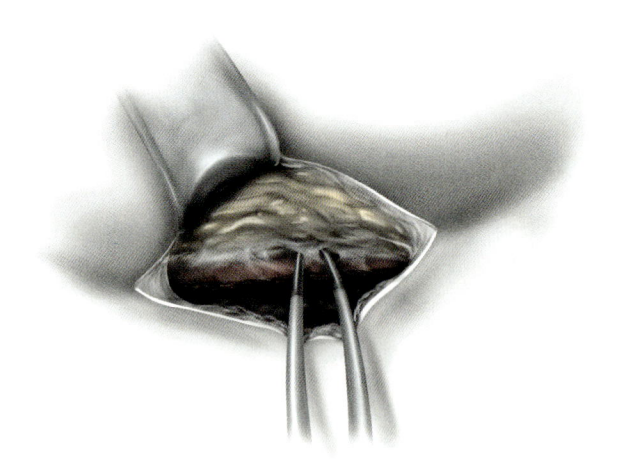

Figura 6-31

Com a realização da tração anterior e palpação do parênquima sobrejacente, o cirurgião pode determinar se existe a necessidade de uma manipulação maior do plano duplo. O espaço de plano duplo tipo II ou III é obtido por meio da divisão das ligações entre o músculo peitoral maior e o parênquima mamário (Figs. 6-31 e 6-32).

A liberação destas inserções causa uma migração superior da borda do músculo peitoral maior enquanto mantém a cobertura medial e superior sobre o implante. Esta migração do músculo coloca uma maior parte do implante no polo inferior da mama de encontro ao parênquima mamário, proporcionando um plano mais subglandular no polo inferior da mama com a cobertura muscular ocorrendo medial e superiormente (ver Capítulo 5, Mamoplastia de aumento de plano duplo).

Uma vez definido o plano da loja, o mesmo é preparado com irrigação de solução salina e tripla irrigação com antibióticos.

4. **Armadilhas:** Em um espaço de plano duplo, a relação exata do plano duplo pode ser apenas prevista. A avaliação e a decisão quanto ao ajuste específico do plano duplo é a única decisão intraoperatória feita, a fim de evitar a liberação excessiva e a redução da cobertura muscular a longo prazo. A liberação é crucial e uma dissecção de pequena quantidade resulta em uma rotação muscular cefálica superior significativa. Após uma pequena liberação, a palpação bimanual deve ser realizada para avaliar seu efeito. A dissecção excessiva deve ser evitada.

5. **Dicas:** O ajuste do plano duplo deve ser realizado após a dissecção da loja estar completa. Os cirurgiões frequentemente acreditam que a dissecção entre o peitoral maior e o parênquima mamário é mais fácil de ser realizada antes da dissecção subpeitoral; entretanto, essa abordagem é menos precisa e também afeta a vantagem mecânica de ter o peitoral inferiormente ligado ao parênquima mamário sobrejacente durante a parte inicial da dissecção.

PREPARAÇÃO DA LOJA/INSERÇÃO DO IMPLANTE

O espaço deve ser irrigado com uma substância irrigadora.[3] Devem ser usadas novas luvas para a manipulação e inserção do implante. O implante é posicionado atraumaticamente no interior do espaço (todos os implantes, especialmente os de gel de silicone ou de gel de silicone de formato estável). Trauma na inserção é um dos principais componentes em potencial para danos à capsula e, desse modo, a inserção atraumática é extremamente importante. Uma vez inserido o implante, o tecido mole é acomodado (Figs. 6-33 e 6-34) e o implante é revisado quanto à presença de dobras ou compressão de tecidos moles. A única dissecção adicional do espaço que algumas vezes pode ser necessária é uma pequena ampliação lateral do espaço; isso pode ser conseguido com o uso de um afastador de braço duplo, espátula de implante e com o eletrocautério monopolar (Figs. 6-35 e 6-36).

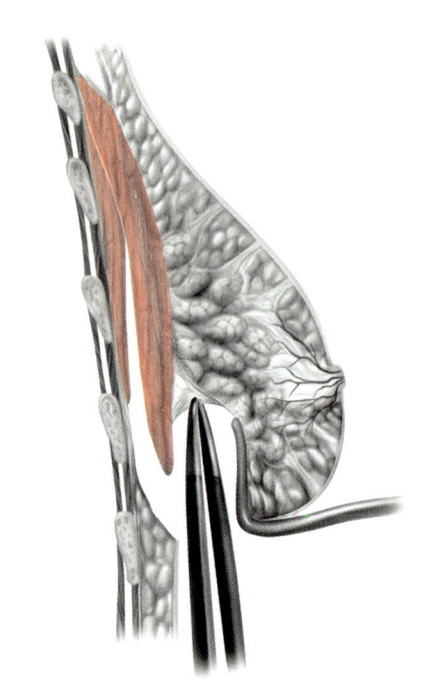

Figura 6-32

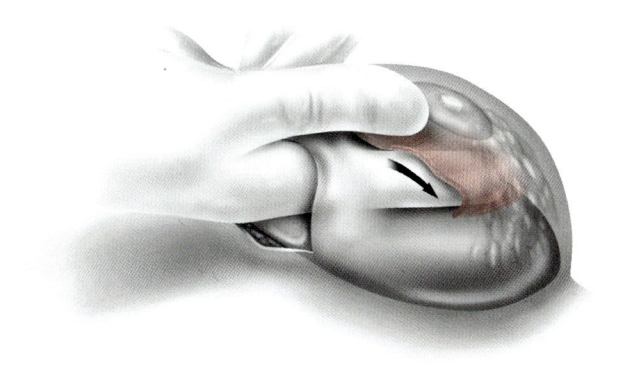

Figura 6-33

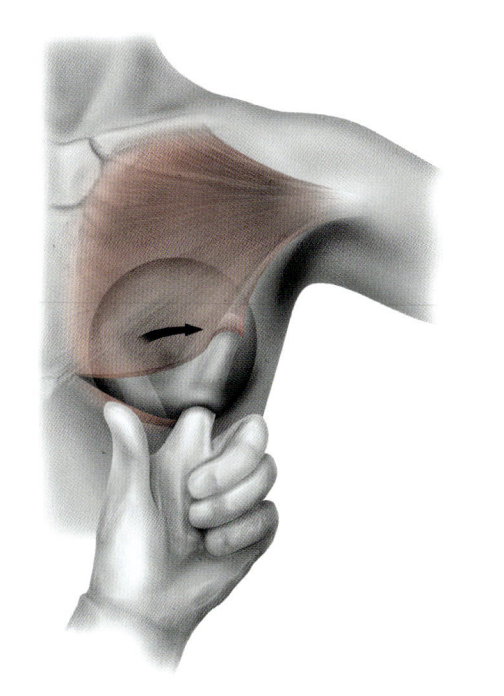

Figura 6-34

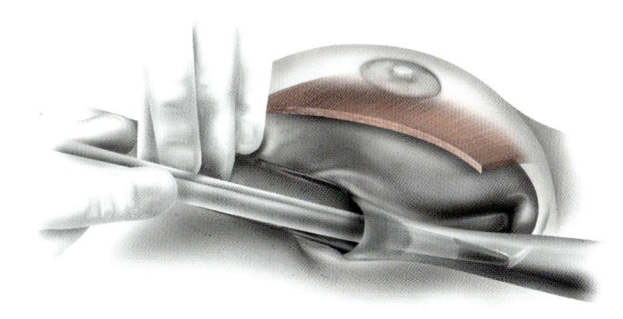

Figura 6-35

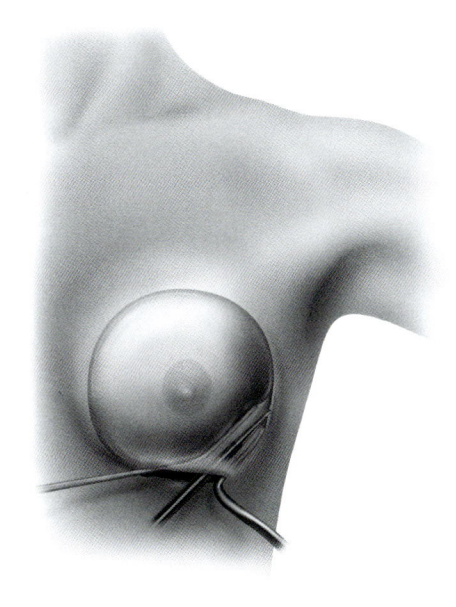

Figura 6-36

Isso facilita o aumento do espaço até o nível desejado. A borda inferior do nível do implante deve ser revisada e confirmada, de modo que esteja na posição desejada do SIM.

FECHAMENTO

Em certas pacientes de alto risco é feita uma sutura de fixação no nível do SIM.

As seguintes pacientes vão se beneficiar de uma sutura de fixação no nível do SIM:

1. Nulíparas/invólucro justo
2. Mamas com polo inferior restrito
3. Largura da base de 11 cm ou menos e invólucros justos (elasticidade da pele [EP] < 2 cm)
4. Pacientes que sofreram rebaixamento de seus SIMs preexistentes

Esses tipos apresentam um risco maior para anormalidades no polo inferior do implante. Por esse motivo, em algumas pacientes com essas características, uma sutura de fixação do sulco inframamário, composta por uma sutura de 3 pontos da fáscia superficial acima e abaixo da incisão do SIM na parede torácica, pode ser vantajosa para o reforço dessa região (Fig. 6-37). Um número total de 1 a 3 suturas são confeccionadas. É importante lembrar que esse tipo de sutura não é anatômica e pode causar deformidade, devendo ser usada apenas quando houver indicação e com cuidado.

Figura 6-37

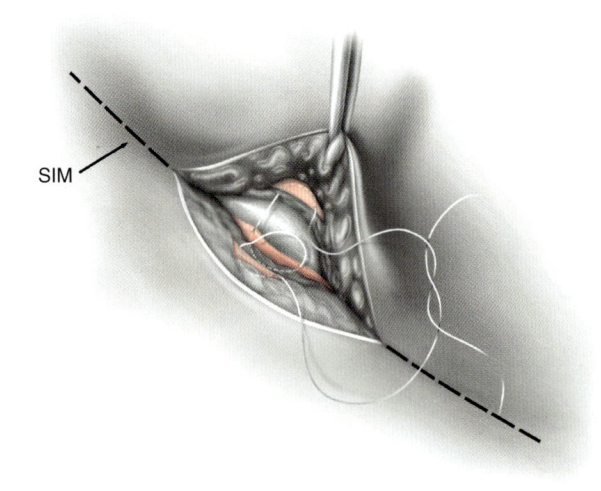

Figura 6-39

O fechamento padrão inframamário envolve três camadas da fáscia superficial (Fig. 6-38) com uma sutura contínua ou interrompida de sutura absorvível, como Vicryl, seguida de uma sutura intradérmica com polidioxanona 4-0 (PDS) ou Monocryl 3-0 (Fig. 6-39) e uma sutura contínua intradérmica com Monocryl 4-0 (Fig. 6-40).

Cuidados com a incisão: a incisão é coberta com adesivo gel que proporciona hidratação epitelial e uma barreira à água (Fig. 6-41).

O cuidado pós-operatório é detalhado no Capítulo 10.

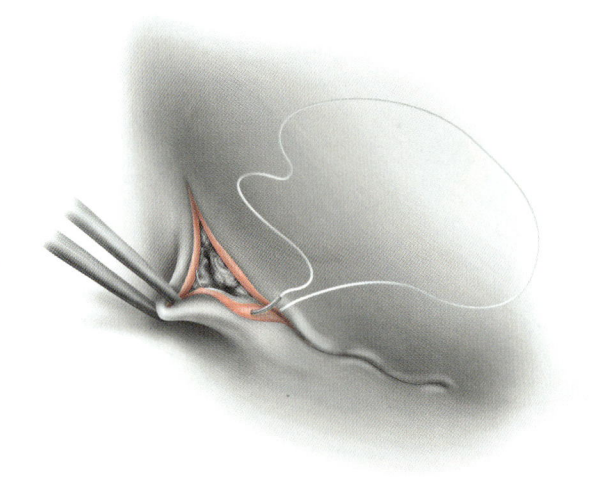

Figura 6-40

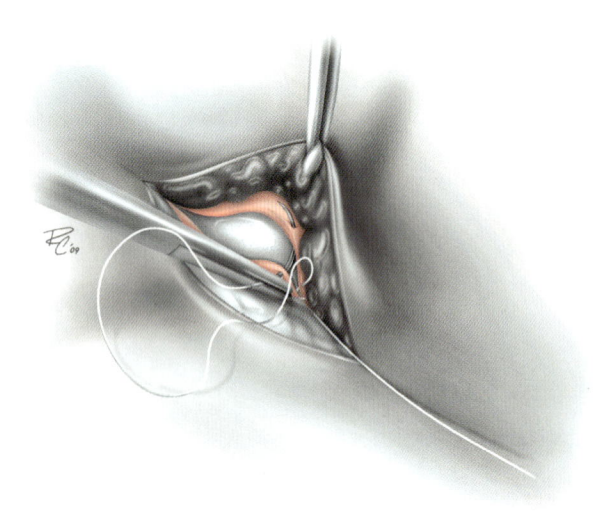

Figura 6-38

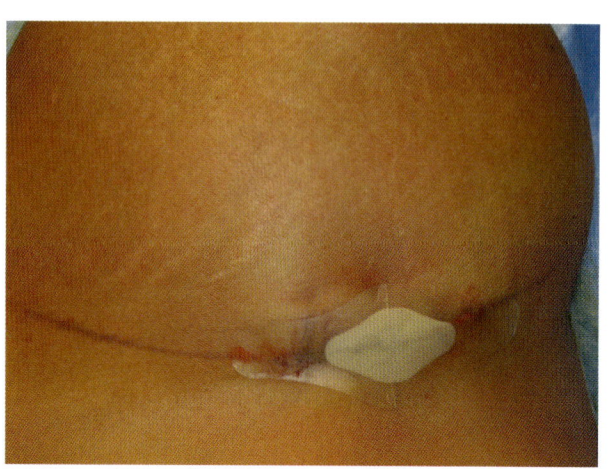

Figura 6-41

REFERÊNCIAS

1. Tebbetts JB, Adams WP Jr. Five critical decisions in breast augmentation using five measurements in 5 minutes: the high five decision support process. *Plast Reconstr Surg*. 2005;116:2005-2016.
2. Hedén P, Jernbeck J, Hober M. Breast augmentation with anatomical cohesive gel implants: the world's largest current experience. *Clin Plast Surg*. 2001;28(3):531-552.
3. Adams WP Jr, Rios JL, Smith SD. Enhancing patient outcomes in aesthetic and reconstructive breast surgery using triple antibiotic breast irrigation—6 year prospective clinical study. *Plast Reconstr Surg*. 2005;116:30-26.

CAPÍTULO 7   Abordagem transaxilar

Louis L. Strock, MD

PLANEJAMENTO DA INCISÃO

Apesar de várias incisões diferentes terem sido descritas para a colocação dos implantes mamários por meio de uma abordagem transaxilar, existem duas preferidas pelo autor. A primeira é uma pequena incisão de 2,5 a 3 cm, no ápice da axila, preferida para a colocação de implantes salinos, orientada no interior de uma prega cutânea existente (Fig. 7-1).

Como alternativa, uma segunda abordagem que pode ser usada para a colocação de implantes salinos e de gel de silicone é uma incisão maior, medindo normalmente 5 cm de comprimento. O autor prefere esta incisão para a colocação de implantes de gel de silicone, quando uma incisão mais longa é necessária para prevenir danos aos implantes de gel de silicone durante a colocação. A incisão é longa demais para ser ocultada no interior de uma prega cutânea e deve ser orientada superiormente em sua metade posterior a fim de reduzir sua visibilidade no período pós-operatório inicial (Fig. 7-2).

DISSECÇÃO INICIAL

1. **Instrumental:** O instrumental recomendado para este procedimento inclui um eletrocautério com ponta de agulha de Colorado, gancho de pele duplo, afastador cutâneo de 4 ganchos de Freeman, tesouras de *facelift* retas (de ponta romba) e um afastador de fibra óptica de 1 polegada de largura com capacidade de aspiração de fumaça (Fig. 7-3).

2. **Demarcações/pontos de referência:** A incisão pequena é demarcada em uma prega cutânea existente no ápice da axila. O autor prefere marcar a localização da incisão pré-operatoriamente com a paciente na posição sentada. Os pontos de referência são usados para manter a incisão na região de crescimento dos pelos, confirmada antes do procedimento com a paciente posicionada e sob anestesia geral. A incisão maior também é demarcada com a paciente consciente e na posição sentada, primeiramente colocando pontos de referência na borda posterior do músculo anterior e na borda anterior do músculo posterior da axila. O ápice da axila é marcado com um tracejado (Fig. 7-4 A). A incisão é prolongada anteriormente um pouco abaixo da borda posterior do músculo peitoral maior. A incisão é estendida posteriormente desde a marca do ápice da axila com uma angulação superior a fim de prevenir que a incisão seja visível caso a paciente coloque suas mãos na cintura. Isso é confirmado antes do início do procedimento (Fig. 7-4 B).

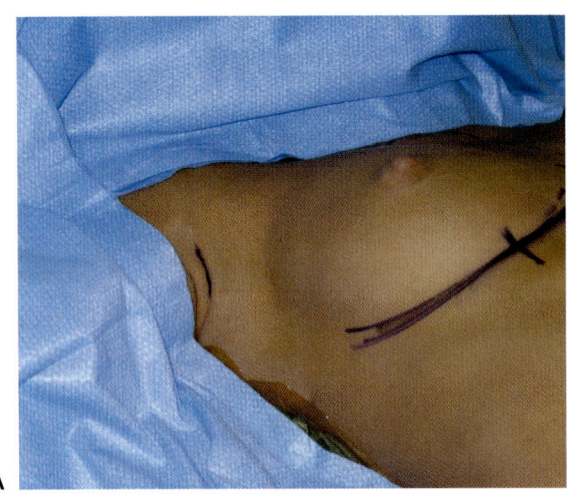

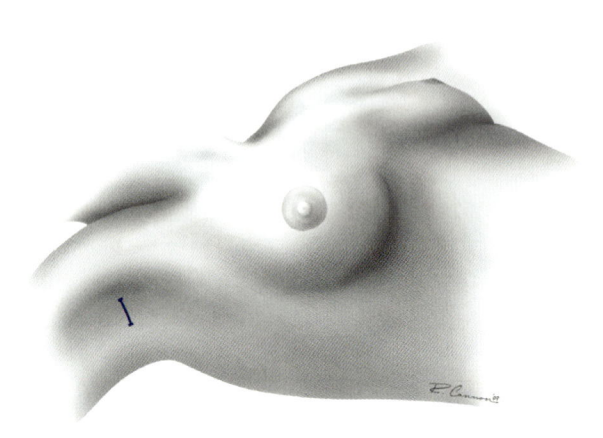

Figura 7-1   Incisão de 2,5 a 3 cm demarcada em uma prega no ápice da axila para a colocação de um implante salino.

MAMOPLASTIA DE AUMENTO 47

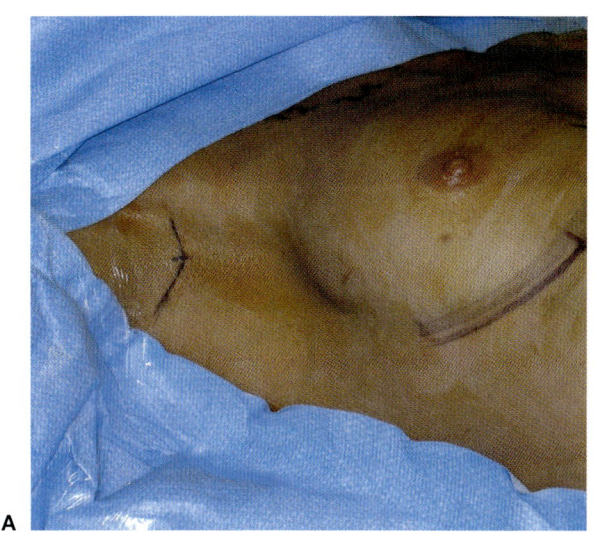

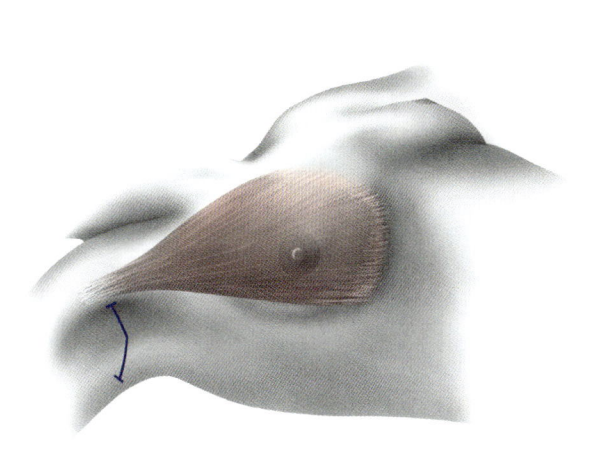

Figura 7-2 Incisão de 5 cm, centralizada no ápice da axila, demarcada para a colocação de um implante de gel de silicone. Essa abordagem também pode ser usada para auxiliar na visualização direta para a colocação de um implante salino.

Figura 7-3 Instrumental usado para auxiliar na dissecção inicial.

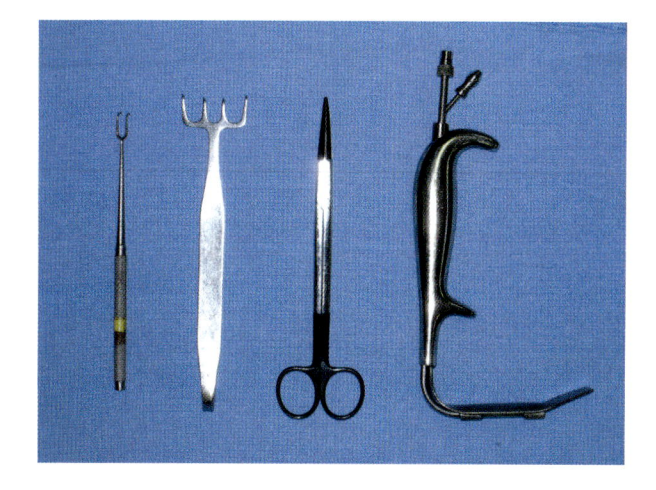

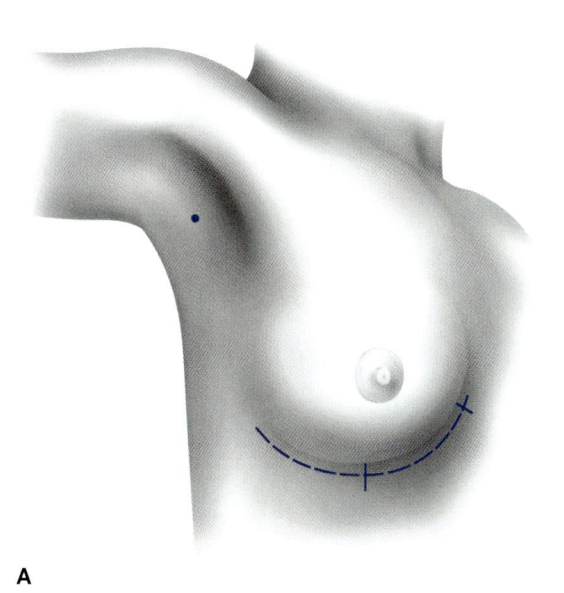

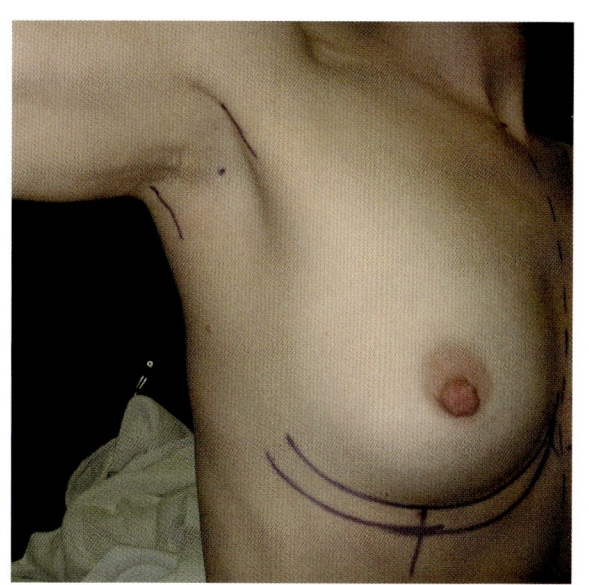

Figura 7-4A Demarcação inicial da incisão no ápice da axila.

B

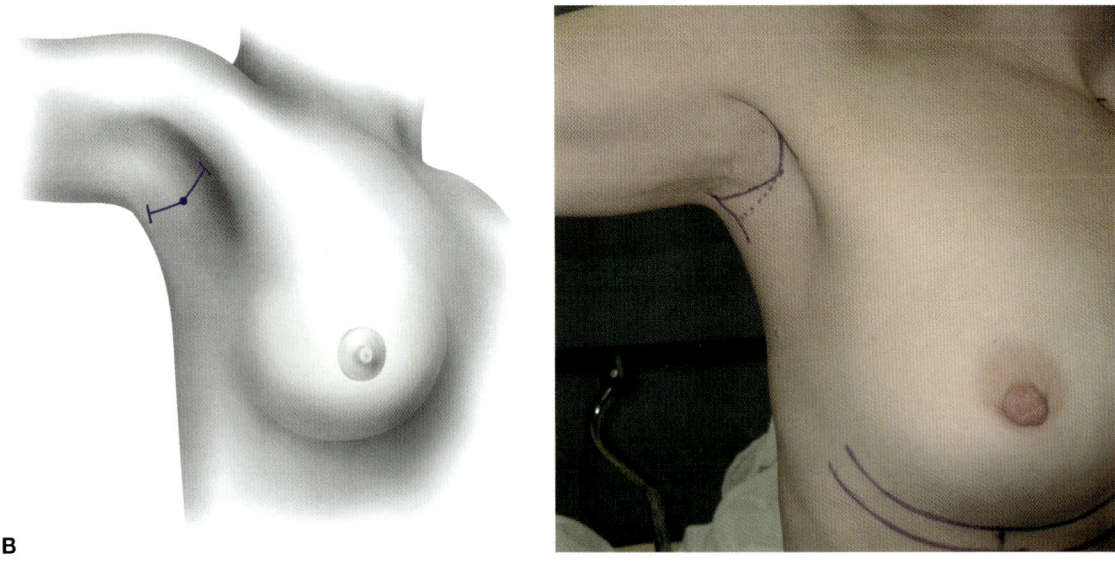

Figura 7-4B Extensões anterior e posterior são realizadas a partir da marcação apical.

3. **Detalhes do procedimento:** A incisão inicial é feita com um bisturi até a derme profunda, estendida para o plano subcutâneo imediato usando o eletrocautério com ponta de agulha de Colorado. A dissecção inicial é direcionada anteriormente à borda lateral do músculo peitoral maior, tomando cuidado de permanecer no plano subcutâneo imediato.

   A abordagem com incisão pequena é realizada inicialmente com o cautério, usando um braço duplo para a tração da pele, continuando para a borda lateral do músculo peitoral com o emprego de uma tesoura de *facelift* reta de ponta romba (Fig. 7-5). A superfície inferior da borda lateral do músculo peitoral maior é apreendida entre o polegar e o indicador não dominante, com a tesoura inserida logo abaixo da borda muscular no espaço subpeitoral. A tesoura situa-se em um plano superficial e paralela à superfície anterior da caixa torácica, de modo que a penetração não intencional da cavidade torácica não é possível.

   Para a abordagem da incisão maior, o afastador cutâneo de 4 ganchos de Freeman é usado para tração assim que o plano subcutâneo imediato é desenvolvido. O plano correto de dissecção é repetido à medida que se desenvolve em direção à borda lateral do músculo peitoral maior. O afastador de Freeman é então substituído por um afastador de fibra óptica de 1 polegada à medida que ocorre a aproximação da borda lateral do músculo peitoral.

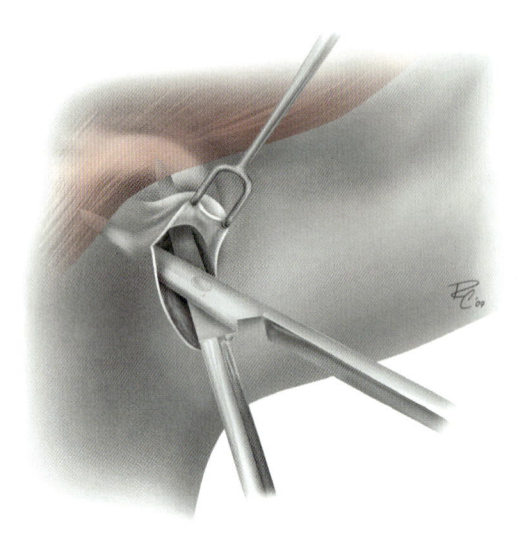

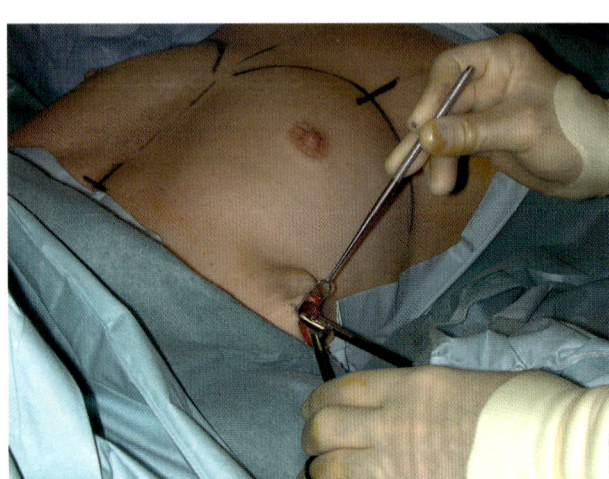

A **B**

Figura 7-5 A dissecção anterior inicial é realizada no plano de tecido subcutâneo.

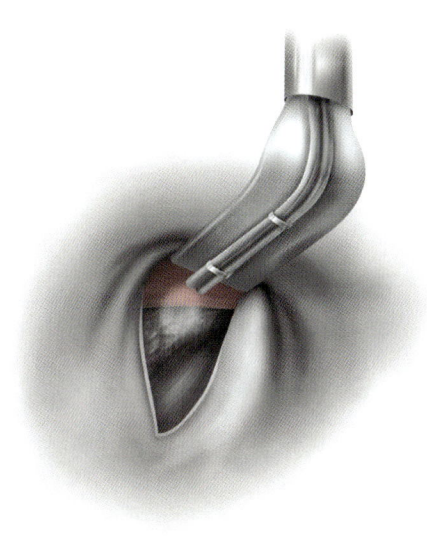

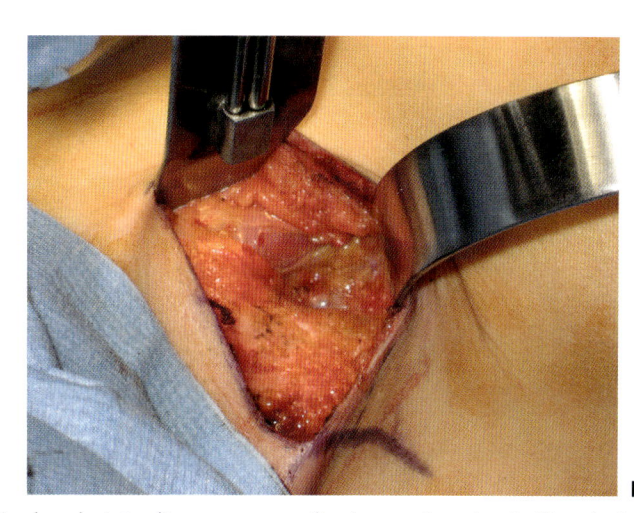

Figura 7-6 A entrada no espaço subpeitoral pode ser realizada sob visão direta com o auxílio de um afastador de fibra óptica.

O afastador é então usado para identificação da superfície imediatamente inferior da borda lateral do músculo peitoral maior. Isso permite a entrada direta no espaço subpeitoral usando o eletrocautério sob visão direta durante todo o tempo. Essa abordagem proporciona uma visibilidade excelente da entrada no espaço subpeitoral (Fig. 7-6).

4. **Armadilhas:** O aspecto crítico para a dissecção inicial é manter o plano de dissecção no plano subcutâneo imediato em relação à borda lateral do músculo peitoral maior. Isso serve para evitar danos aos nervos intercostais e aos linfonodos axilares. A dissecção no plano subcutâneo imediato resulta na criação de um fino retalho de pele que não deve ser danificado pelo eletrocautério usado para a dissecção. A dissecção cuidadosa nessa fase previne o sangramento e facilita as etapas subsequentes do procedimento.
5. **Dicas:** Existem riscos inerentes à seleção da incisão por esta abordagem. A incisão pequena de 2,5 a 3 cm no ápice da axila em uma prega cutânea existente consiste em uma opção para a colocação de um implante salino. Esta abordagem possui a vantagem de proporcionar uma cicatriz menos visível, porém permite uma visualização direta menor da porção distal da dissecção subcutânea e da penetração no espaço subpeitoral. Quanto mais estreito o túnel de dissecção, com experiência, maior é a vantagem de apresentar menos morbidade adjacente à incisão, caso este túnel possa ser criado de forma consistente, sem problemas de sangramento. A experiência demonstrou que isso é possível de modo consistente e levou o autor a manter o uso dessa abordagem de forma rotineira para a colocação de implantes salinos.

Alternativamente, a incisão maior permite a visualização direta de todos os aspectos da dissecção inicial, incluindo a penetração do espaço subcutâneo. Isso permite a criação de um campo operatório sem sangramento. O afastador cutâneo de 4 ganchos de Freeman, substituído pelo afastador de fibra óptica de 1 polegada, permite a visualização consistente, com a tração sendo realizada a fim de evitar o dano ao retalho de pele excessiva criada pelo plano de dissecção superficial. No entanto, é necessária uma tranquilização muito maior das pacientes na fase pós-operatória inicial no que diz respeito ao aspecto e resultado final da incisão. Esta experiência levou o autor ao uso da incisão maior para a colocação apenas de implantes de gel de silicone, em que o aumento da incisão é necessário para a colocação bem-sucedida dos implantes pré-preenchidos, que não seria possível com o uso da incisão menor descrita para a colocação dos implantes salinos inicialmente vazios, inflados após a colocação.

DISSECÇÃO MUSCULAR – PARTE I

1. **Instrumental:** Endoscópio de 10 mm, com ângulo de 30 graus, afastador endoscópico, eletrocautério com aspiração acoplada, eletrocautério bipolar com pedal, torre endoscópica com fonte de luz xênon, solução desembaçadora (Fig. 7-7).
2. **Demarcações/pontos de referência:** A dissecção submuscular inicial é no plano areolar, orientada pela visualização das costelas no plano profundo, dissecção do plano areolar anteriormente e com o músculo medial, superficial e lateralmente (Fig. 7-8).
3. **Detalhes do procedimento:** A parte I da dissecção muscular é focada na criação de um campo óptico em preparação para a liberação muscular principal.

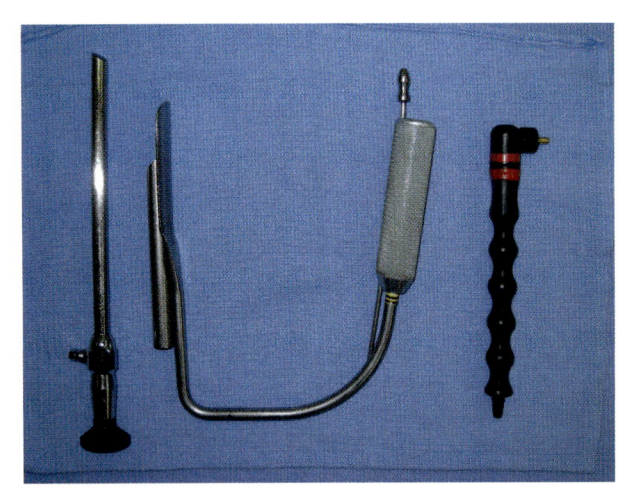

Figura 7-7 Instrumental endoscópico para a dissecção muscular parte I.

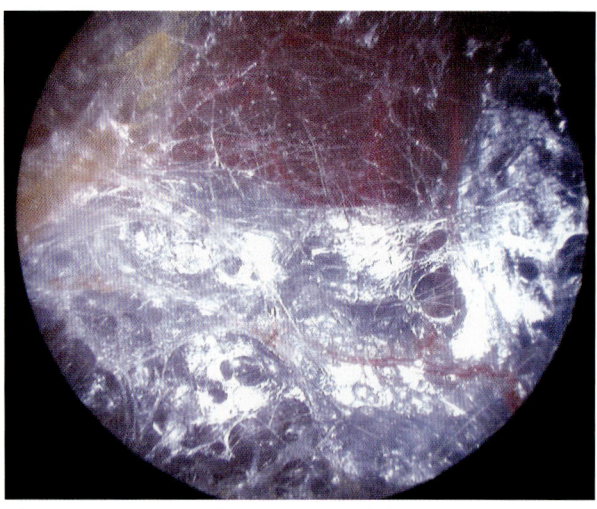

Figura 7-8 Visão endoscópica inicial do plano areolar entre os músculos peitoral maior e menor.

A dissecção é no plano areolar criado profundamente ao músculo peitoral maior e superficialmente ao músculo peitoral menor inicialmente, e depois entre o músculo peitoral maior e as costelas na porção inferior/distal do campo cirúrgico. O plano areolar é desenvolvido abaixo do músculo peitoral maior sob visão endoscópica, evitando o sangramento a fim de manter uma visualização adequada. A dissecção inicial ocorre logo abaixo da superfície inferior do músculo peitoral maior, em uma orientação que vai desde a incisão até o sulco inframamário, em um campo amplo, até a clara visualização de uma costela (Fig. 7-9). A costela visualizada é o principal ponto de referência inicial para manter a orientação endoscópica e a preparação de um campo óptico completo antes da liberação total do músculo peitoral maior. A largura desse campo é mantida, com a exposição da superfície inferior do músculo peitoral maior estendendo-se desde as inserções mediais até a inserção inferior no nível do sulco inframamário, até a inserção lateral e o músculo serrátil anterior (Fig. 7-9). Nesta fase não é realizada divisão ou descolamento do músculo peitoral. A ênfase é dada na preparação e na criação de um campo visual amplo para facilitar a exposição e visualização, assim como liberação precisa e controlada do músculo peitoral maior sob visualização direta na etapa principal de liberação. A extensão da dissecção nos aspectos iniciais dessa fase pode ser confirmada com os pontos de referência externos até que a anatomia interna exata possa ser confirmada (Fig. 7-10). A visualização é ainda mais facilitada, prevenindo a impregnação dos tecidos com sangue durante a criação da cavidade óptica ampla.

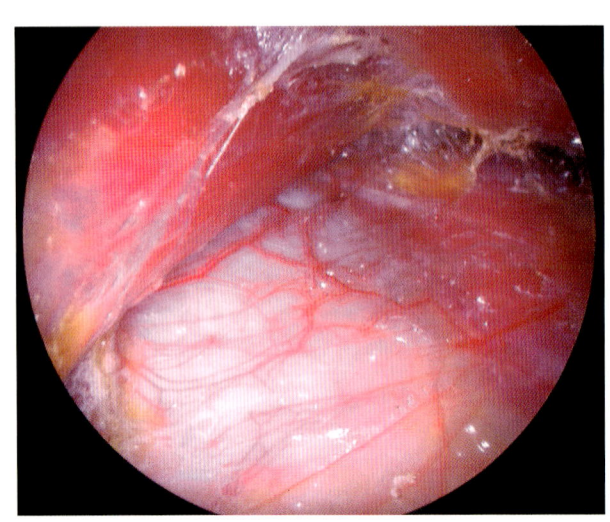

Figura 7-9 Visão endoscópica de uma costela, a fim de manter uma orientação adequada.

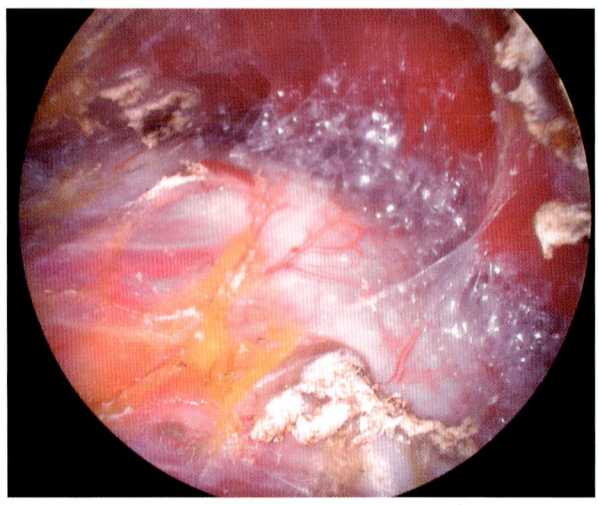

Figura 7-10 Visão endoscópica de uma cavidade óptica ampla criada antes da liberação principal do músculo peitoral maior.

4. **Armadilhas:** Esta etapa do procedimento é importante para a manutenção de uma visualização adequada no preparo da liberação principal do músculo peitoral maior. A dissecção inicial nessa etapa depende da entrada no plano tecidual correto, o qual deve situar-se entre os músculos peitoral maior e peitoral menor, não envolvendo o músculo peitoral menor. O próximo aspecto é a dissecção cuidadosa no plano areolar, superficialmente abaixo do músculo peitoral maior até a clara visualização de uma costela, com o propósito de evitar a penetração acidental na cavidade torácica. Apesar de o autor não ter experiência nisso, a penetração da cavidade torácica pode ocorrer de forma mais fácil do que parece, particularmente em pacientes com certos formatos do gradeado costal ou deformidades na parede torácica. A separação da liberação nas duas etapas descritas previne esses erros cirúrgicos, visto que não ocorre divisão muscular até que o músculo peitoral maior seja clara e inteiramente ao nível do sulco inframamário.
5. **Dicas:** Esta etapa inicial deve ser realizada usando-se apenas a dissecção cortante. Apesar de esta etapa poder ser realizada com dissecção roma, que pode parecer mais rápida, a experiência irá demonstrar que o sangramento e a visualização inadequada resultantes do uso dessa dissecção vão prolongar o procedimento de liberação muscular e provavelmente complicar a recuperação da paciente. A ampla experiência do autor resultou em uma progressão quase completa para uma dissecção cortante, com ênfase na criação de uma cavidade óptica completa antes da liberação do músculo peitoral. Essa abordagem proporciona uma visualização consistente, controle da liberação do músculo e melhora da recuperação da paciente. Além disso, simplifica bastante a liberação final do músculo peitoral maior.

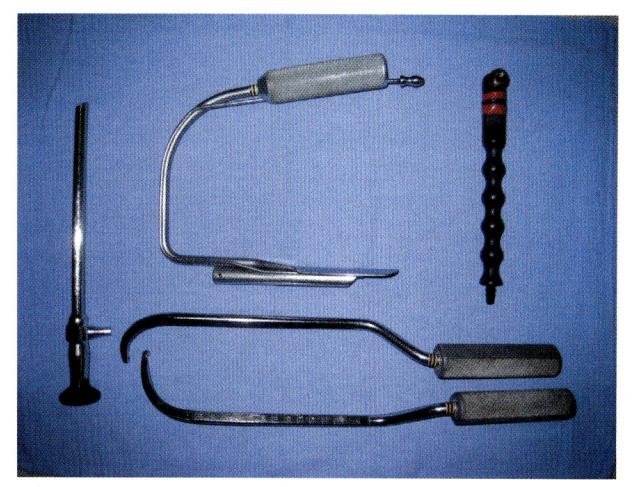

Figura 7-11 Instrumental para a liberação do músculo peitoral maior.

DIVISÃO MUSCULAR – PARTE II

6. **Instrumental:** Endoscópio de 10 mm de 30 graus, afastador endoscópico, cautério com aspiração, cautério bipolar, torre endoscópica com fonte de luz de xênon, solução desembaçadora, instrumentos dissecadores de Agris-Dingman (Fig. 7-11).
7. **Demarcações/pontos de referência:** Um ponto de referência externo é marcado na porção medial da mama, no nível da transição entre o sulco inframamário e o músculo peitoral medial. Este ponto de referência externo será correlacionado com a anatomia interna com o auxílio do endoscópio no início da liberação total do músculo peitoral maior. A liberação do músculo então progride em direção medial para lateral a partir desse ponto de referência inicial. A liberação medial internamente não deve comprometer as inserções principais do músculo peitoral no esterno. Outro conceito útil é o de que a liberação medial raramente irá estender-se acima do nível do mamilo (Fig. 7-12).

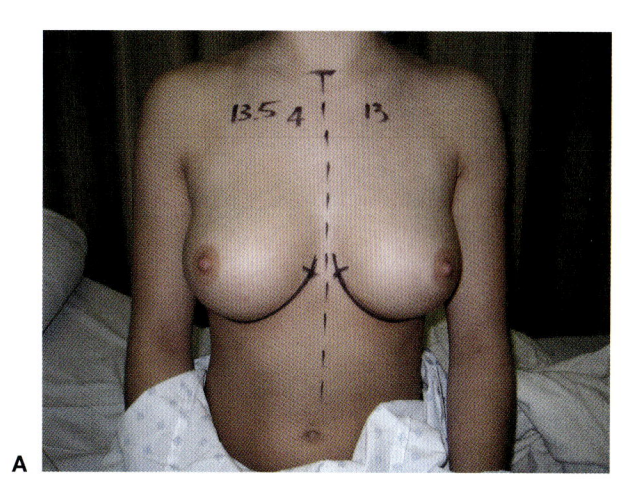

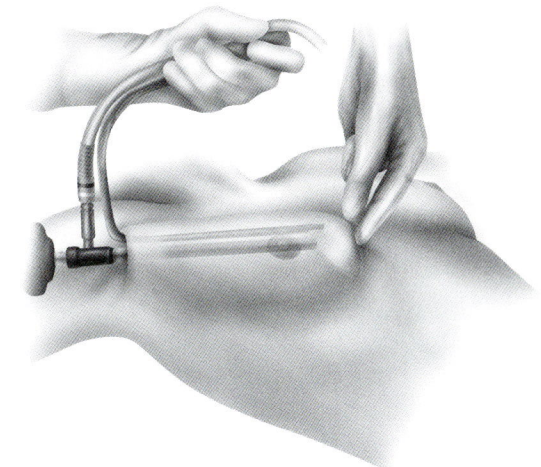

Figura 7-12 Correlação dos pontos de referência externos com a anatomia interna. A extensão da liberação medial em sua porção mais superior é confirmada.

Músculo peitoral maior

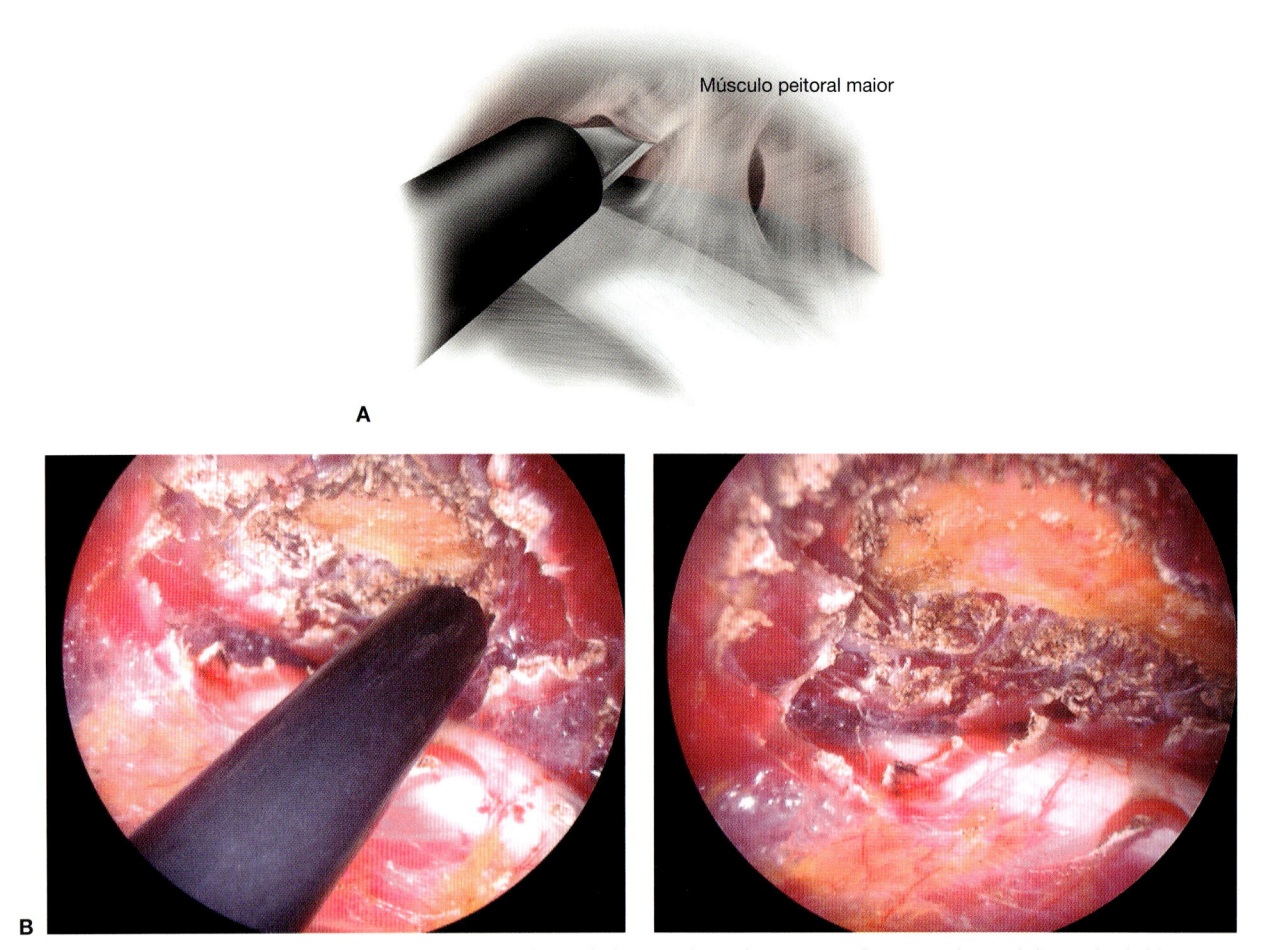

Figura 7-13 A liberação muscular é iniciada no sentido medial para o lateral após a confirmação do nível desejado de liberação.

8. **Detalhes do procedimento:** O ponto inicial de liberação do músculo peitoral maior é medial, correspondendo ao ponto de referência externo pré-operatório na porção medial do sulco inframamário. A localização e o nível deste ponto são confirmados pela correlação da anatomia interna com a marcação externa (Fig. 7-12). A Figura 7-13 demonstra um exemplo do ponto de liberação inicial, conforme visto internamente com o auxílio do endoscópio na porção medial da mama direita, correlacionando-se com as marcações externas feitas antes da liberação tecidual. A liberação prossegue lateralmente, da esquerda para a direita, logo acima do nível pretendido para o sulco inframamário.

   O eletrocautério é usado para dividir um segmento muscular, no sentido medial para o lateral, checando-se continuamente a orientação do endoscópio, novamente correlacionando a anatomia interna com as marcações externas. A transiluminação também é usada para a confirmação de que a liberação tecidual encontra-se no nível desejado em relação ao sulco inframamário pré-operatório. O controle de qualquer sangramento em potencial é importante para a manutenção de uma visualização adequada da liberação muscular endoscópica. A liberação continua lateralmente até a borda do músculo peitoral maior. A profundidade da liberação (sob a perspectiva de profundidade interior endoscópica profunda a superficial), a partir da superfície inferior do músculo peitoral maior, incluindo a fáscia, pré-peitoral, pode ser conseguida e controlada facilmente dependendo do plano operatório. Após a remoção do endoscópio, são usados os dissecadores de Agris-Dingman, primeiro medialmente e depois lateralmente, a fim de checar a extensão da liberação tecidual e as dimensões do espaço tecidual. Quaisquer refinamentos necessários são realizados usando-se uma leve dissecção romba com os dissecadores de Agris-Dingman ou usando-se uma dissecção cortante com o auxílio do endoscópio e do eletrocautério. Caso seja usada a dissecção romba, o endoscópio deve ser reintroduzido a fim de controlar qualquer sangramento antes da colocação do implante.

9. **Armadilhas:** O desafio da dissecção muscular (parte I) é criar uma cavidade óptica ampla dentro da anatomia interna e manter uma visualização adequada

da porção inferior do músculo peitoral maior. A clareza da visualização da liberação da principal porção do músculo peitoral maior nesta circunstância pode, na verdade, criar alguns problemas de dissecção excessiva ou outros problemas não planejados. A capacidade de completar de forma adequada a liberação principal do músculo peitoral maior depende da capacidade de manter uma orientação correta com o endoscópio. A habilidade básica do uso do endoscópio é importante e torna-se natural com a experiência. Isso deve ser checado repetidamente durante a etapa de liberação muscular para assegurar o controle da quantidade de liberação em relação ao sulco inframamário existente. A atenção a este aspecto permite o controle do nível do sulco inframamário, pois o plano operatório é manter ou rebaixar sua posição em uma determinada paciente. Outro aspecto da clareza visual é a profundidade e extensão da liberação tecidual; se essa liberação deve incluir toda a espessura muscular; e se ela se estenderá até a fáscia pré-peitoral ou a um nível mais profundo (uma vez que a liberação endoscópica é realizada do sentido profundo para o superficial) na camada da fáscia de Scarpa. A liberação através dessas camadas fasciais deve ser planejada de acordo com cada paciente, de modo a evitar uma liberação excessiva não intencional e o enfraquecimento inadvertido de camadas importantes dos tecidos de sustentação.

10. **Dicas:** No momento desta publicação, o autor havia realizado este procedimento por 14 anos. Houve uma evolução contínua para enfatizar a dissecção cortante e a manutenção da visualização. Em cada etapa do procedimento – da incisão, à dissecção inicial até a borda lateral do músculo peitoral maior, passando pela penetração do espaço subpeitoral, à criação de uma cavidade óptica com o uso de dissecção cortante – a visualização endoscópica é bastante simplificada. Esse é o ponto principal para a obtenção de resultados consistentes e bem-sucedidos com esse procedimento. A abordagem inicial com dissecção romba ocasiona sangramento aumentado, que, por sua vez, ocasiona dificuldade na obtenção ou manutenção de uma visualização adequada para a liberação muscular. Após completa a liberação muscular, o endoscópio deve ser usado para a checagem da hemostasia caso tenha sido usada uma técnica de dissecção romba para refinar a liberação tecidual.

PREPARAÇÃO DA LOJA/COLOCAÇÃO DO IMPLANTE

1. **Instrumental:** Dois afastadores de Deaver pequenos, de 1 polegada.
2. **Demarcações/pontos de referência:** As dimensões do túnel tecidual necessário para a colocação do implante são confirmadas. O túnel é estreito – aproximadamente 3 a 4 cm para a colocação de um implante salino. Os implantes de gel de silicone necessitam de um túnel maior, paralelo à clavícula, na parte superior da incisão da pele, e à liberação lateral inferiormente. O túnel de tecido mole maior necessário para a colocação dos implantes de gel de silicone é refletido à esquerda da paciente compa-

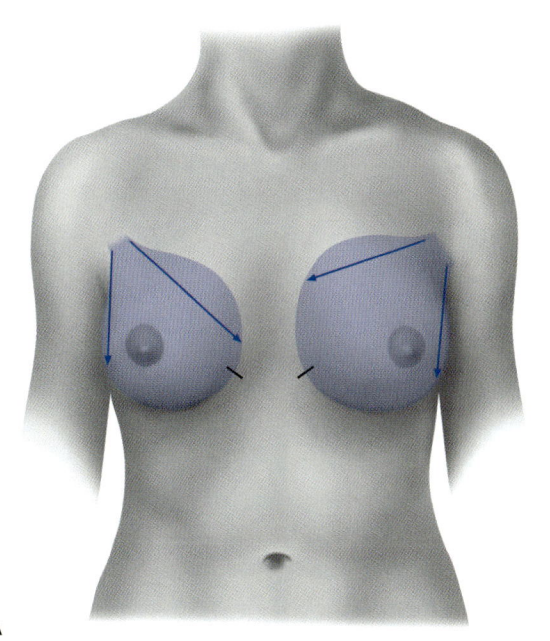

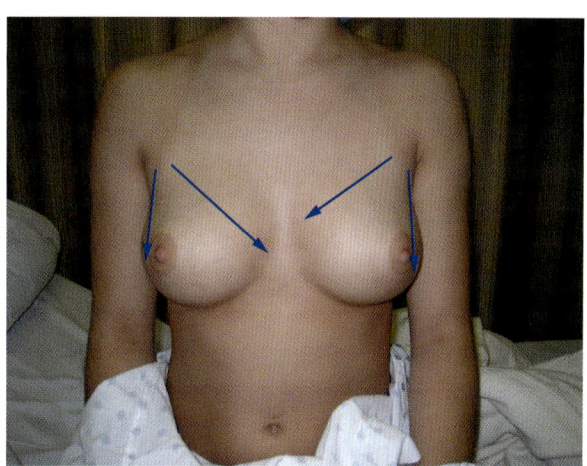

Figura 7-14 Túnel de tecido mole criado para implantes salinos (direita da paciente) comparado com o túnel maior necessário para os implantes de gel de silicone (esquerda da paciente).

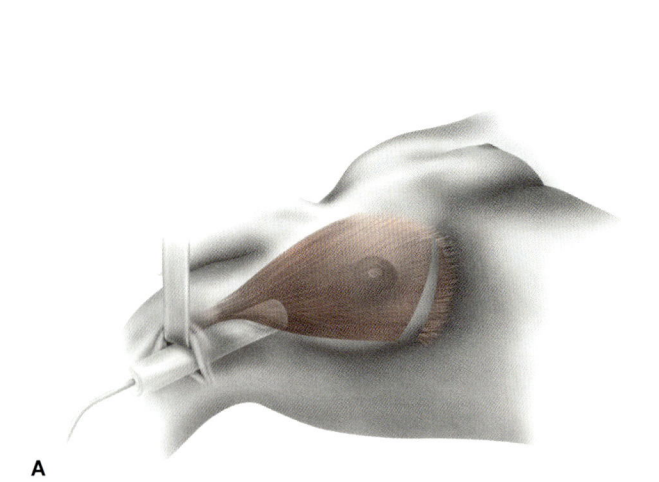

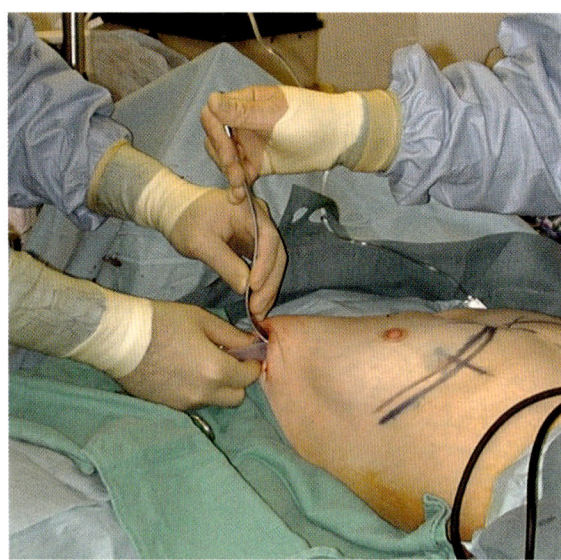

Figura 7-15 Colocação de um implante salino enrolado usando uma abordagem de incisão pequena.

rado com o túnel mais estreito para o implante salino, demonstrado à direita da paciente (Fig. 7-14).

3. **Detalhes do procedimento:** O espaço é irrigado com a solução antibiótica preferida pelo cirurgião. O autor também irriga o local de liberação, usando uma solução de 0,5% de Marcaína com adrenalina. Caso tenha sido usada uma incisão pequena para a abordagem, um único afastador de Deaver é introduzido através da incisão, sendo orientado inferiormente em direção ao complexo aréolo-papilar. O implante salino, com o ar completamente evacuado, e tendo sido banhado com solução antibiótica, é então posicionado logo abaixo do afastador, estando enrolado sobre si mesmo (Fig. 7-15). O implante é desenrolado quando a sua borda distal é colocada na posição desejada no sulco inframamário. O implante é então preenchido com solução salina usando um sistema de preenchimento fechado. As luvas do cirurgião são trocadas antes do menuseio do implante, com o cirurgião sendo a única pessoa a manuseá-lo.

De forma alternativa, caso tenha sido adotada a incisão maior, a colocação do implante salino é realizada conforme descrito anteriormente. A colocação do implante de gel de silicone necessita do uso de dois afastadores de Deaver, um deles paralelo à clavícula superiormente e o segundo ao longo da liberação lateral (Fig. 7-16). Os afastadores são tracionados em direções perpendiculares e o implante é colocado em movimentos de rolagem por

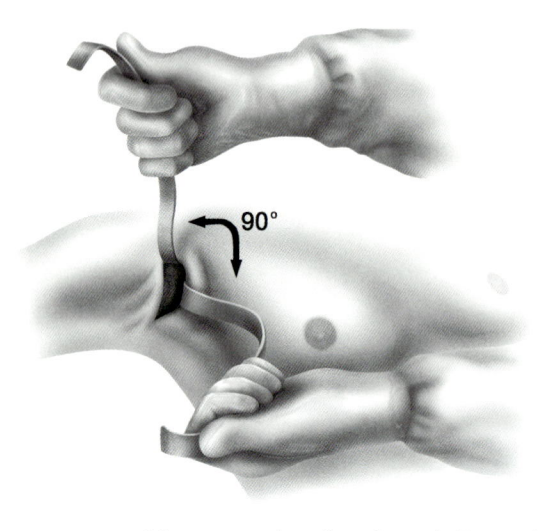

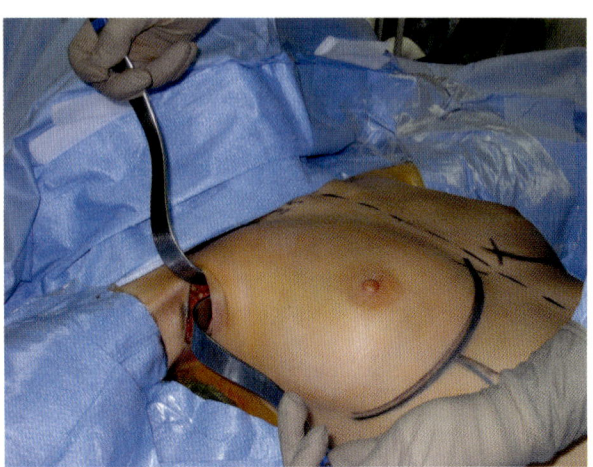

Figura 7-16 Posicionamento dos afastadores de Deaver de 1 polegada no ângulo direito em preparação para a colocação do implante de gel de silicone.

sua mesma borda superior. A orientação correta e o acomodamento do tecidual sobre o implante são confirmados e a paciente é colocada em posição sentada a 45 e 80 graus. Quaisquer ajustes menores necessários para refinar o contorno do sulco inframamário são realizados usando-se os dissecadores de Agris-Dingman. Deve-se tomar muito cuidado, no entanto, para que esses ajustes sejam mínimos, uma vez que o uso agressivo desse tipo de técnica de dissecção romba resultará em falta de controle do espaço tecidual, aumento do sangramento e reintervenções que poderiam ser evitadas. Uma vez confirmada a simetria, os tubos de enchimento são removidos e a paciente é preparada para o fechamento. O autor em geral não faz uso de drenos para a mamoplastia de aumento.

4. **Dicas e armadilhas:** A ênfase nesta etapa, assim como nas etapas iniciais do procedimento, é evitar a dissecção romba quando possível, certamente usando-a o mínimo. Evitar é importante para a obtenção de resultados consistentes e previsíveis com o uso dessa técnica. Isso deve ser equilibrado com a *prevenção de qualquer grau de dissecção excessiva da loja para o implante*, particularmente na região do sulco inframamário, uma vez que o reparo desse erro pode não ser possível com o uso de uma incisão transaxilar.

FOTOS DE PACIENTES

As fotografias pré-operatórias e de um ano de pós-operatório são mostradas no vídeo que acompanha a técnica cirúrgica.

FECHAMENTO

1. **Detalhes do procedimento:** As incisões são fechadas com uma sutura da derme profunda com pontos invertidos de PDS 3-0 (polidioxanona, Ethicon, Somerville, NJ) preferida pelo autor, seguida de uma sutura superficial com fio 6-0. São colocados Steri-Strips sobre as incisões. Os sulcos inframamários são reforçados usando-se duas camadas de adesivos de 1 polegada, seguidas de um curativo compressivo. Esse curativo é usado para fixar os implantes em seu local e para manter o efeito de compressão sobre as áreas de incisão axilar e da porção superior dos túneis usados para a colocação dos implantes de cada lado. O curativo é mantido durante 1 a 2 dias, sendo substituído por um sutiã, frequentemente usado em combinação com uma faixa elástica, a fim de manter a posição dos implantes na fase pós-operatória inicial. O controle subsequente é essencialmente o mesmo de qualquer paciente de mamoplastia de aumento.

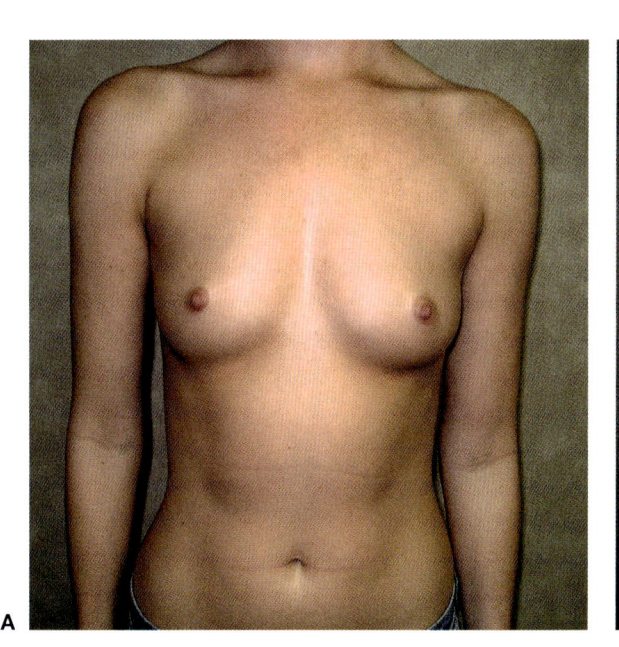

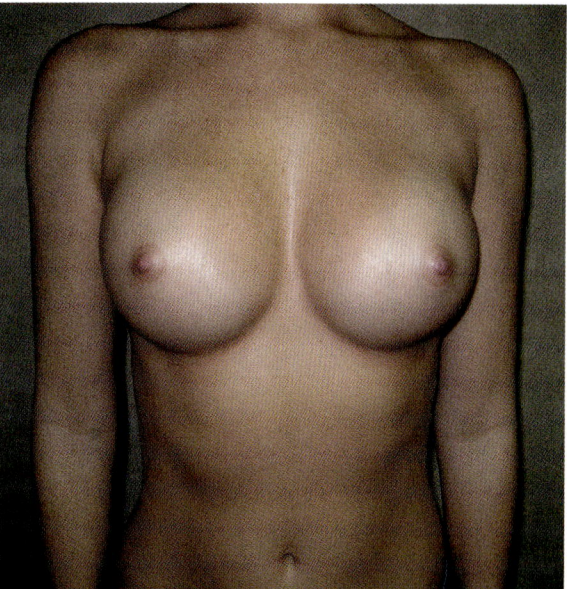

C

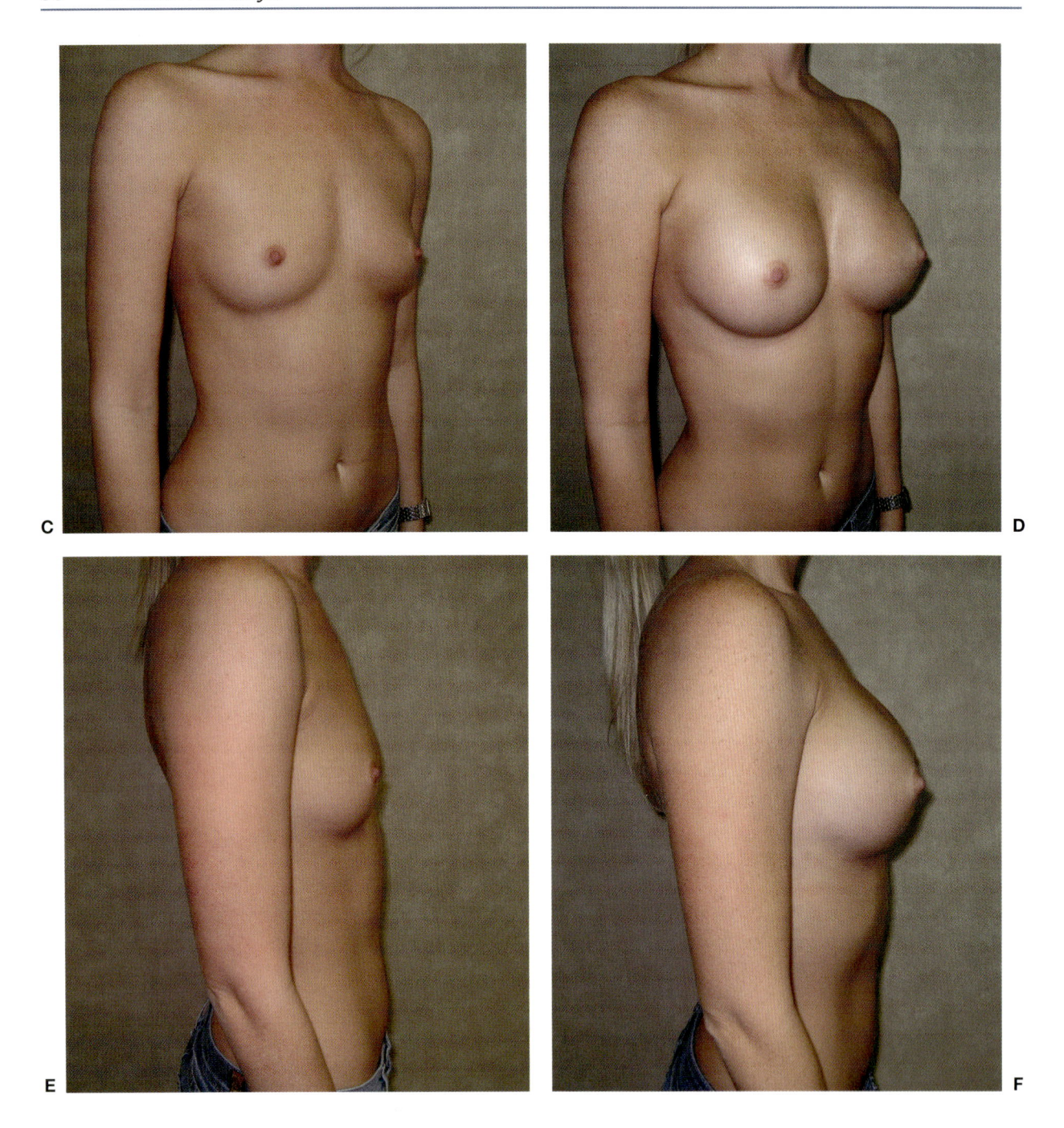

D

E

F

CAPÍTULO 8   Abordagem periareolar

Claudio DeLorenzi, BA, MD, FRCS

HISTÓRIA

A região periareolar consiste em uma subunidade estética da mama. As incisões periareolares têm sido usadas há muitos anos. De fato, Paulus Aegineta descreveu versões de incisões periareolares para a cirurgia de ginecomastia no século VII,[1,2] e vários autores propuseram variações dessas incisões para cirurgias mamárias de todos os tipos. Uma incisão alternativa, denominada transareolar, descrita por Pitanguy na década de 1970, envolve uma incisão através do complexo areolomamilar (no ponto médio equatorial), enquanto outros descreveram incisões que poupam o mamilo. Este capítulo discute o uso da incisão periareolar, ocasionalmente denominada incisão circum-areolar, situada na junção da porção pigmentada da aréola, onde se encontra com a pele da mama. Para os procedimentos de mamoplastia de aumento padrão, o autor frequentemente usa essa incisão como alternativa à inframamária. Alguns autores descreveram variações da plastia em W para essa incisão, porém, para procedimentos padrão, estas manobras não são necessárias. Entretanto, o leitor é estimulado a conhecer as alternativas, que podem ser úteis em casos específicos.

OBJETIVOS DESTE CAPÍTULO

Este capítulo discute primariamente a mamoplastia de aumento com implantes de gel de silicone texturizados de alta coesividade com formato estável, usando abordagem periareolar, apesar de muitos destes princípios também poderem ser aplicados a implantes redondos preenchidos com gel de silicone e a implantes salinos. Os implantes atuais de gel de silicone de alta coesividade de formato estável são preenchidos na fábrica em seus volumes nominais; possuem contornos assimétricos e apresentam uma textura de superfície rugosa. Seu formato é feito de modo que o ângulo do polo superior seja estreito e o polo inferior fique mais projetado do que o polo superior. Ao contrário dos implantes salinos, os quais podem ser inseridos vazios e preenchidos em campo, esses implantes são pré-preenchidos, sendo necessária uma incisão maior para introduzi-los sem ocorrer danos ou ocasionar uma tensão indevida sobre a incisão ou seu trajeto de introdução. Como esses implantes possuem polos de formas diferentes, eles devem ser colocados de acordo com uma orientação correta não apenas no eixo anteroposterior como também de acordo com seu eixo rotacional, a fim de criar a forma final desejada. Isso difere dos implantes redondos, que precisam orientação correta somente em um eixo. Este capítulo refere-se principalmente aos implantes mamários texturizados, com formato estável, de gel de alta coesividade e ao uso da abordagem periareolar. O uso de uma abordagem direta (i.e., periareolar ou do sulco inframamário) apresenta uma menor probabilidade de danificar a cápsula externa ou o gel interno devido à mínima manipulação necessária para o posicionamento adequado dos implantes. A abordagem axilar não é recomendada para esses implantes devido ao risco de danos durante sua inserção, assim como pela dificuldade de posicionamento, porém tem sido realizada com sucesso, sendo relatado na literatura.

IMPLANTES DE FORMATO ESTÁVEL

Os implantes com formato fixo são fundamentalmente diferentes dos implantes redondos. Eles possuem vantagens e desvantagens. Conforme demonstrado nas Figuras 8-1 e 8-2, os implantes de formato estável não sofrem colapso *in situ*. Eles mantêm a porção superior do implante e reduzem a ondulação e as irregularidades do contorno. A principal desvantagem desses implantes de formato estável é a rotação inadequada. Como não são fixos à parede torácica, existe a possibilidade de rotação inadequada precoce ou tardia. Isso irá criar um forma-

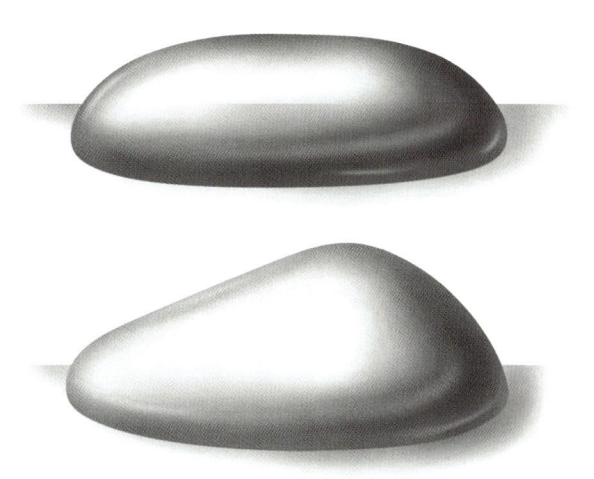

Figura 8-1 Implante redondo salino, acima, comparado com o novo implante de gel de formato estável abaixo. Observe a assimetria em dois planos no caso dos implantes com formato estável – eles devem ser posicionados corretamente no plano anteroposterior e no plano cefalocaudal, enquanto os implantes redondos necessitam apenas do posicionamento em um único plano.

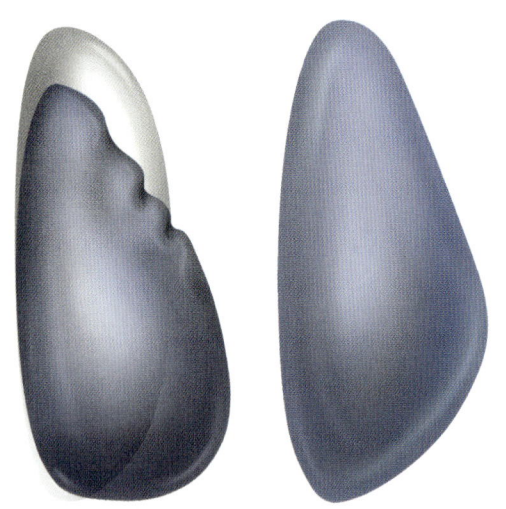

Figura 8-2 Implante de silicone redondo (esquerda) apresentando colapso em seu polo superior. O novo implante de formato estável (direita) mantém o polo superior sem sofrer colapso.

to inadequado da mama devido à projeção excessiva do polo superior.

OBJETIVOS DA CIRURGIA: O RESULTADO INDETECTÁVEL

O objetivo da mamoplastia de aumento é aumentar a mama natural. Idealmente, as mamas aumentadas devem parecer como mamas naturais no que diz respeito a sua aparência, forma e função, tanto com a paciente em repouso quanto em movimento.

Os objetivos da mamoplastia de aumento, além do aumento de volume das mesmas, são os seguintes:

- As mamas não devem ter aspecto artificial. Devem ser macias, móveis e compressíveis, e não rígidas ou imóveis.
- Não devem ter deformidades dinâmicas. As mamas devem ter movimentos naturais com qualquer atividade muscular da paciente.
- Não deve haver deformidades cutâneas – cicatrizes bem disfarçadas.
- Não devem existir sinais da presença dos implantes mamários – ausência de ondulações visíveis ou dobras na superfície da pele.

O objetivo da mamoplastia de aumento mudou muito pouco nos últimos 45 anos, desde sua primeira descrição por Cronin e Gerow.[4] O objetivo final da mamoplastia de aumento é a criação de mamas simétricas e esteticamente bonitas, que sejam apropriadas para o físico da paciente (apesar de muitas pacientes desejarem o aumento exagerado até que sejam orientadas adequadamente). A capacidade do cirurgião em criar um aspecto e consistência naturais aumentou com a tecnologia e as técnicas cirúrgicas; porém, o objetivo da cirurgia (i.e., o resultado indetectável) permaneceu o mesmo para cirurgião e paciente e provavelmente não mudará com o decorrer do tempo. Ambos tentam a obtenção de mamas de aspecto e comportamento naturais. As mamas não precisam apenas ter um aspecto realista, elas necessitam estar de acordo com a anatomia feminina durante os movimentos, com um balanço semelhante ao de uma mama natural. O objetivo é que a mama não tenha movimentos anormais com qualquer atividade muscular, e o objetivo do realismo dinâmico na mamoplastia de aumento tem sido discutido apenas recentemente, visto que os implantes e as técnicas evoluíram para alcançar esse objetivo. Estas técnicas envolvem a modificação muscular, o uso do posicionamento submamário ou, mais recentemente, subfascial dos implantes. Não devem existir "pistas" ou sinais óbvios do procedimento cirúrgico e as cicatrizes não devem ser evidentes. O implante em si não deve ser evidente de modo algum. As ondulações ou as dobras desagradáveis não devem ser vistas em qualquer posição. Essas irregularidades são menos evidentes nos planos submusculares, porém à custa de movimentos não naturais da mama com a atividade mamária. O plano subfacial consiste em um comprometimento que pode ser usado em casos selecionados quando o tecido sobrejacente possui uma espessura suficiente para disfarçar os implantes usados.

Além das limitações técnicas dos implantes atuais, todas as pacientes são limitadas por sua própria anatomia, não sendo possível nem desejável usar as mesmas técnicas em todos os indivíduos, ou mesmo em cada lado do mesmo indivíduo. O cirurgião deve tomar decisões por meio da consulta e do exame da paciente, fazendo as relações necessárias para alcançar os objetivos pessoais da paciente de acordo com as restrições de sua anatomia, da tecnologia disponível e do nível de treinamento do cirurgião.

O PROCESSO DA CONSULTA

A avaliação pré-operatória envolve todos os aspectos rotineiros de uma consulta pré-operatória: anamnese, exame físico, orientação da paciente acerca dos riscos e complicações, alternativas de tratamento, resultados esperados e alterações esperadas nas mamas com o decorrer do tempo, assim como as decisões da paciente irão afetar o resultado final. O resultado desejado pela paciente deve ser discutido com franqueza, e a orientação da paciente no que diz respeito a sua decisão provavelmente é o fator mais importante que irá determinar sua satisfação. A paciente deve compreender que qualquer cirurgia da mama é, em certo ponto, irreversível, e o grau de irreversibilidade é proporcional ao tipo de aumento e à técnica usada para esse aumento. Para qualquer paciente, existem três graus de tamanho que podem ser oferecidos (pequeno, moderado e grande), porém sempre existe um tamanho mais apropriado que será baseado na anatomia da paciente. A largura natural da mama da paciente no pré-operatório e a flacidez de seu invólucro de pele formam a base dessa decisão. Caso a largura natural das mamas da paciente, por exemplo, seja aproximadamente 11 cm, com um invólucro de pele normal, um implante de 250 mL provavelmente resultará na aparência mais natural no pós-operatório. O tamanho pode ser determinado pela análise da largura do implante, que corresponde à largura da mama natural. Outros fatores devem ser considerados caso o invólucro mamário apresente flacidez, visto que um volume maior será necessário para preencher esse espaço. Estas considerações foram adequadamente ressaltadas em vários artigos publicados por Tebbetts,[5] e o leitor é estimulado a ler estas abordagens sistemáticas.

A candidata ideal para a abordagem periareolar possui pele clara. Mulheres negras também são candidatas caso não apresentem história de cicatrizes hipertróficas ou formação de queloides. As candidatas pós-parto tendem a possuir uma aréola mais escurecida, sendo que o local da incisão torna-se mais claramente demarcado. Isso frequentemente favorece a paciente caso a incisão seja posicionada corretamente. Pacientes com um diâmetro areolar menor que 3 cm podem não ser boas candidatas para o uso desta técnica, a menos que adicione-se uma expansão transversa da incisão a fim de aumentar a exposição, aumentando, desse modo, a cicatriz evidente na mama. Assim, é preferível o uso de uma abordagem alternativa. Obviamente, mesmo com um diâmetro areolar um pouco maior que 3 cm é possível a criação de uma incisão de 5 cm de comprimento, uma vez que estamos lidando com a geometria básica da circunferência de um círculo (Fig. 8-3). Deve-se tomar cuidado ao considerar o tamanho do implante a ser usado na paciente. Alguns autores avaliaram a extensão da incisão da pele necessária para a introdução segura de um implante (i.e., sem dano à mesma). Em um artigo não publicado, o autor estabeleceu que pode introduzir um implante de gel de silicone de alta coesividade por meio de uma incisão de 5 cm de comprimento em um pedaço de couro, sem causar danos ao implante, apenas quando o implante tem 250 mL ou menos (i.e., implantes de formato estável), e levemente maiores no caso de implantes de gel de silicone. Apesar de ser capaz de introduzir implantes maiores através da abertura com uso de força, descobriu que pode encontrar pequenas lacerações ou fraturas, que tornaram-se evidentes após mergulhar os implantes em corantes de alimentos. Assim, caso o cirurgião esteja preocupado se o implante irá passar pela incisão cirúrgica, o autor recomenda que o cirurgião sempre escolha uma abordagem que permitirá a inserção do implante sem lhe ocasionar danos. Em mulheres pós-parto isso não constitui uma preocupação, mas em mulheres nulíparas com mamas e aréolas pequenas, a consideração cuidadosa do tamanho da incisão necessita de uma seleção apropriada de abordagem alternativa. Esta consideração é menos importante com o uso de implante salinos, que são inseridos vazios e preenchidos *in situ*. Os implantes de gel sólido necessitam que o cirurgião planeje a criação de uma incisão que não irá causar danos ao implante ao ser introduzido por uma incisão de dimensão inadequada.

O cirurgião sempre deve considerar a progressão natural do formato da mama ao longo da vida da mulher (Fig. 8-4). O cirurgião deve estar consciente de que a mama é um "alvo em movimento" e que alterações no tamanho e na forma são regra, não exceção. Opera-se uma área do corpo que irá mudar necessariamente sua forma no decorrer da vida. Dependendo da gestação, lactação, peso corporal e reposição hormonal/uso de contraceptivos orais, são esperadas várias alterações. As mulheres costumam não conhecer as alterações que provavelmente irão ocorrer. A descrição das possíveis alterações com o decorrer do tempo é parte de nosso trabalho. As pacientes devem estar conscientes que as decisões tomadas acerca do tamanho dos implantes terão consequências para elas, sendo muitas delas irreversíveis. Os tecidos humanos sofrerão alterações devido ao estiramento tecidual imposto pelo implante e uma certa quantidade de alterações é esperada após a mamoplastia de aumento. Os cirurgiões devem compreender a biofísica envolvida no aumento das mamas, assim como em qualquer expansão tecidual. O tecido reage ao estiramento e sofrerá alguma deformação com o passar do tempo e a mama alterada cirurgicamente sofrerá essas alterações mais rapidamente, principalmente nos casos de ptose. Isso dependerá de certos fatores, como o tamanho inicial do implante, a posição do implante no que diz respeito aos músculos, a natureza, a qualidade e a elasticidade da pele e dos tecidos da paciente e de como ela deseja conviver com suas mamas aumentadas durante a vida.

EXAME PRÉ-OPERATÓRIO

A paciente deve ser examinada em pé, com os braços para baixo e para acima da cabeça. Essa manobra acen-

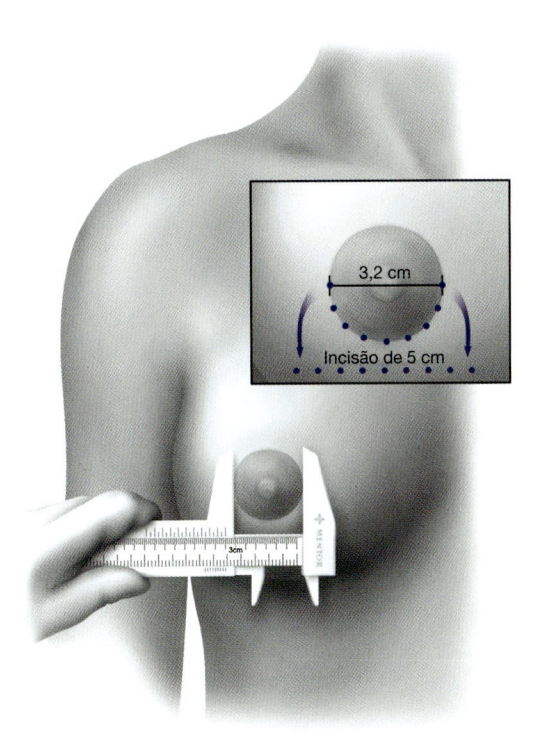

Figura 8-3 Diâmetro da aréola necessário para uma incisão de 5 cm de comprimento, necessária para um implante de volume de 250 mL.

Desenvolvimento mamário normal

Gestação

Progressão da idade

Figura 8-4 Alterações do formato da mama durante a vida.

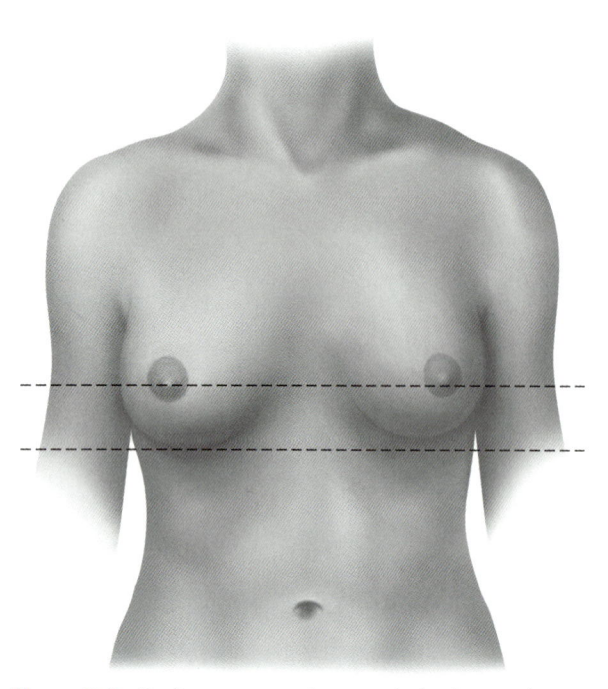

Figura 8-5 Paciente com os braços abaixados revela uma leve assimetria.

tuará qualquer pequena assimetria que possa estar mascarada com a paciente sentada ou deitada. Certa vez, um cirurgião experiente disse que a discussão pré-operatória da assimetria é considerada uma explicação, enquanto a discussão pós-operatória é considerada uma desculpa (Figs. 8-6, 8-7, 8-8 e 8-9).

O cirurgião deve decidir se implantes de diferentes tamanhos devem ser usados para equilibrar as diferenças volumétricas naturais da mama. Entretanto, deve ser observado que o olho percebe diferenças volumétricas de porcentagem, de modo que apesar de colocar o mesmo volume em ambas as mamas, a percepção da assimetria pós-operatória será menor. Caso seja usado um implante de volume maior, o cirurgião deve ser bastante conservador, uma vez que a mudança do lado maior será mais notada pela paciente. Também é importante examinar a paciente de costas. Existe um número surpreendente de pacientes com escoliose, leve a moderada, que altera a posição da caixa torácica, alterando o formato das mamas e seu volume aparente.

Decidindo a localização da loja para o implante

O cirurgião deve desenvolver e usar um sistema de medição para as mamas ou usar um sistema existente, como

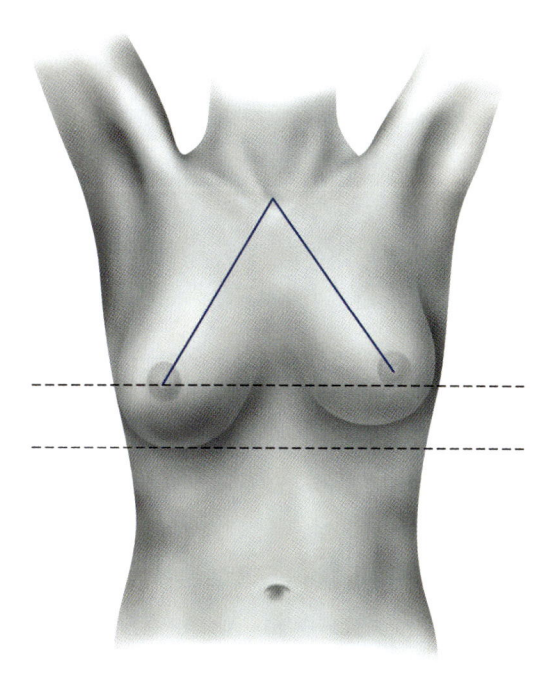

Figura 8-6 Mesma paciente, com os braços elevados acima dos ombros, revelando com maior clareza a extensão da assimetria existente. É uma boa prática clínica tirar fotografias em ambas as posições (braços elevados e abaixados) e mostrar às pacientes as fotos antes da cirurgia.

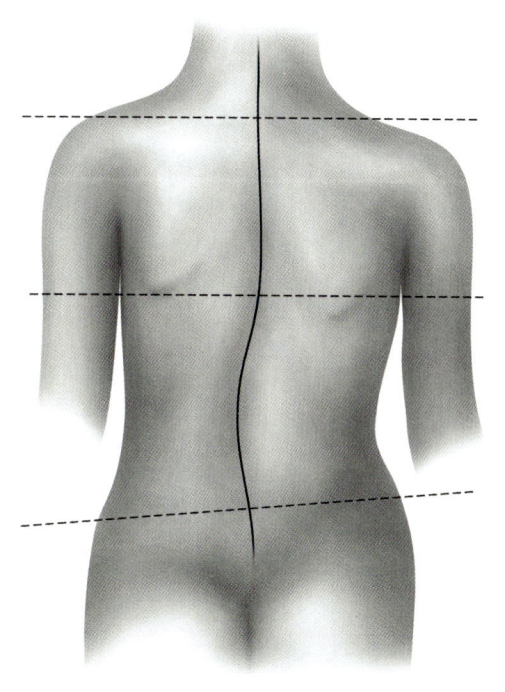

Figura 8-7 A escoliose frequentemente está envolvida nos casos de assimetria mamária.

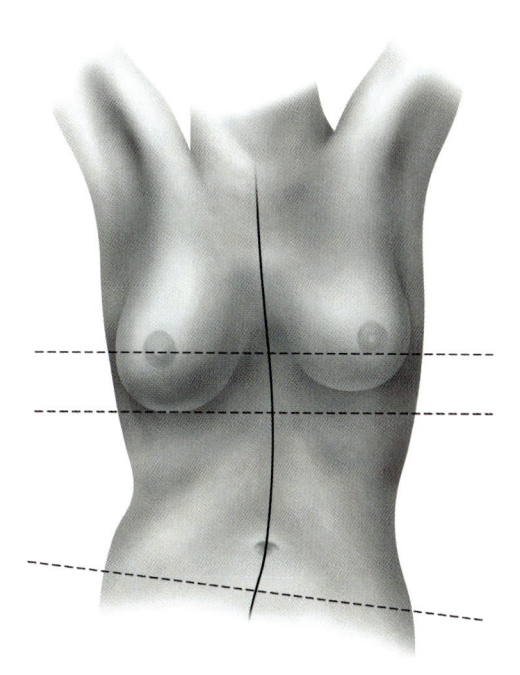

Figura 8-8 O diagnóstico pré-operatório de escoliose é uma causa de assimetria mamária.

o publicado por Tebbetts.[5] As medidas básicas a serem registradas para cada paciente incluem a largura da base da mama, a altura da mama a partir do sulco inframamário até a linha transaxilar, a posição do mamilo em relação ao sulco inframamário, a protuberância esternal e o diâmetro da aréola. Uma das medidas mais importantes a ser registrada é a espessura do tecido mamário no polo superior da mama em uma localização aproximada do ápice do implante mamário. Esse é o local em que o tecido é mais fino sobre o implante mamário. Caso a medida seja de 25 mm (1 polegada) ou maior, a abordagem subfascial (SF) é recomendada com o implante situado anteriormente ao músculo peitoral, não sendo necessária dissecção muscular. A borda superior da mama quase nunca é discutida na literatura, porém trata-se de um ponto de referência importante que deve ser compreendido. A mama natural nunca se estende acima de uma linha que atravessa o ápice do sulco axilar anterior (Fig. 8-9). Este é um ponto de referência importante que não deve ser violado. Caso o cirurgião introduza um implante de modo que a projeção inicie acima dessa linha, a mama não terá um aspecto natural.

A abordagem SF é um pouco mais cansativa para o cirurgião, porém é menos desconfortável para a paciente, uma vez que o trauma muscular é menor. Caso a espessura tecidual medida seja menos de 20 mm no polo superior, deve ser considerado o uso de uma abordagem subpeitoral. A espessura extra do músculo peitoral irá ocultar efetivamente o polo superior do implante mamário. O

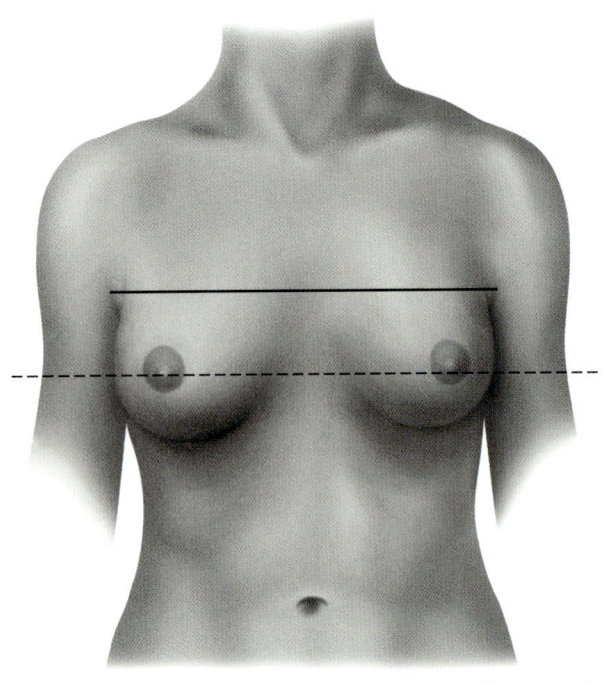

Figura 8-9 Uma linha traçada através do ápice da prega axilar anterior delineia o limite superior da mama. Uma mama natural nunca se projetará acima dessa linha. Os implantes baseados no sulco inframamário devem ser escolhidos de modo que não ultrapassem essa linha.

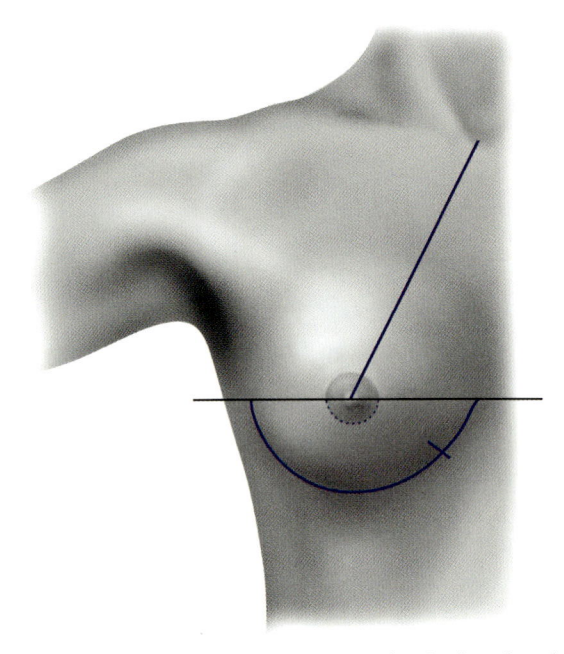

Figura 8-10 Demarcação pré-operatória. O cirurgião demarcou o sulco inframamário, assim como a borda da aréola. As medidas pré-operatórias incluem a largura da base da mama, a distância entre o mamilo e o sulco inframamário, e a distância da protuberância esternal até o mamilo. As medições são usadas para auxiliar o cirurgião na decisão do tamanho correto de implante a ser usado.

uso da abordagem SF quando a espessura tecidual for menor que 20 mm não é recomendado, uma vez que existe uma maior probabilidade de visualizar irregularidades do implante sob a pele. Quanto mais fina a espessura dos tecidos, maior é a probabilidade dessas alterações serem notadas. Caso a paciente tenha passado por um parto e possua uma pele sem elasticidade e fina nessa área da mama, deve ser considerada uma abordagem subpeitoral (SP). A abordagem SF deve ser usada APENAS, na opinião do autor, quando todos os fatores forem ideais, uma vez que a visibilidade desagradável de ondulações dos implantes na pele vai contra os objetivos da cirurgia.

PROCEDIMENTO
Incisão
- **Instrumental:** Lupa de pequeno aumento, caneta de marcação de ponta fina, agulha de calibre 30.
- **Demarcações/pontos de referência:** Em termos gerais, as pacientes têm menor probabilidade de apresentar uma cicatriz visível quando a incisão é feita em uma prega cutânea natural, ou em uma junção de pigmentação natural (Fig. 8-10).
- **Detalhes do procedimento:** O objetivo é posicionar a incisão na região da mudança de coloração da pele entre a aréola pigmentada e a pele da mama. Apesar de as incisões mamárias transareolares terem sido descritas, é preferível o uso de uma incisão periareolar, visto que é menos evidente. A incisão deve ser feita precisamente na última alteração da pigmentação cutânea para que fique bem disfarçada. Um erro de meio milímetro será evidente após a cicatrização da ferida operatória. O uso de magnificação (2,5 × é suficiente) com uma iluminação apropriada reduz o risco de erro. A incisão deve ser realizada de acordo com os princípios gerais da cirurgia plástica após uma preparação adequada da paciente. A incisão deve ser feita através da epiderme com lâmina após a marcação cuidadosa do centro para o realinhamento durante o processo de fechamento. Pode ser usado eletrocorte com uma ponta fina isolada após feita a incisão da pele. A dissecção prossegue perpendicularmente através da pele e a seguir em uma angulação leve para longe da aréola a fim de evitar seu deslocamento.
- **Armadilhas:** O uso de um anestésico local contendo adrenalina antes da marcação da incisão irá alterar significativamente a coloração da pele devido à vasoconstrição, e isso provavelmente pode contribuir para uma imprecisão do posicionamento da incisão. O uso de uma linha grossa para a marcação da área consiste em outra fonte de imprecisão, uma vez que a incisão pode ser posicionada em qualquer um dos lados da linha traçada pelo cirurgião. Assim, cirurgiões mais experientes tendem a usar uma linha pontilhada para a marcação da incisão, usan-

do a lupa de aumento para posicionar precisamente a incisão, de modo a reduzir os erros de localização.
- **Dicas**: Caso sejam injetadas soluções que contenham adrenalina, uma agulha de ponta fina pode auxiliar na marcação dos pontos exatos da incisão a serem dissecados pelo cirurgião, punções de agulha fina, como agulhas de calibre 27 ou 30, são facilmente visíveis com a magnificação e a iluminação, podendo auxiliar na orientação da incisão após os efeitos da adrenalina hipopigmentarem a pele e alterarem o perfil de coloração da região. O cirurgião sempre usará dois pares de luvas. As luvas externas serão trocadas antes do manuseio e inserção do implante.

Dissecção inicial

- **Instrumental**: Lupa de pequeno aumento, caneta de marcação de ponta fina, cabo de bisturi de precisão com lâmina número 15, cautério com ponta de agulha.
- **Demarcações/pontos de referência**: A incisão é feita no sentido perpendicular à pele. Os tecidos abaixo do complexo areolomamilar são apreendidos com a mão não dominante. Isso causa uma distensão dos tecidos e proporciona uma divisão precisa da pele na linha demarcada.
- **Detalhes do procedimento**: A epiderme e a derme na junção do complexo areolomamilar são bastante finas. O cirurgião deve cortar toda a espessura do tecido, porém não deve seccionar o plexo vascular subdérmico. Idealmente, os vasos devem ser expostos após a incisão da pele, de modo que possam ser facilmente cauterizados sob visão direta.
- **Armadilhas**: Uma mão pesada seccionaria os vasos subdérmicos, fazendo eles retraírem para longe da borda da incisão. Isso pode resultar em um pequeno hematoma subdérmico, que irá comprometer os resultados iniciais da cirurgia. É melhor controlar precocemente esses pequenos vasos sanguíneos.
- **Dicas**: A apreensão dos tecidos, de modo a causar uma tensão sobre o complexo areolomamilar, permite uma maior precisão na profundidade e localização da incisão. A tentativa de realizar essa incisão sem certo grau de tensão dos tecidos é bastante difícil devido ao deslizamento dos planos teciduais. Essa manobra simples também facilita uma hemostasia adequada, bem como a precisão da colocação precisa e correta da incisão.

O cirurgião nesse momento deve escolher entre o uso de uma posição do implante subfascial ou subpeitoral. A seguir, encontra-se a descrição da abordagem subfascial. A abordagem subpeitoral é descrita no Capítulo 6.
- **Dissecção através da mama**: Criação do túnel de abordagem (Figs. 8-11 e 8-12).

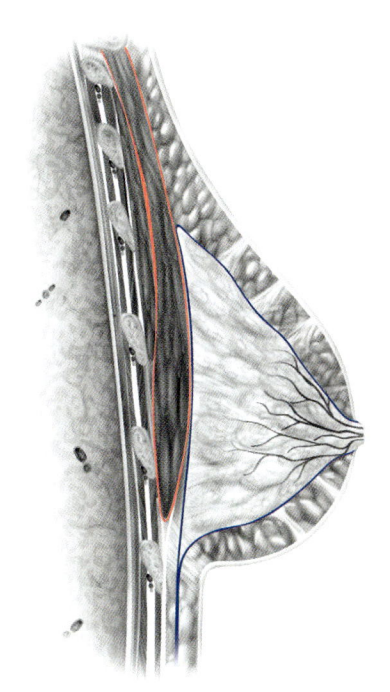

Figura 8-11 A fáscia de Scarpa divide-se em lâminas anterior e posterior, envolvendo completamente o parênquima mamário. O cirurgião segue o plano anatômico durante a dissecção.

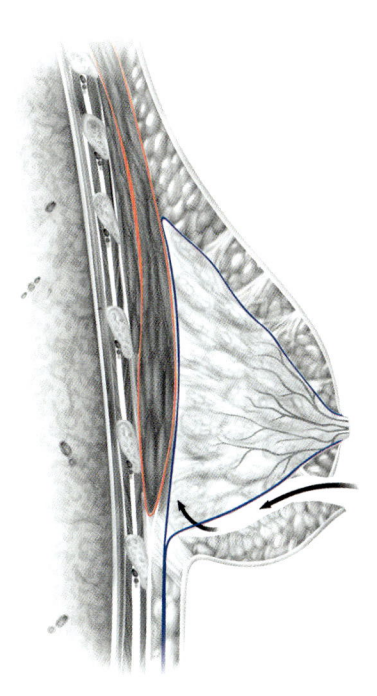

Figura 8-12 Plano de dissecção através da mama até o nível do desenvolvimento do espaço.

- **Instrumental:** Cautério monopolar com aspiração de fumaça, afastador de luz fria, pinças para hemostasia.
- **Demarcações/pontos de referência:** Durante a dissecção, a lâmina externa da fáscia de Scarpa frequentemente é visível, porém costuma ser tênue e de difícil distinção. O cirurgião dividirá os tecidos de modo que o plano anatômico seja preservado quando possível. A gordura subdérmica com o seu plexo vascular associado é deixada intacta. A divisão do parênquima mamário, especialmente próximo ao complexo areolomamilar, é evitada para reduzir o risco de contaminação da incisão (os ductos mamários podem conter bactérias ativas, que são um conhecido fator de risco para a formação de cápsula mamária). O cirurgião angula a incisão para longe da aréola em direção ao polo inferior da mama. Próximo ao complexo inframamário, a incisão é angulada em direção cefálica.
- **Detalhes do procedimento:** O cirurgião deve tomar cuidado para evitar um retalho dermoadiposo fino no polo inferior (Fig. 8-13). Quando o tecido fino da lâmina externa da fáscia de Scarpa é encontrado a aproximadamente 1 cm da pele ou mais profundo, ele é seguido em sentido caudal, de modo que o parênquima mamário não seja violado. Isso provavelmente reduzirá o risco de contaminação por organismos que possam residir no interior dos ductos mamários. Em 20 anos de cirurgia de mama, apenas dois casos de infecção de implantes mamários ocorreram, e apenas um destes ocorreu em uma abordagem periareolar. Isso não é científico, porém a experiência é sempre valiosa. A fáscia pode então ser usada como um plano de dissecção até a fáscia pré-peitoral. Em geral, a borda inferior do músculo peitoral maior é dissecada, mesmo quando uma abordagem submuscular é planejada. Após a visualização da borda inferior do músculo peitoral maior, a área imediatamente lateral mostrará os músculos oblíquo externo e serrátil anterior. Ocasionalmente, ao realizar uma dissecção subfascial (ou qualquer forma de dissecção submamária), o músculo esternal é encontrado. Esse músculo é bastante variável e é encontrado na porção medial do tórax, algumas vezes bilateralmente e adjacente ao esterno. Suas fibras estendem-se verticalmente desde o manúbrio até a sexta ou sétima cartilagem costal e ocupa o espaço acima da porção medial do músculo peitoral maior, sendo detectável em aproximadamente 4% da população. Sua identificação é importante, já que pode ser confundido com alguma patologia – ele também pode aparecer na mamografia no nível dos linfonodos mediais. Ao usar o cautério com ponta de agulha e a aspiração, a fáscia é precisamente elevada do músculo subjacente. O músculo é tratado com a maior delicadeza possível e o eletrocautério é aplicado com precisão a fim de evitar um desconforto subsequente. Vários segmentos de tecido são encontrados, os quais fixam firmemente a fáscia às bandas musculares subjacentes. Esses podem ser bastante vascularizados e devem ser tratados com o eletrocautério bipolar em vez do

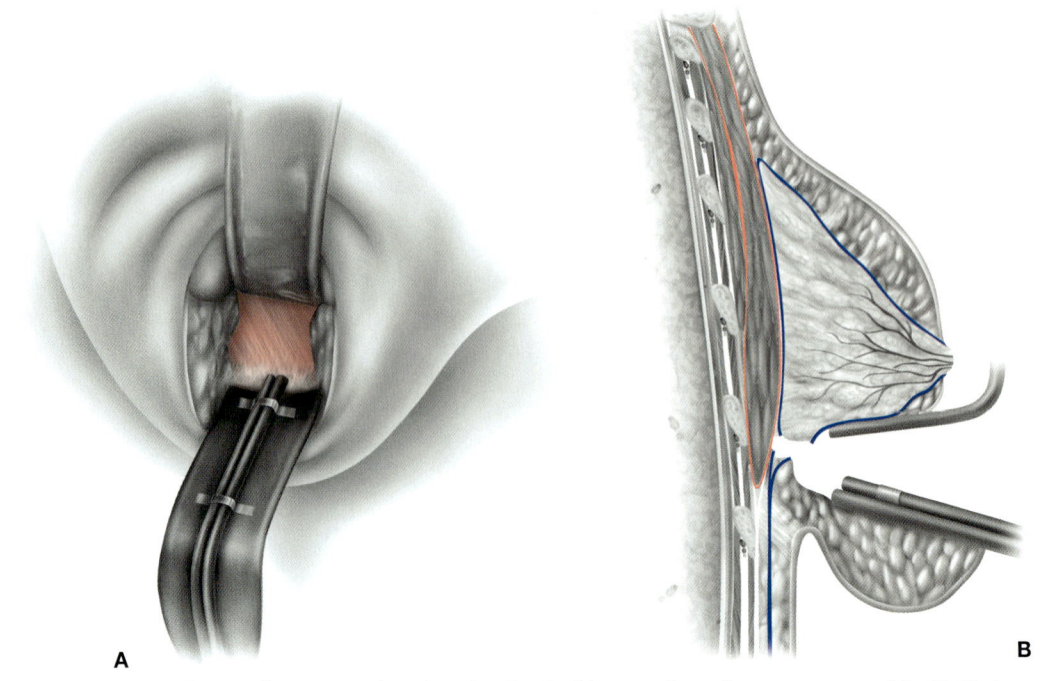

Figura 8-13 **A.** A fáscia sobre o músculo peitoral maior é evidente na base do campo operatório. **B.** O cirurgião progride com uma dissecção subfascial ou subpeitoral.

monopolar caso não tenham sido empregados relaxantes musculares. Também é bastante benéfico um afastador de fibra óptica de boa qualidade e um assistente para realizar o afastamento. A dissecção prossegue com cuidado em relação ao implante a ser usado. Em contraste com as técnicas usadas para os implantes salinos, a loja do implante deve ser compatível com o tamanho e forma do implante a ser usado. Algumas descrições prévias envolvem a transecção do tecido mamário perpendicularmente à pele e também diretamente sobre o parênquima. A divisão do tecido parenquimatoso não é necessária, de modo que não existe um motivo válido para fazê-lo. A abordagem periareolar pode ser usada para a criação de qualquer tipo de espaço: subpeitoral, submamário ou subfascial. No entanto, acredita-se ser mais fisiológico seguir a lâmina anterior da fáscia de Scarpa até a região imediatamente cefálica ao sulco inframamário. Isso previne a secção dos ductos lactíferos. Além da proteção destas estruturas importantes fisiologicamente, essa manobra também reduz o risco de contaminação da ferida operatória, uma vez que esses ductos frequentemente contêm quantidades significativas de bactérias que podem causar a formação de uma cápsula mamária.

Uma vez identificado o plano da loja proposto, ele é criado por dissecção com eletrocautério, incluindo um dispositivo de aspiração para remoção da fumaça. O cirurgião deve aderir aos princípios gerais da cirurgia plástica no que diz respeito ao manuseio dos tecidos e hemostasia rigorosa. O afastamento e a iluminação adequados (fotóforo e/ou afastadores de fibra óptica) são essenciais para a visualização adequada dos planos teciduais. A dissecção é mais fácil e a cauterização é mais precisa com o uso de lupa de pequeno aumento. A hemostasia cuidadosa previne o tingimento dos tecidos com hemossiderina, o que evitaria a visualização adequada dos planos teciduais. O plano subfascial não contribui de forma significativa para a cobertura tecidual do implante, mas provavelmente irá auxiliar a disfarçar o polo superior do implante devido a grande aderência da fáscia peitoral às fibras musculares. Isso auxilia na prevenção da visualização do polo superior, que pode ser levemente comprimido no ângulo do polo superior devido a aderência da fáscia ao músculo (Fig. 8-14). Em comparação, a abordagem suprafascial, embora mais fácil para o cirurgião, permitirá que o parênquima acomode-se sobre o implante de maneira desfavorável, de modo

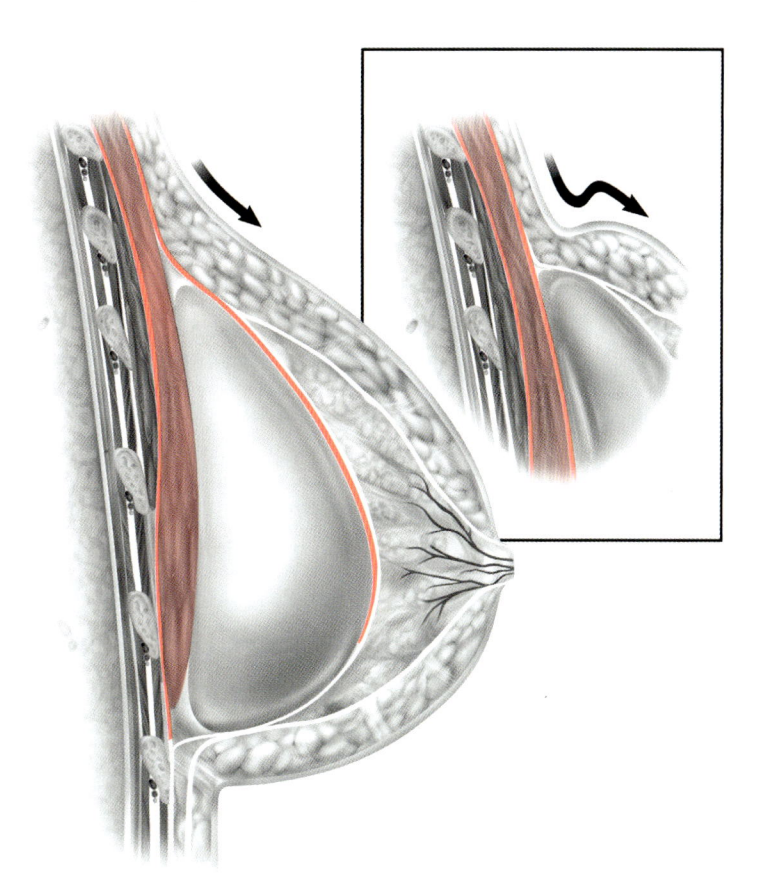

Figura 8-14 Posição do implante após o fechamento. Observe como a fáscia, muito aderente ao músculo subjacente, apreende a borda do implante, criando uma transição mais suave na borda, em contraste com a posição submamária (detalhe).

que o polo superior da mama não se acomodará de forma apropriada sobre o implante (Fig. 8-14, detalhe). Quando em dúvida, deve ser preferida uma abordagem submuscular, uma vez que o implante será melhor disfarçado. Os implantes salinos por natureza não apresentam um bom desempenho na posição submamária ou subfascial, devendo ser usados apenas na posição submuscular, exceto em casos raros. Os implantes de formato estável, por outro lado, têm menor probabilidade de apresentar as deformidades dinâmicas comuns aos implantes submusculares.

- **Armadilhas:** Evite dano ao sulco inframamário. A alteração da altura do sulco inframamário deve ser desestimulada, a menos que a paciente apresente uma anormalidade, como retração da mama. O sulco inframamário representa um ponto de referência importante que não deve ser violado sem um bom motivo. Pode não ser possível evitar a secção do parênquima devido à ausência de gordura subcutânea. Nesse caso, evite fazê-lo próximo à aréola e evite o deslocamento e a transecção dos ductos lactíferos.
- **Dicas:** Cuide na obtenção de uma hemostasia cuidadosa durante a dissecção inicial. O uso de soluções que contenham adrenalina pode ocasionar uma constrição do fluxo sanguíneo temporariamente, porém controle cada um dos vasos, à medida que forem encontrados, a fim de reduzir a coloração dos tecidos por hemossiderina. O tempo levado nesta etapa irá reduzir o tempo necessário para completar o procedimento e reduzir o risco de equimoses pós-operatórias. A eletrocirurgia representa um risco à saúde e os equipamentos de aspiração apropriados estão disponíveis, devendo ser usados para a proteção da equipe na sala cirúrgica. O uso de pequenos tubos de aspiração não são suficientes e devem ser desestimulados. Caso você consiga sentir o cheiro, qualquer que seja o dispositivo usado não está funcionando.

Espaço subfascial: parte I – espaço medial

- **Instrumental:** Eletrocautério monopolar, fotóforo ou afastador de luz fria e afastador lateral atraumático de implantes (espátula para implantes).
- **Demarcações/pontos de referência:** A borda medial da mama é demarcada na pele movendo a mama em sentido medial. O espaço irá situar-se aproximadamente a 1 cm medial a essa linha. As fibras do músculo peitoral maior são identificadas na base do campo cirúrgico. A fáscia subjacente é elevada juntamente com o tecido mamário, evitando ao máximo o trauma ao músculo peitoral. Os pequenos vasos expostos durante a dissecção são cauterizados um a um antes de seccioná-los. É importante para o resultado final que a dissecção seja feita com o mínimo de sangramento possível e que o cirurgião tente minimizar a impregnação tecidual por hemossiderina. O espaço é desenvolvido primeiramente no sentido inferomedial, sendo então estendido cranialmente. A maior parte medial do espaço fica aproximadamente 1 cm medial à borda da mama. A dissecção prossegue em sentido cefálico no espaço central e medial, cuidando para não estender excessivamente na parte medial. O ápice da dissecção nunca deve exceder uma linha traçada transversalmente ao ápice das pregas axilares anteriores (ver Fig. 8-9).
- **Detalhes do procedimento:** É necessário o uso de um relaxante muscular de curta duração a fim de reduzir a contração muscular resultante do uso de eletrocorte. A contração muscular intensa que ocorre devido ao uso do eletrocautério monopolar tornará uma dissecção cuidadosa muito difícil.
- **Armadilhas:** O tamanho do espaço deve ser determinado pela forma da base do implante. Em geral, o tamanho do espaço deve ser compatível com a forma do implante. Por exemplo, caso o implante tenha uma largura maior do que a altura, o espaço deve ser compatível, caso contrário haverá a aplicação de uma força sobre o implante, ocorrendo uma tendência à rotação para adaptar-se.
- **Dicas:** Normalmente, o espaço medial é criado de modo a haver um contorno aceitável e uma cobertura tecidual adequada sobre o implante. O espaço medial não deve estender-se excessivamente medialmente, com o risco de simastia.

Definição da anatomia: parte II – espaço lateral

- **Instrumental:** São usados os mesmos instrumentos da parte I. A mesa cirúrgica idealmente deve sofrer uma rotação de 30 graus em direção ao cirurgião.
- **Demarcações/pontos de referência:** Usando-se o molde do implante, a mama é marcada com o molde centrado no meridiano da mama e o complexo areolomamilar. Essas marcações da superfície servem como orientação durante a dissecção da loja.
- **Detalhes do procedimento:** A borda medial do espaço costuma ser a mesma em todos os indivíduos e o único aumento possível é no sentido lateral. É melhor ter um espaço levemente menor e aumentá-lo posteriormente com o implante posicionado usando-se a espátula atraumática de implantes. Isso permite a adequação final do espaço. Um espaço muito grande é extremamente difícil de controlar, assim, é necessário fazê-lo do tamanho correto na primeira vez.
- **Armadilhas:** O espaço deve ser compatível com a forma do implante a ser usado. Caso o implante tenha uma largura maior do que sua altura, o espaço deve ser condizente com isso; caso contrário, irá ocorrer uma força rotacional sobre o implante.
- **Dicas:** Mesas cirúrgicas que façam rotação em direção ao cirurgião facilitam a visualização do espaço lateral no lado ipsilateral do espaço mamário (e do lado medial do lado contralateral).

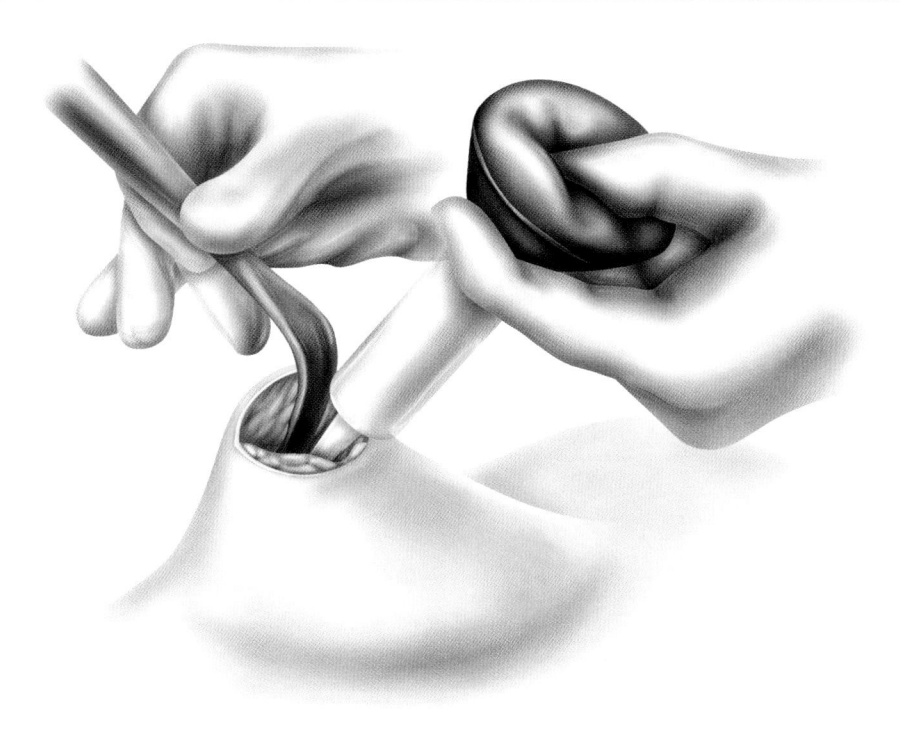

Figura 8-15 O espaço deve ser intensamente irrigado com solução antibiótica seguida de irrigação de uma solução salina estéril até que o líquido seja claro e livre de sangue.

Preparação da loja e inserção do implante

- **Instrumental**: Consiste em boa prática o uso de duas luvas devido ao risco conhecido de pequenos furos nas luvas cirúrgicas. Também é recomendado o descarte das luvas externas e sua trocas por luvas novas imediatamente antes de abrir os implantes.
- **Detalhes do procedimento**: É importante a obtenção de uma hemostasia adequada com o eletrocautério. Em alguns casos, pode ser aconselhável o uso de um dreno, apesar de na maioria das vezes o autor não utilizá-los, a menos que esteja realizando uma capsulectomia completa ou alguma outra cirurgia adicional. O espaço é irrigado por várias lavagens com solução salina normal (Fig. 8-15). Normalmente, o autor usa uma seringa de betadina, seguida por uma irrigação com solução salina normal até que o líquido fique claro. A US Food and Drug Administration (FDA) contraindica o uso da irrigação com betadina para a mamoplastia de aumento nos EUA; uma boa alternativa é a irrigação antibiótica, como publicado por Adams. O assistente prepara a área; o cirurgião coloca novas luvas externas e lava-as com solução salina estéril para irrigação ou solução antibiótica a fim de remover quaisquer vestígios de talco ou agentes liberados na fabricação das luvas (prática indicada mesmo com as luvas denominadas "sem talco"). Apenas o cirurgião deve manusear os implantes, o qual não tocou em nada além do implante banhado em solução antibiótica em seu recipiente estéril da fábrica. O implante é banhado em solução antibiótica antes de seu manuseio. Especificamente, não é permitido nenhum contato com algodão, produtos de papel ou qualquer coisa que possa ter fibras (não se colocam os implantes sobre coberturas estéreis da mesa). O autor tem convicção (não comprovada) de que fibras de madeira ou algodão podem consistir em um outro fator de risco para a contratura capsular, juntamente com sangue e outros fatores de risco conhecidos. O autor não permite que o implante entre em contato com compressas, faixas ou toalhas cirúrgicas no campo operatório. O implante é manuseado o mínimo possível para uma inspeção cuidadosa em 360 graus pelo cirurgião (uma inspeção final da qualidade); então ele é inserido através da incisão mantida aberta pelo assistente. Pode haver uma aparente discrepância entre o implante e o tamanho da incisão, porém, com um pouco de prática, mesmo aqueles que nunca viram ser feito aprendem como manipular o implante para o interior do espaço. O autor não utiliza capas de inserção, apesar de elas poderem ser úteis. É uma boa ideia o novato praticar esta técnica antes, caso nunca tenha usado esse tipo de implante. Uma toalha rígida com uma incisão de tamanho adequado será suficiente para a prática.
- **Armadilhas**: É importante que o cirurgião reconheça as marcas na superfície do implante que indicam a orientação correta. O cirurgião deve aprender a reconhecer mau posicionamento do implante e

como corrigi-la. Caso o implante tenha sido inserido invertido, ele pode ser manipulado no local a fim de corrigir sua orientação. Isso é preferível em vez de remover o implante e reinseri-lo, uma vez que a pressão sobre o implante parece ser menos traumática do que a tração para removê-lo. Apesar de os implantes serem resistentes, é possível causar microtraumas à cápsula dos implantes, criando um ponto fraco que pode resultar em uma ruptura prematura do implante.
- **Dicas:** Após a dissecção da loja do implante, é recomendada a irrigação com uma solução antibacteriana. Caso exista sangue no líquido de irrigação, é importante o exame cuidadoso de todo o espaço e a hemostasia completa, uma vez que o sangue consiste em um fator de risco para a formação de cápsula. A irrigação e a lavagem com solução salina devem ser repetidas após o uso de gazes, já que as fibras de algodão consistem em outro fator de risco. Mesmo que vários fabricantes afirmem que suas compressas de algodão "não soltam fios", a abertura de um pacote novo sob iluminação indireta de luz solar revela a presença de pequenas partículas em suspensão no ar. Estas devem ser removidas do espaço do implante a fim de reduzir o risco de formação de encapsulamento. Coloque os implantes em um recipiente com solução antimicrobiana antes de manuseá-los com suas luvas novas. Vários fabricantes usam amido ou agentes liberadores dos moldes das luvas durante sua fabricação (o talco não tem sido usado), consistindo em boa prática remover estas substâncias antes do manuseio dos implantes. Minimize ou evite o contato com apósitos de papel ou algodão (devido às fibras de celulose) e mantenha o implante imerso em soluções antimicrobianas até que esteja pronto para a inserção, uma vez que a carga eletrostática da superfície dos implantes atrai fibras e outras substâncias contaminantes. O implante deve ser introduzido cuidadosamente em seu espaço na orientação correta, e o tamanho do espaço deve ser verificado. Ao contrário dos implantes salinos, que necessitam de um espaço maior para evitar deformidades, um implante no estado sólido necessita de um espaço preciso, não muito grande nem muito pequeno. Antes do fechamento, com o auxílio do anestesiologista, é bom ajustar a mesa cirúrgica de modo que a paciente fique em posição ereta sentada. O cirurgião e a equipe devem examinar a forma e a simetria das mamas na extremidade inferior da mesa cirúrgica. Quaisquer anormalidades na forma devem ser tratadas imediatamente, uma vez que elas não terão resolução espontânea após a cirurgia.

Manipulação e ajuste do espaço, quando necessário
- **Instrumental:** Espátula de implante, solução antibiótica.
- **Detalhes do procedimento:** Caso o espaço lateral necessite de maior liberação, quaisquer instrumentos usados devem ser novos (recomenda-se o uso de instrumental duplo como usado normalmente em uma artroplastia total). A espátula é cuidadosamente introduzida no espaço e o implante é afastado medialmente, com o espaço sendo gradualmente aumentado até que o implante fique plano sem dobras na superfície e que a simetria seja obtida.
- **Armadilhas:** Deve-se tomar cuidado para não aumentar excessivamente a loja. Com implantes de gel de alta coesividade, a loja do implante deve ser correto a fim de evitar o posicionamento inadequado.
- **Dicas:** Caso o espaço necessite de uma pequena modificação, ela pode ser realizada com o implante no local, desde que levada em conta a fragilidade do implante durante seu afastamento para visualização. Caso seja necessária uma grande remodelagem do espaço, o implante deve ser removido e o espaço aumentado de forma apropriada. Implantes de reserva devem estar disponíveis caso ocorra dano ao implante durante esta manobra.

Fechamento
- **Detalhes:** Uma vez posicionado o implante, a camada mais profunda da incisão é reaproximada (Fig. 8-16), especialmente em pacientes com parênquima denso, a fim de prevenir a herniação do implante mamário na incisão. São preferidas as suturas monofilamentares reabsorvíveis. O fechamento é feito em camadas, fechando o espaço morto, os tecidos subdérmicos profundos (Fig. 8-17) e, finalmente, a derme. O fechamento final é feito com sutura con-

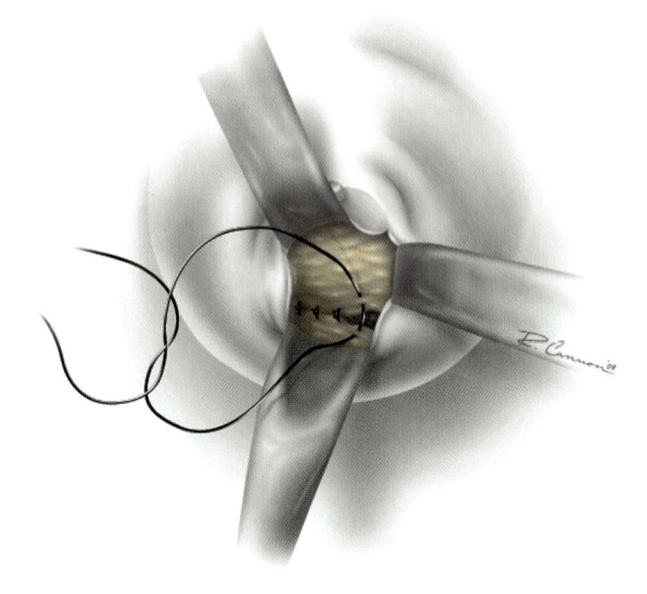

Figura 8-16 O fechamento do espaço morto é feito em camadas, com sutura monofilamentar reabsorvível.

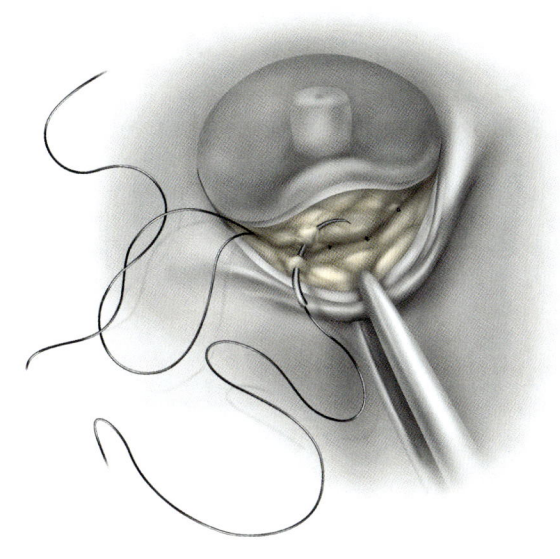

Figura 8-17 Os tecidos são reaproximados a fim de obter-se um fechamento sem tensão. São usadas suturas monofilamentares reabsorvíveis.

tínua intradérmica, em que as extremidades da sutura tem os pontos invertidos e os nós enterrados (Fig. 8-18).
• **Dicas:** Os nós devem ser amarrados do lado areolar da incisão e não na pele. A cicatriz do nó irá simular uma glândula de Montgomery e será menos visível do que uma cicatriz na pele. Alternativamente, os nós podem ser escondidos. Não deve existir nenhuma tensão na epiderme no fechamento final. Após a colocação do implante, são colocados um ou dois pontos (sob visualização direta a fim de evitar danos ao implante) na profundidade do túnel usado para alcançar o espaço. Para esse propósito são recomendadas suturas temporárias não filamentosas (tais como o Monocryl). A seguir, a ferida operatória é cuidadosamente fechada em camadas, com o Monocryl intradérmico como camada final. Exceto nos caso de sensibilidade aos adesivos cutâneos, um pequeno curativo com Mastisol e micropore é usado para selar a incisão. O micropore pode ser facilmente esterilizado com uso de esterilização a gás e é bem tolerada por períodos mais longos.

CONTROLE PÓS-OPERATÓRIO

• **Instrumental:** Água e sabão não causam infecções na ferida operatória; o banho não é proibido para as pacientes no primeiro dia após a cirurgia.
  – Cuidados a longo prazo com micropore 3M têm um bom custo-benefício e consistem em uma estratégia clinicamente eficaz para a cicatrização, reduzindo o risco de formação de cicatrizes hipertróficas.
  – A mobilização ativa da paciente é fortemente estimulada; a paciente deve retornar a sua rotina normal o mais breve possível. O micropore é facilmente esterilizado com o emprego de técnicas de esterilização a gás, sendo bem tolerado por períodos longos. A manutenção adequada da incisão por períodos prolongados é recomendado para a melhor qualidade possível da cicatriz.
• **Demarcações/pontos de referência:** A incisão é reforçada com micropores. Caso tenham sido realizados outros procedimentos associados, o reforço deve ser realizado com uma bandagem elástica e macia ou fita hipoalergênica.
• **Detalhes do procedimento:** Os micropores das incisões devem ser reaplicados aproximadamente uma vez por semana, conforme necessário. As tiras de micropore devem ter 1 polegada de comprimento, usando-se quantos pedaços forem necessários para cobrir a área da incisão e reforçá-la, uma vez que pedaços longos podem resultar em bolhas de tração. A paciente é orientada a deixar os micropores até que os pedaços comecem a descolar sozinhos, repondo-os conforme necessário. As pacientes podem tomar banho de chuveiro, fazer exercícios e qualquer coisa que desejarem com a presença dos adesivos. Não se recomenda que elas os troquem com muita frequência, pois isso tende a irritar a epiderme, enquanto o micropore é bem tolerado, caso a paciente não tracione ou troque mais de uma vez por semana. Não são necessários adesivos

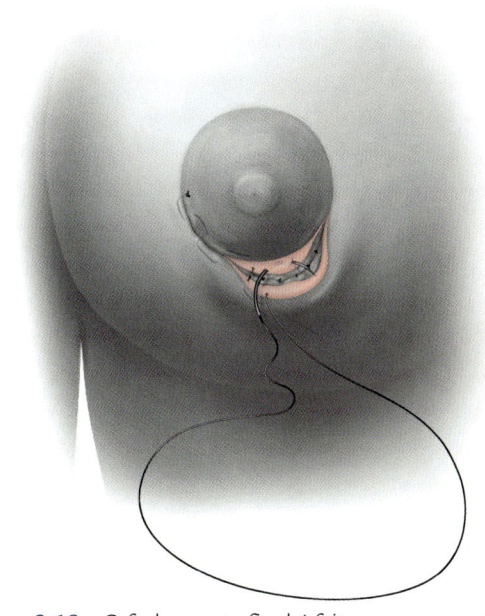

Figura 8-18 O fechamento final é feito com uma sutura intradérmica contínua. As extremidades são amarradas do lado areolar usando-se uma técnica de tapeçaria horizontal semiescondida. O nó final da cicatriz, quando existir, simulará uma glândula de Montgomery.

extras durante esse período. Os microporos devem continuar sendo aplicados até que a incisão esteja completamente madura, isto é, até que amoleça e o tom rosado tenha deixado a cicatriz e o tom esbranquiçado de uma cicatriz remodelada seja evidente. Esse período de tempo é variável, podendo levar até 6 meses ou mais para algumas pacientes. O uso simples de adesivos baratos é tão bom ou melhor do que qualquer forma de tratamento da cicatriz, sendo altamente recomendável. Caso exista qualquer drenagem de secreção ou abscesso dos pontos, esta área deve ser tratada com curativos com pequenas quantidades de pomada antibiótica até que ocorra a cicatrização, devendo então ser retomados os curativos com microporos. O peróxido de hidrogênio pode ser aplicado topicamente como um desinfetante a fim de auxiliar na limpeza da ferida operatória antes dos curativos. Essa técnica irá garantir uma cicatrização excelente com boa coloração e maturação precoce.

- **Armadilhas:** Todas as pacientes são contatadas pelo cirurgião ou seu assistente na noite após a cirurgia. Qualquer aumento súbito da dor ou assimetria deve ser avaliada por um responsável. Caso seja diagnosticado um hematoma, ele deve ser tratado imediatamente.
- **Dicas:** Caso seja diagnosticado um hematoma, o paciente deve retornar à sala de cirurgia para a drenagem do hematoma, lavagem da loja do implante e recolocação do mesmo. Deve-se assegurar uma hemostasia cuidadosa antes da reinserção do implante.

COMPLICAÇÕES

De modo geral, as complicações da mamoplastia de aumento com abordagem periareolar são similares aquelas com qualquer outra abordagem.

Infecção

- A infecção após a mamoplastia de aumento realizada por meio de uma abordagem periareolar é incomum. Caso ocorra, o tratamento-padrão é a retirada do implante, curetagem da loja e recolocação do implante posteriormente. Os implantes normalmente não são recolocados até que o tecido mamário tenha retornado à consistência normal e quaisquer evidências de enrijecimento, dor e sensibilidade tenham desaparecido. A espera costuma ser de 6 meses após a cirurgia inicial, apesar de o autor ter publicado um relato de caso de reinserção imediata do implante usando a técnica publicada pelo Dr. Scott Spear.

Contratura capsular

- Alguns autores acreditam que a contratura capsular clinicamente significativa é mais provável com o uso de uma abordagem periareolar quando comparada com a abordagem via sulco inframamário, apesar de isso poder estar relacionado a detalhes técnicos que não são praticados de forma igual pelos cirurgiões com diferentes treinamentos. Na experiência pessoal deste autor, não existe relação entre o risco de contratura e a abordagem cirúrgica escolhida.

Perda de sensibilidade do mamilo

- A perda de sensibilidade do mamilo é incomum com o uso das técnicas periareolares. Trabalhos recentes apoiaram a impressão clínica de que a perda de sensibilidade provavelmente está relacionada com o tamanho do implante em vez da incisão usada.[3,6] Em outras palavras, implantes maiores produzem um aumento do risco de perda da sensibilidade, caso tenha havido cuidado com a dissecção da loja, não importando se foi adotada uma abordagem inframamária ou periareolar. Isso também concorda com a impressão clínica de que mulheres com mamas naturalmente maiores tendem a ter sensibilidade reduzida.[7]

Cicatrizes hipertróficas

As cicatrizes hipertróficas são incomuns quando adotadas boas práticas cirúrgicas, exceto quando houver história familiar de cicatrizes hipertróficas ou formação de queloides. As práticas de redução dos riscos de cicatrização desfavorável incluem uma anamnese e exame físico cuidadosos antes da cirurgia, assim como adoção rigorosa dos princípios conhecidos de cirurgia plástica. O manuseio atraumático dos tecidos, prevenção da contaminação e infecção, hemostasia cuidadosa, técnicas cuidadosas do fechamento da pele sem tensão, materiais de sutura modernos e aplicação de cuidados de longo prazo das incisões no período pós-operatório contribuem para a redução do risco de uma cicatrização inadequada. A aplicação dos adesivos talvez não seja recomendada com a frequência que deveria, uma vez que esta ainda não foi bem documentada. Na prática, o micropore é usado continuamente no pós-operatório pelas pacientes em suas incisões, e elas são orientadas a trocá-las apenas quando estes começam a descolar, normalmente uma vez por semana. As pacientes recebem instruções por escrito para tomarem banho com os microporos e não retirá-los, já que isso pode irritar a epiderme e causar uma inflamação desnecessária. Caso as pacientes desenvolvam sensibilidade ao adesivo, outros tratamentos podem ser úteis, como a compressão suave com pomadas ou adesivos de silicone. Além do custo mais elevado destas alternativas, a limpeza é mais difícil com estes, pois essas alternativas tendem a ser adesivos oclusivos. Raramente podem ser necessárias injeções de triancinolona para controlar as cicatrizes elevadas, pruriginosas ou dolorosas, porém esse tratamento pode resultar em uma atrofia tecidual significativa. O autor recomenda a injeção de não mais do que 0,5 mL de triancinolona acetonida diluída com xilocaína em uma concentração de no máximo 5 mg/mL a ser injetada diretamente no tecido mais firme da cicatriz com uma seringa de 1 mL e agulha calibre 30. É preciso uma pequena seringa para atingir a alta pressão necessária para injetar a solução no interior da cicatriz. A paciente é vista duas vezes por mês e novas injeções são realizadas conforme necessário, diluindo a concentração até que o efeito clínico desejado seja obtido. A injeção em excesso ou em concentrações excessivamente altas causa risco de atrofia tecidual. As injeções devem ser usadas cuidadosamente em combinação com uma compressão leve com curativos de lâminas de silicone ou micropores, conforme descrito anteriormente. Uma vez que a cicatriz comece a apresentar uma resposta clínica, reduza a frequência do tratamento para uma vez a cada 6 semanas, orientando a paciente a entrar em contato caso a cicatriz comece a aumentar antes da próxima consulta. Nos casos graves, pode levar meses para um bom controle da cicatriz. Nos casos nos quais existe uma causa conhecida para a cicatriz desfavorável, como uma infecção da ferida operatória no período pós-operatório, uma revisão da cicatriz faz sentido. Caso todos os fatores sejam minimizados em primeira instância, a revisão da cicatriz é desaconselhável (esperar um resultado diferente nas mesmas circunstâncias), devendo ser evitada para não causar um resultado igual ou pior.

REFERÊNCIAS

1. Teimourian B, Perlman R. Surgery for gynecomastia. *Aesthetic Plast Surg.* 1983;7:155-157.
2. Gurunluoglu R, Gurunluoglu A. Paulus Aegineta, a seventh century encyclopedist and surgeon: his role in the history of plastic surgery. *Plast Reconstr Surg.* 2001;108:2072-2079.
3. Pitanguy I, Vaena M, Radwanski HN, et al. Relative implant volume and sensibility alterations after breast augmentation. *Aesthetic Plast Surg.* 2007;31:(3)238-243.
4. Cronin TD, Gerow F, eds. Augmentation mammaplasty: a new "natural feel" prosthesis. Transactions of the Third International Congress of Plastic Surgery. Amsterdam, Exerpta Medica Foundation, 1964.
5. Tebbetts JB. Alternatives and trade-offs in breast augmentation. *Clin Plast Surg.* 2001;28:485-500, vi.
6. Mofid MM, Klatsky SA, Singh NK, et al. Nipple-areola complex sensitivity after primary breast augmentation: a comparison of periareolar and inframammary incision approaches. *Plast Reconstr Surg.* 2006;117(6):1694-1698.
7. Tairych GV, Kuzbari R, Rigel S, et al. Normal cutaneous sensibility of the breast. *Plast Reconstr Surg.* 1998;102(3):701-704.

Capítulo 9 — Reintervenção da mamoplastia de aumento

Bradley P. Bengtson, MD, FACS, e Steven Teitelbaum, MD, FACS

Deformidades de estiramento/ondulações

Existem várias complicações da cirurgia mamária secundária que permanecem como os principais motivos de uma reintervenção. As condições incluem contratura capsular, mau posicionamento, ondulações e dobras e deformidades de estiramento do polo inferior. Muitos dos métodos de reparo são similares e serão demonstrados, esclarecidos e apresentados.

PLANEJAMENTO DA INCISÃO

1. O planejamento da incisão de uma cirurgia mamária de revisão para estas condições depende de vários fatores, como posição da incisão prévia e se existem complicações adicionais ou deformidades presentes, porém, em geral prefere-se uma abordagem inframamária. Na presença de uma deformidade de estiramento associada, costuma ser benéfica a ressecção da pele em excesso do polo inferior da mama a fim de auxiliar na restauração da simetria do lado contralateral, das proporções entre mamilo e sulco e das distâncias iguais desde o mamilo até o sulco inframamário (SIM) bilateralmente. Uma incisão de no mínimo 7 cm de comprimento é necessária a fim de facilitar a exposição e realizar o procedimento de forma adequada, particularmente se for usada uma matriz dérmica acelular (Fig. 9-1).

Definição e semântica

A deformidade de estiramento resultando em um aspecto de abaulamento da parte inferior da mama é definida por um aumento da distância pré-operatória entre o mamilo e o SIM (M-SIM) para a distância pós-operatória, com o sulco permanecendo em sua posição prévia exata no momento da primeira cirurgia (Fig. 9-2).

O mau posicionamento do sulco ocorre quando o implante desloca-se para uma posição abaixo da localização prévia do SIM (desde a primeira cirurgia). Isso também resultará em um aumento da nova distância M-SIM; no entanto, a cicatriz desloca-se para cima no polo inferior da mama caso tenha sido usada uma incisão inframamária previamente (ver Mau posicionamento do sulco).

As técnicas cirúrgicas para a correção de todas as três complicações: abaulamento inferior da mama; ondulações; e contratura capsular, são essencialmente as

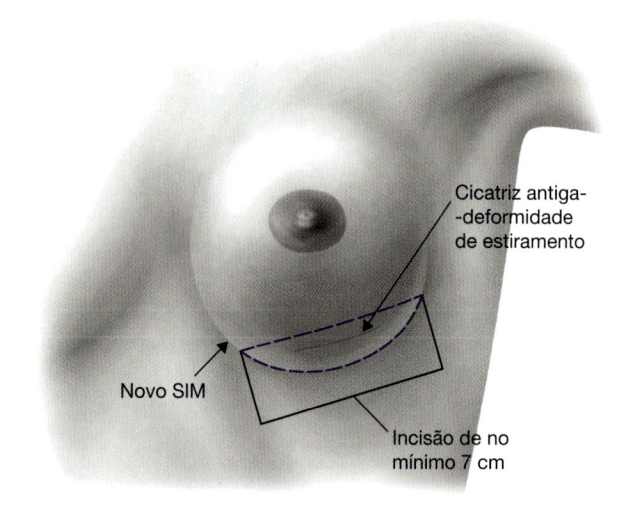

Figura 9-1

mesmas. Ao abordar as pacientes com estas complicações é importante fazer o máximo possível cirurgicamente a fim de melhorar os resultados e reduzir a chance de recorrências ou correção incompleta. Assim, as alterações para dar maior cobertura ao implante, trocas de implantes salinos por implantes de silicone e uso de técnicas-padrão são importantes. A matriz dérmica acelular frequentemente é importante na sustentação dos tecidos moles como se fosse uma rede interna, assim como a produção de um efeito de tenda sobre o implante a fim de reduzir sua visibilidade.

As diferenças técnicas ao corrigir ou melhorar esses problemas serão especificamente abordadas em cada seção deste capítulo, porém como as técnicas em geral são quase idênticas elas serão apresentadas em conjunto com suas variações sendo observadas.

2. Após a definição da natureza exata da deformidade e de suas principais relações, o planejamento da incisão é realizado com o propósito de situar a incisão final no novo SIM. O novo tamanho e forma do implante também podem desempenhar uma função no posicionamento do novo SIM. Estas relações do tamanho do implante e da distância M-SIM foram determinadas. É feita uma incisão de 7 cm ou maior caso seja planejada uma ressecção de pele, sendo confirmada intraoperatoriamente com a pele sob estiramento máximo.

A   **B**   **C**   **D**

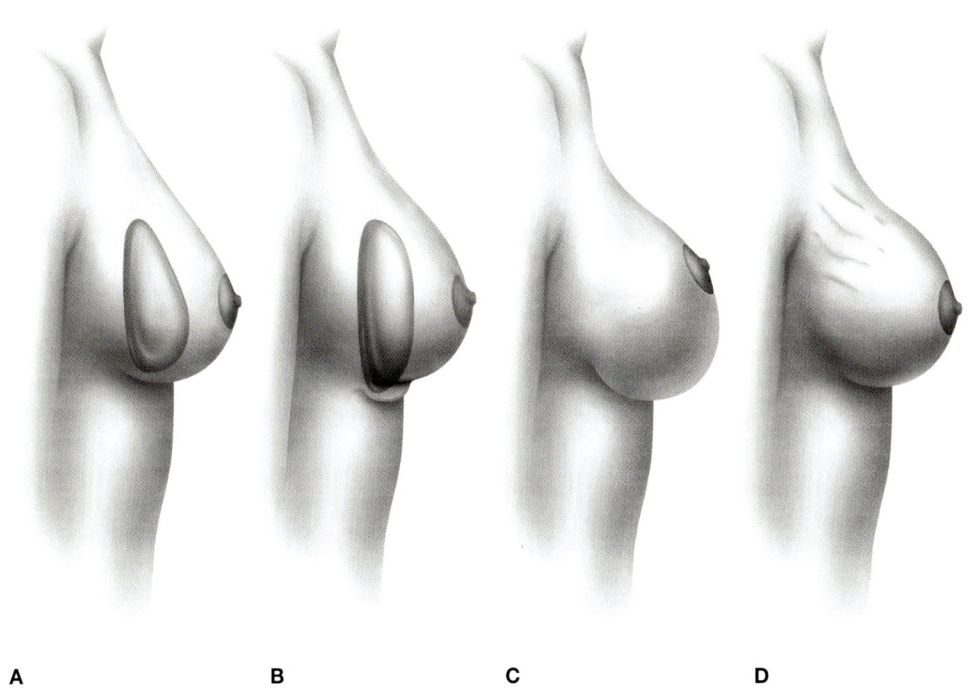

Figura 9-2 **A.** Posicionamento normal do implante. **B.** Mau posicionamento do sulco. **C.** Deformidade de estiramento do polo inferior. **D.** Ondulações e dobras.

DISSECÇÃO INICIAL

1. **Instrumental:** São recomendados cinco instrumentos especializados para este procedimento, incluindo um afastador mamário de duas extremidades, uma espátula de implante, um afastador de fibra óptica com capacidade de aspiração de fumaça, um eletrocautério monopolar e um bom fotóforo de fibra óptica (Fig. 9-3).
2. **Demarcações/pontos de referência:** A incisão é feita de forma elíptica sobre a incisão anterior, na localização planejada do antigo SIM, ou em outra localização planejada de acordo com as novas diretrizes das medidas do novo implante e SIM (Fig. 9-4 A,B).
3. O comprimento da incisão depende do tipo e do tamanho do implante. Entretanto, para estes procedimentos de revisão e em particular ao usar a matriz dérmica acelular como suporte e reforço, o procedimento pode ser semelhante a operar por meio de um "orifício de caixa de correio" (Fig. 9-5 A,B). Quanto maior a visibilidade, maior a facilidade e a eficiência da técnica a ser realizada.
4. **Detalhes do procedimento:** Procedimentos de contratura capsular e ondulações/dobras.

A incisão da pele é feita com um bisturi com lâmina número 15 e a dissecção inicial é realizada através da derme com o eletrocautério. Os vasos encontrados, incluindo os perfurantes, são cauterizados de maneira prospectiva. A seguir, para os implantes previamente submusculares, com o implante original ainda no local, a dissecção é realizada até a cápsula mamária superficial. A dissecção é iniciada em direção cranial e para a borda caudal do músculo peitoral maior. No caso de contratura capsular ou de uma cápsula velha calcificada, todo o tecido capsular ou a cápsula abaixo da borda do peitoral maior é ressecada. No caso de ondulação sem contratura, é preferível manter a cápsula intacta a fim de proporcionar uma camada adicional de suporte e espessamento anteriormente. A capsulotomia radial é então realizada com a preparação da loja simetricamente conforme o necessário. Os novos implantes são posicionados ou alternativamente pode ser empregado um molde enquanto a matriz dérmica acelular é suturada na posição com a proteção do implante com uma espátula afastadora. A derme celular é posicionada no novo SIM e seu efeito de alça suporta o implante, reduzindo a ondulação visível. Tanto experimental quanto clinicamente, a cápsula aparentemente não se forma na superfície profunda ou abaixo da matriz dérmica acelular e assim a contratura capsular circunferencial é evitada (Figs. 9-6 A-D e 9-7 A,B)

Deformidade de estiramento do polo inferior

As marcações pré-operatórias são confirmadas, com o planejamento da ressecção da pele redundante no novo SIM. A incisão da pele é feita por meio da desepitelização da pele redundante do polo inferior. A incisão da pele é então realizada na porção inferior da incisão retendo o componente desepitelizado acima. A dissecção inicial é realizada através da derme com eletrocautério.

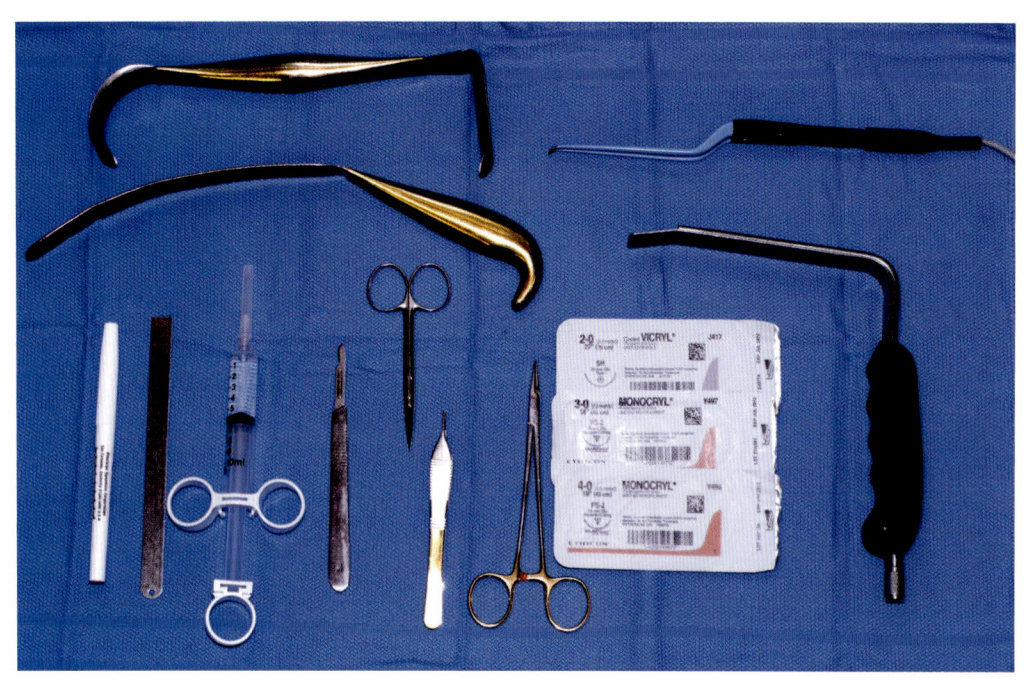

Figura 9-3

Os vasos encontrados, incluindo os perfurantes, são cauterizados de forma prospectiva. A seguir, caso seja usada uma matriz dérmica acelular, com o implante na sua posição, a dissecção é realizada cefalicamente até a borda inferior do peitoral maior. A capsulotomia é realizada na região do sulco, estimando-se a quantidade de cápsula em excesso a ser ressecada. A matriz dérmica acelular é então suturada na posição ao longo da margem inferior do peitoral maior e no topo e anteriormente à superfície capsular, e finalmente inserida na região do novo SIM. A derme redundante desepitelizada pode ser usada para o suporte da região do SIM.

5. **Armadilhas**: É muito comum ao abordar uma complicação e realizar uma reintervenção a criação de um novo problema ou deformidade ao tentar corrigir ou melhorar outro. Cuidado para não dissecar excessivamente os espaços lateral e medial ou criar uma simastia ou mau posicionamento lateral. As técnicas padrão de reintervenção – particularmente nos casos de ondulação, deformidades de estiramento e contratura capsular – apresentam taxas de recorrência bastante altas, de modo que o reforço dos tecidos moles com matriz dérmica acelular ou a colocação desse material em interposição proporcionará a melhor alternativa para redução de recorrências posteriores ou reparos incompletos inestéticos.

6. **Dicas**: Manter o implante em sua posição sempre que possível inicialmente facilita grandemente a

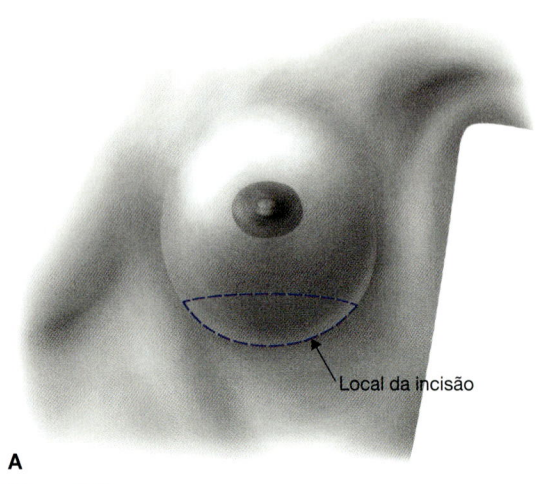

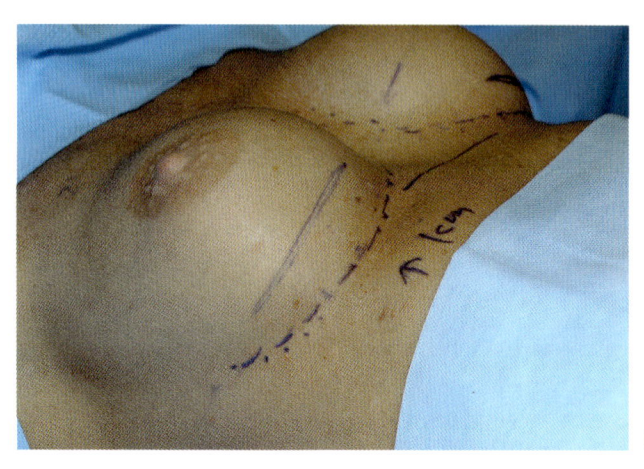

A — Local da incisão

B

Figura 9-4

Mamoplastia de Aumento 75

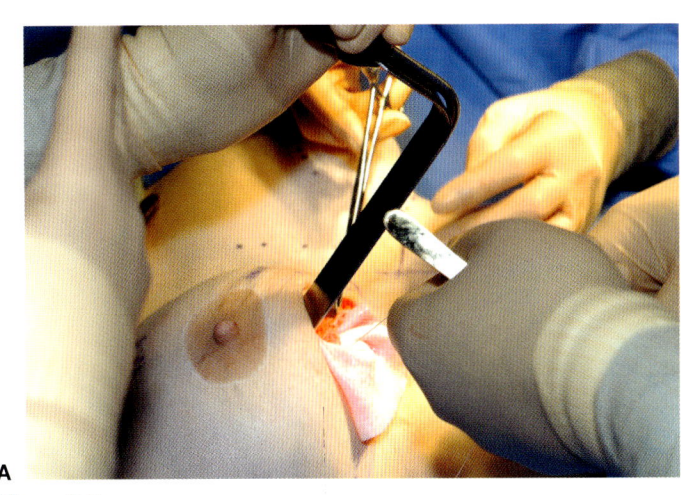

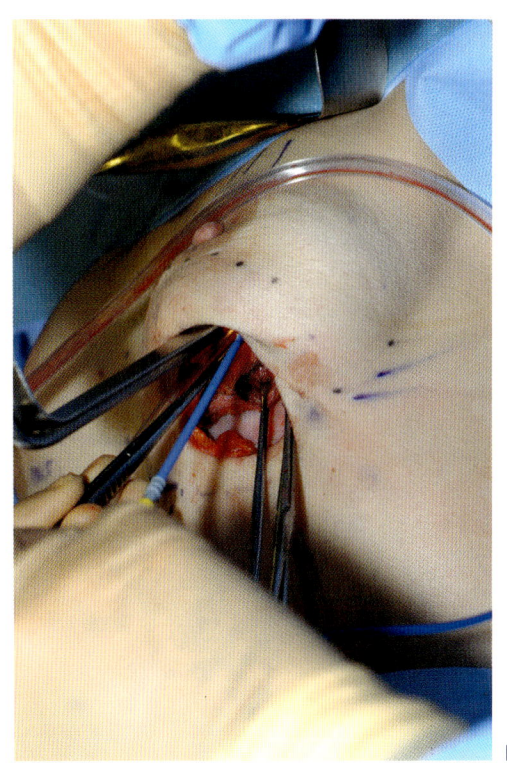

Figura 9-5

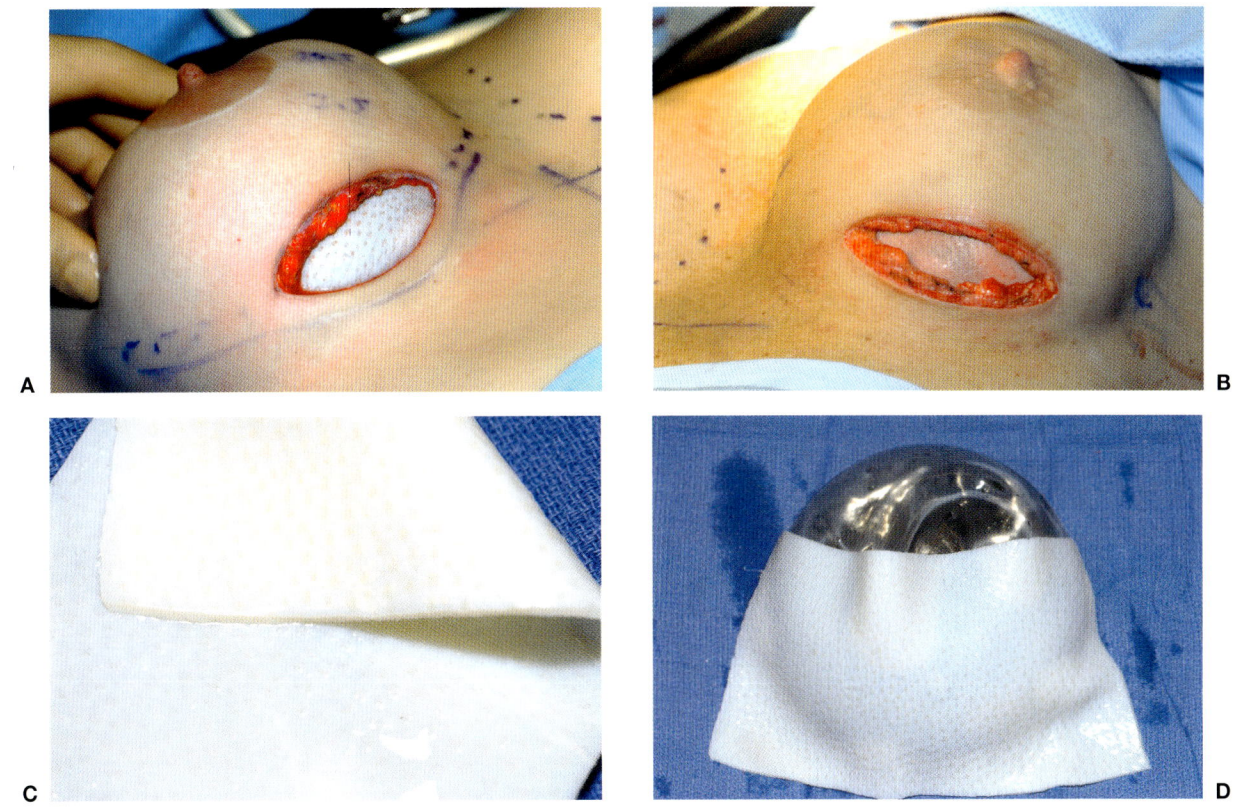

Figura 9-6

Figura 9-7

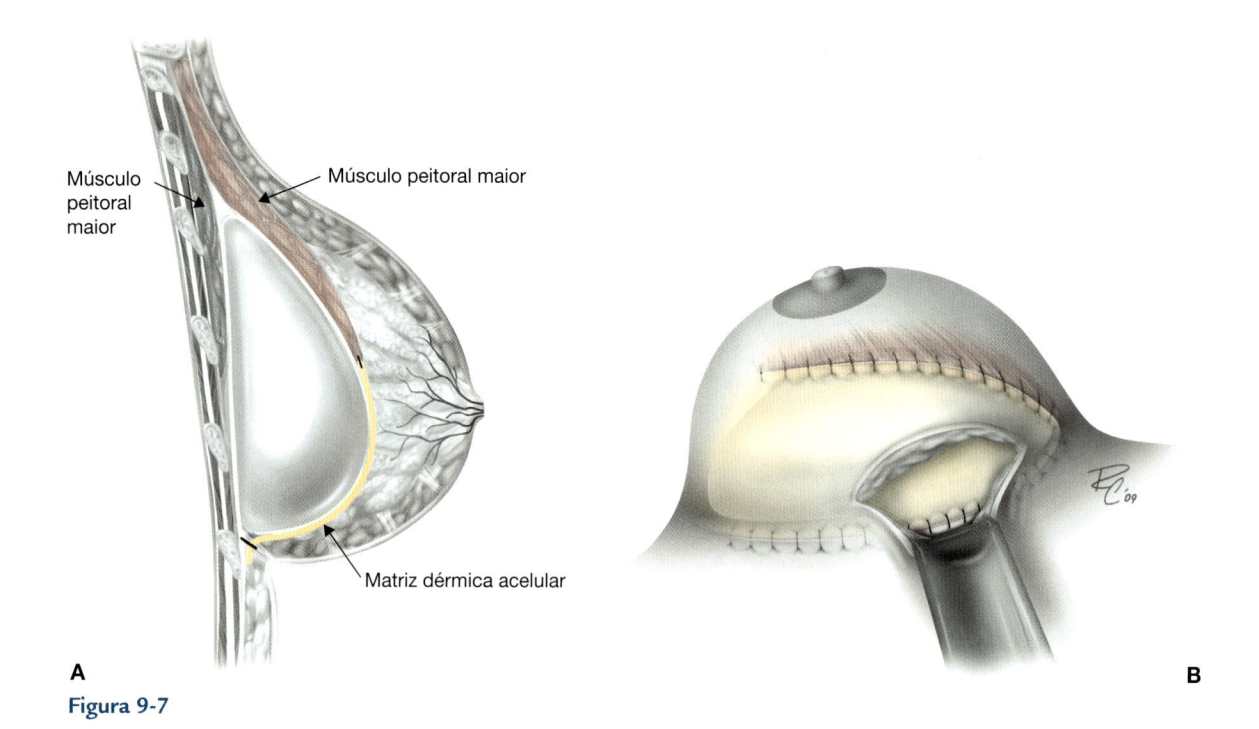

dissecção capsular e a definição da borda do músculo peitoral. O afastador tipo espátula é particularmente útil durante essa dissecção inicial. Estimar a pele e a cápsula redundante que sofreram estiramento ocasionalmente é difícil e pode ser facilitada pelo conhecimento das relações ideais de M-SIM com volumes específicos dos implantes. As novas matrizes dérmicas acelulares proporcionam um reforço significativo dos tecidos moles minimizando as deformidades assim como reduzem a formação recorrente de contratura capsular.

PREPARAÇÃO DA LOJA E DISSECÇÃO DO RETALHO CAPSULAR

1. O implante é deslocado manualmente em direção cefálica e é determinado o nível do novo SIM revisado e planejado, sendo realizada a capsulotomia. A borda livre da cápsula é deixada intacta, e a cápsula inferior em excesso abaixo do sulco é ressecada.
2. A nova localização do SIM pode ser estimada com a paciente na posição ereta ou parcialmente ereta, com o implante ou seu molde posicionado e o sulco é marcado internamente com azul de metileno e uma agulha calibre 22.
3. Caso a paciente apresente uma contratura capsular ou calcificação concomitante, ou de acordo com a vontade do cirurgião, a cápsula anterior é ressecada até a borda inferior do músculo peitoral maior ou completamente. Caso isso seja realizado, deve ser considerado o uso de matriz dérmica acelular que irá definir e suportar o sulco, suportar o peso do implante, reduzir a incidência de futuras deformidades de estiramento, proporcionar uma cobertura adicional no polo inferior da mama frequentemente com espessura reduzida e diminuir a formação de contratura capsular circunferencial.

   Caso não exista evidência de contratura capsular, a capsulotomia no ápice do espaço pode ser realizada e a cápsula vascularizada pode ser usada como uma camada adicional de suporte para o implante. A dissecção é realizada superficialmente em relação à cápsula até a margem inferior do músculo peitoral, e a matriz dérmica acelular é suturada à borda muscular de modo similar ao uso nos casos de reconstrução mamária.

4. **Armadilhas**: Estas três complicações estão entre as mais difíceis de serem tratadas em cirurgia mamária. Toda técnica para reduzir a recorrência e minimizar ou eliminar a deformidade deveria incluir a troca de implantes salinos por implantes de gel, retalhos capsulares ou novos espaços subpeitorais e adição de matriz dérmica acelular. Além disso, todos os materiais apresentam elasticidade diferente entre si, de modo que é importante compreender as características específicas do material que está sendo utilizado.
5. **Dicas**: O tamanho adequado da incisão é importante. Ao fazer a ressecção adicional de pele para deformidades de abaulamento, o comprimento da incisão não é um problema, porém em outras circunstâncias deve ser planejada uma incisão de no mínimo 7 cm de comprimento. A manutenção do implante original em sua posição para a porção ini-

cial da dissecção facilita bastante o procedimento. Os sulcos M-SIM ideais também podem ser estimados pré-operatoriamente de acordo com o tamanho final do implante escolhido, especificamente determinando a distância em estiramento.

FECHAMENTO

1. O fechamento inframamário padrão pode ser realizado em três camadas, fechando-se a fáscia superficial com uma sutura contínua ou interrompida absorvível, como o Vicryl 3-0 seguido de uma sutura intradérmica com Monocryl 3-0 e uma sutura intradérmica contínua com Monocryl 4-0, conforme descrito previamente. A nova sutura 2-0 ou 3-0 monofilamentar também pode ser usada no subcutâneo de modo contínuo em duas camadas, o que abrevia o fechamento. Na deformidade de abaulamento, a derme desepitelizada também pode ser usada para reforçar o fechamento.

2. Cuidados com a ferida operatória – a incisão é coberta com Steri-Strips ou com adesivo gel, o qual proporciona hidratação e uma barreira à prova d'água.

Contratura capsular

Contração capsular

A abordagem cirúrgica e a correção da contratura capsular são semelhantes àquelas previamente descritas e usadas para a correção de dobras e ondulações. A diferença significativa encontra-se na patologia da cápsula. Em geral, o tecido capsular deve ser encarado como "patológico", frequentemente formado por biofilme ou uma infecção subclínica, devendo ser removido por meio de uma capsulectomia total ou quase quando possível (ao contrário de uma deformidade por estiramento, na qual a cápsula redundante pode ser usada para suporte). Em uma contratura capsular a cápsula deve ser removida (Fig. 9-8) deve ser considerada substituição com o uso de matriz dérmica acelular, particularmente em casos de contraturas recorrentes. A cápsula anormal pode então ser "substituída" por uma matriz dérmica acelular como uma extensão peitoral similar ao seu uso na reconstrução mamária (Fig. 9-9).

Dissecção para os casos de contratura capsular

A incisão da pele é feita com um bisturi de lâmina número 15 e a dissecção inicial é realizada através da derme com o eletrocautério. Para o caso de implantes previamente submusculares, o implante original é deixado em sua posição tanto quanto possível, com a dissecção sendo realizada até a cápsula mamária superficial. A dissecção é então iniciada em direção cranial e em direção caudal à borda do músculo peitoral maior. A dissecção continua profundamente ao músculo com todo o tecido capsular ou o máximo possível sendo ressecado (Fig. 9-8 A-D).

No caso de um implante previamente subglandular, a capsulectomia total com a remoção do implante é recomendada, assim como a mudança da loja do implante com ou sem a adição de uma matriz dérmica acelular como extensão peitoral. Na Figura 9-9 C-F encontram-se um acompanhamento de 1 ano em uma paciente com contratura capsular com três recorrências tratada com capsulectomia e a adição de uma matriz dérmica acelular como extensão peitoral com mamas completamente macias.

A inserção e o fechamento são realizados conforme descrito na seção anterior de deformidade por estiramento.

TÉCNICAS ESPECIAIS

Retalho capsular – neoespaço subpeitoral

Referências: o retalho capsular, ou neoespaço subpeitoral, consiste em uma ferramenta útil na reintervenção de cirurgias mamárias, devendo fazer parte do arsenal cirúrgico de todos os cirurgiões plásticos. Ele é usado em situações nas quais a paciente tenha realizado mamoplastia de aumento prévia na posição submuscular, sendo mais útil ainda em pacientes com mau posicionamen-

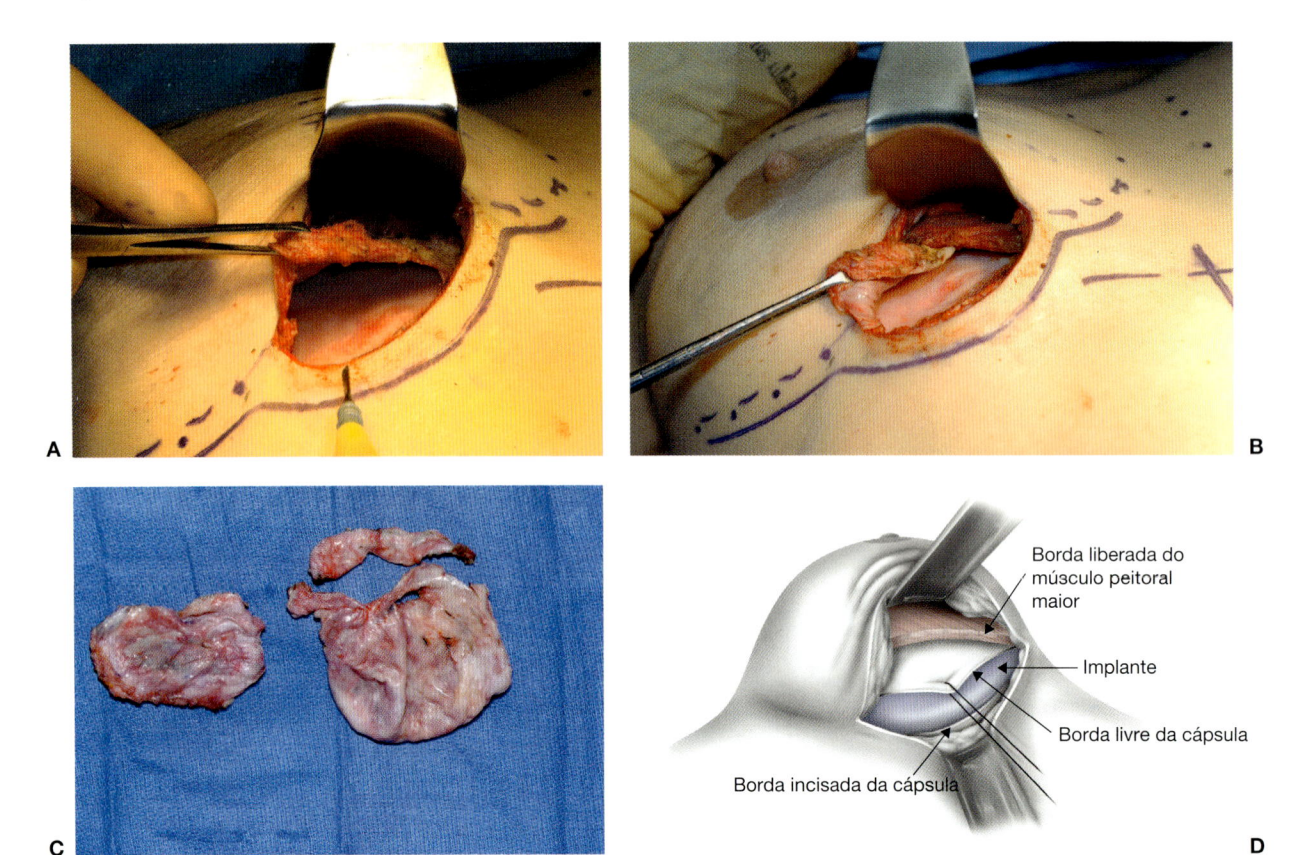

Figura 9-8

Figura 9-9

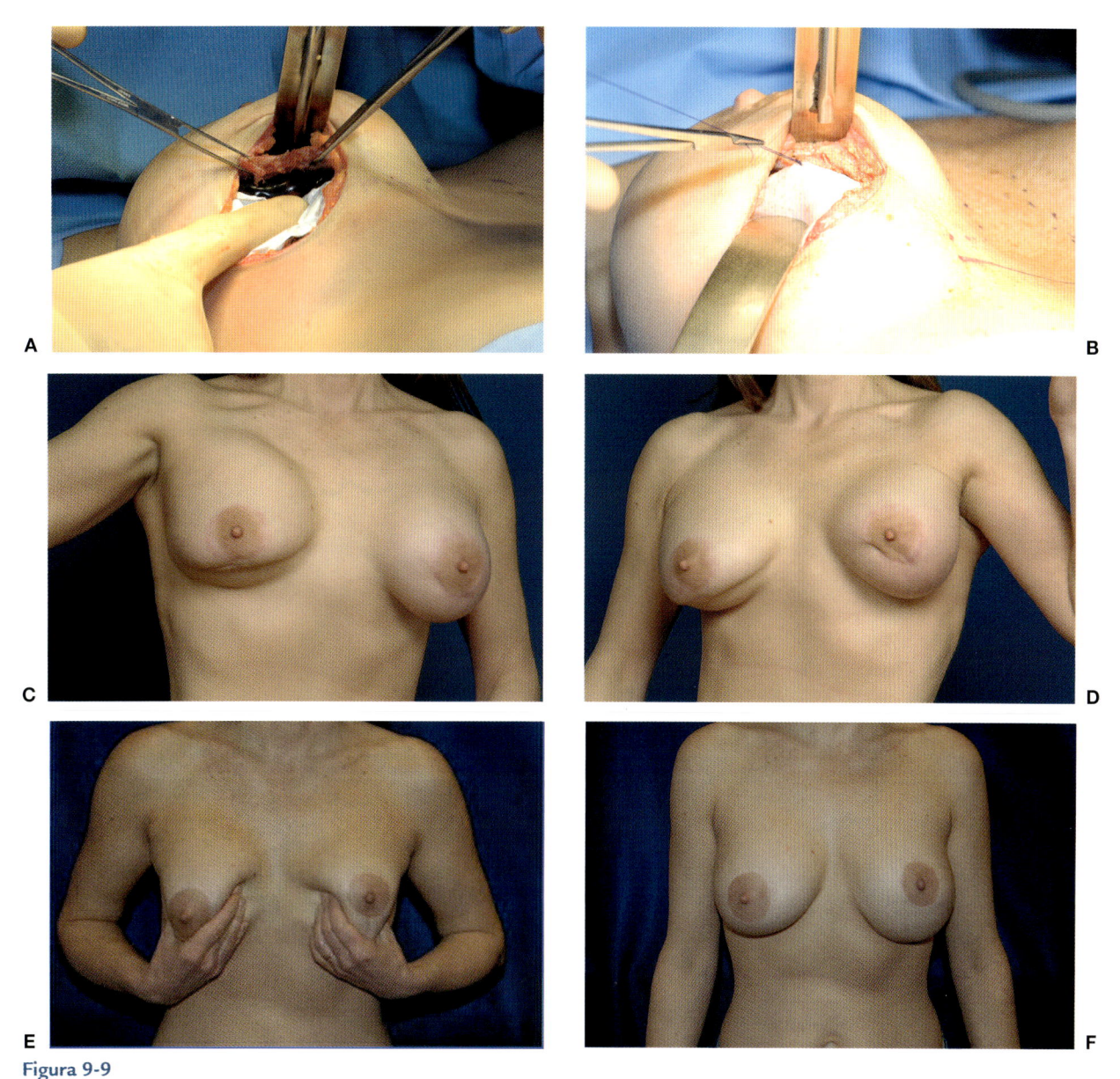

to medial da prótese (simastia) e nos posicionamentos inadequados de sulco inframamário ou laterais. É criado um novo espaço superficialmente acima da cápsula mamária prévia, e atrás abaixo do músculo peitoral maior, a cápsula é colapsada, sendo inserido um novo implante em um novo espaço parcialmente submuscular.

1. **Planejamento da incisão:** A incisão prévia em caso periareolar ou uma nova incisão inframamária é feita em elipse ao redor da cicatriz anterior. Novamente, é indispensável um comprimento adequado da incisão para uma visualização adequada: mínimo de 7 cm.
2. **Detalhes do procedimento:** Conforme previamente discutido, a manutenção do implante em sua posição prévia enquanto for tecnicamente possível é importante. A dissecção é realizada inferior à superfície capsular anterior com o cautério de Bovie. A elevação do espaço subcutâneo é realizada com o auxílio de afastadores de dupla extremidade. Ao alcançar a borda inferior do músculo peitoral maior, um novo plano de dissecção entre a superfície capsular e abaixo do músculo é confeccionado. A compressão da cápsula e do implante subjacente com uma compressa úmida forçando o plano de dissecção com o cautério em corte/coagulação mantendo pressão e tensão auxilia no desenvolvimento dos planos teciduais. Faça uma rotação para frente e para trás, medial e lateral para proporcionar uma visualização adequada; afastadores com fontes de luz são importantíssimos. Após alcançar o ápice do implante é realizada a capsulotomia próximo ao SIM e o im-

plante é removido. Em caso de suspeita de ruptura de um implante de gel de silicone será útil no pré--operatório colocar uma fita OpSite ou Ioban a fim de evitar o contato do silicone com a pele.

Pinças de Alice podem ser colocadas na borda muscular a fim de completar o novo espaço cranialmente. Deve-se tomar cuidado para não realizar uma dissecção excessiva do novo espaço, particularmente quando for usado um novo implante texturizado de formato estável. A ressecção da cápsula redundante no nível do sulco é realizada para manter a cápsula ajustada ao tórax com mínima quantidade de tecido redundante. O novo implante é posicionado no novo espaço submuscular parcialmente acima da cápsula prévia.

3. **Armadilhas**: A capsulotomia precoce e a remoção do implante tornam a dissecção cirúrgica mais difícil. Usando a corrente de corte pelo modo de coagulação aumentará a chance de uma capsulotomia inadvertida, afetando definitivamente a execução do procedimento em caso de presença de um implante rompido. A dissecção exagerada do novo espaço afeta o propósito e a capacidade do procedimento em manter o implante em posição e evitar um mau posicionamento futuro. Caso exista uma contratura capsular ou calcificação grave, este procedimento não deve ser realizado e a cápsula deve ser ressecada.
4. **Dicas**: Trata-se de um procedimento importante a ser aprendido e utilizado. Técnicas mais avançadas incluem a rotação de retalhos para a cobertura e o uso da cápsula posterior ou apenas porções parciais da cápsula para a definição das bordas mediais ou laterais em vez de elevar toda a superfície capsular. Caso o implante esteja em um espaço subglandular, uma parte da cápsula pode ser mantida para a cobertura, porém um espaço submuscular completamente novo é criado em vez de ser usado um retalho capsular ou a técnica do neoespaço subpeitoral.

Cobertura subglandular para ondulações/dobras

Nos casos em que a paciente não aceita um implante submuscular ou quando não há músculo devido a uma cirurgia prévia ou ausência congênita, existem algumas alternativas. Esta técnica pode não produzir uma melhora tão significativa quanto a extensão peitoral, porém pode proporcionar alguma melhora. A fim de minimizar as ondulações inerentes do implante, usa-se um implante com maior volume de preenchimento. Além disso, uma matriz dérmica acelular pode ser inserida em uma localização pré-peitoral ou intracapsular, porém suturada à parede torácica sob algum grau de tensão a fim de proporcionar uma ondulação menos visível, ao contrário do que pode ser proporcionado pela espessura da cobertura e pelo material em si. Nesses casos, um pedaço de 8 × 16 cm ou maior pode ser orientado verticalmente e posicionado sobre o implante. A porção medial da mama normalmente é a mais fina, de modo que o material pode ser instalado com uma localização mais medial a fim de maximizar a cobertura, embora possa variar de paciente para paciente.

1. **Armadilhas**: Não existem dados suficientes que corroborem essa abordagem, porém pode ser benéfica no sentido de proporcionar alguma cobertura e melhora em pacientes com diminuição significativa da espessura tecidual. Existem relativamente poucas alternativas exceto a transferência de tecidos autólogos ou enxertos de gordura. A simples colocação do material pode não proporcionar uma cobertura adequada ou melhora cosmética.
2. **Dicas**: Fixe a matriz dérmica acelular à parede torácica a fim de causar um efeito de tenda. Drenagem e um preenchimento adequado do espaço sob alguma tensão são importantes para aumentar a aderência e integração bem como a revascularização da matriz do material.

Mau posicionamento

MEDIAL/SIMASTIA

O posicionamento inadequado do implante costuma ser uma causa significativa de deformidades após a mamoplastia de aumento. O mau posicionamento pode ser superior, inferior, lateral ou medial em relação à mama. Quando o posicionamento inadequado é medial em relação à mama, ele é descrito por um termo especial: simastia (Fig. 9-10).

A simastia pode ocorrer em vários graus de gravidade. Em sua forma mais branda, permanecem os dois espaços separados dos implantes, porém, um ou ambos os espaços atravessam a linha média (Fig. 9-11 A-B). Em situações graves, a pele pré-esternal na linha média eleva-se; nos casos mais graves os implantes mamários direito e esquerdo dividem um espaço em comum (Fig. 9-12 A-C).

Tecidos finos e tênues colocam a paciente em risco para esse problema. Mesmo as formas brandas de peito escavado podem aumentar substancialmente o risco, permitindo uma migração passiva devido ao ângulo e às forças que atuam sobre a caixa torácica. Da parte do cirurgião, a dissecção medial excessiva ou a divisão das origens do peitoral podem contribuir para isso.

O problema parece ser encontrado com mais frequência com uso de implantes muito grandes para as mamas da paciente, conforme definido pelos sistemas de planejamento baseados nos tecidos já publicados. A simastia também costuma estar mais relacionada com incisões que limitam a visão do cirurgião, como a incisão periareolar em uma aréola de pequenas dimensões.

O cirurgião deve estar alerta para identificar que os casos de simastia mais graves frequentemente incluem um mau posicionamento inferior concomitante.

As opções de tratamento dependem da localização atual e da prevista para a loja dos implantes (Fig. 9-13). Caso o implante esteja subglandular, o problema é mais oportunamente resolvido por meio de uma conversão para um espaço retropeitoral parcial (caso exista mau posicionamento inferior concomitante) ou em plano duplo (caso o pinçamento tecidual no sulco inframamário [SIM] seja > 5 mm e sem mau posicionamento inferior). Apesar de os implantes poderem permanecer no espaço subglandular realizando-se uma capsulorrafia ou criação de um novo espaço subglandular, a facilidade, a durabilidade e a previsibilidade de uma mudança de localização para um espaço retropeitoral tornam esta escolha mais frequente.

Caso a localização já seja submuscular, as opções são de permanecer no espaço submuscular ou a criação de um novo espaço subglandular. Apesar de a conversão para um espaço subglandular seja tentadora, o cirurgião deve ter em mente as vantagens oferecidas pelo espaço submuscular, particularmente para a paciente com simastia, visto que frequentemente estas pacientes são magras e beneficiam-se da cobertura tecidual, e porque o músculo quase por definição não está mais ligado ao esterno.

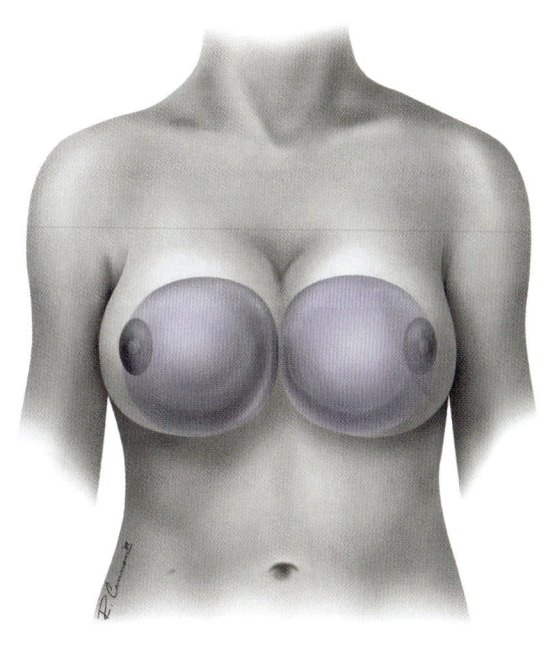

Figura 9-10

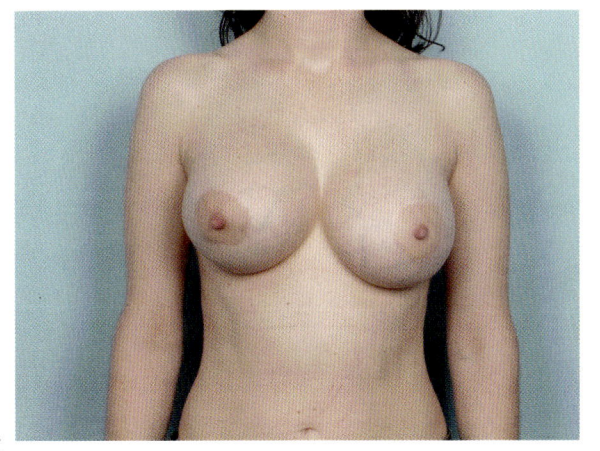

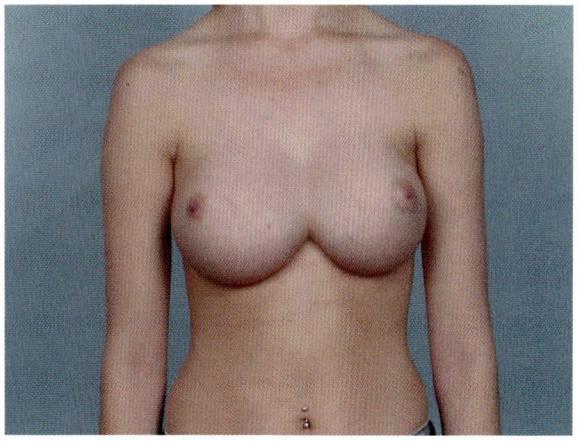

Figura 9-11

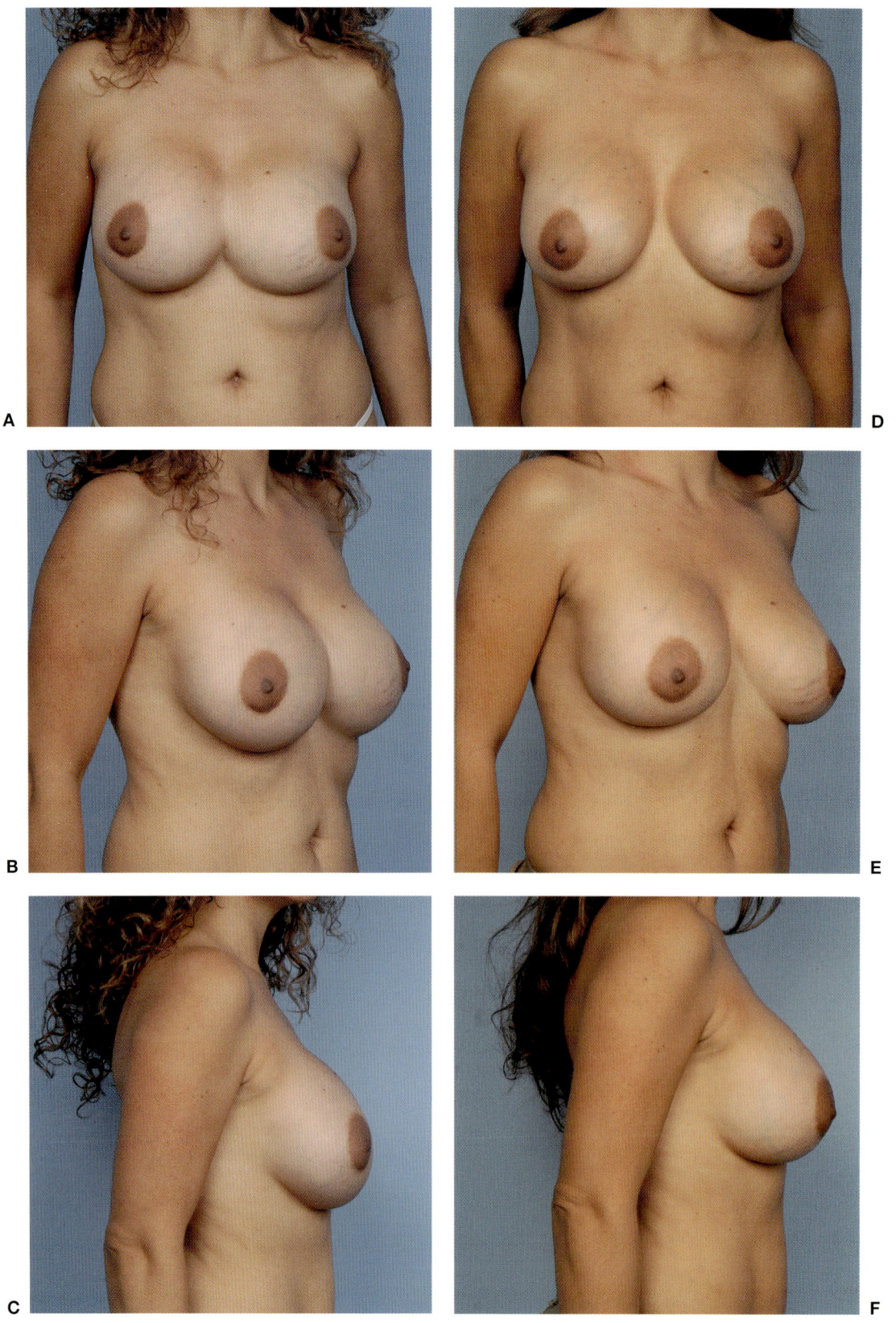

Figura 9-12 Paciente com simastia grave observada imediatamente após sua mamoplastia primária. Neste caso, as lojas dos implantes comunicavam-se sobre o esterno. Ela também apresentava mau posicionamento inferior. É demonstrada a correção após a criação de um novo espaço subpeitoral por meio de uma incisão periareolar.

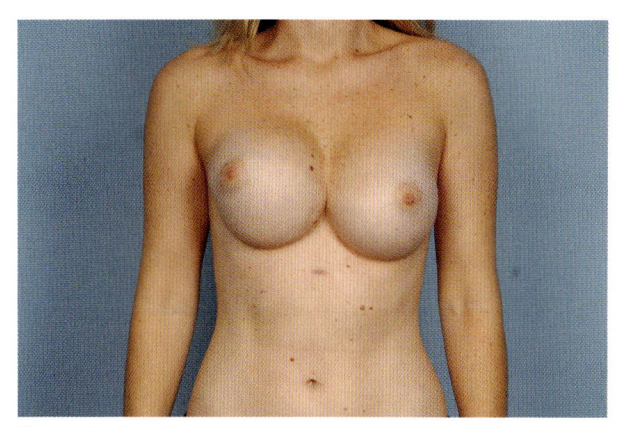

Figura 9-13

Caso a decisão seja pela mudança para um espaço subglandular, deve-se tomar cuidado para deixar uma distância intramamária grande. Caso exista uma simastia submuscular, então por definição o peitoral não está mais ligado à borda lateral esterna. A menos que a dissecção seja interrompida lateralmente ao esterno, pode-se fazer o novo espaço subglandular comunicar-se com o espaço submuscular que ocasionou a simastia.

Com maior frequência, a cobertura tecidual é uma prioridade tão grande que a simastia submuscular é mantida no espaço submuscular, seja deixando o implante no espaço existente e fechando sua extensão medial por meio de uma capsulorrafia ou criando um espaço inteiramente novo entre a parede anterior da cápsula e o tecido mamário/muscular sobrejacente, conhecido como neoespaço subpeitoral.

A capsulorrafia pode ser difícil nos casos de simastia porque as paredes anterior e posterior da cápsula frequentemente são muito finas sobre o esterno, área na qual o reparo deve ser mais reforçado. A cápsula sobrejacente ao esterno é particularmente fina, ao contrário da cápsula situada sobre as cartilagens costais, e o esterno é muito espesso para ser trespassado com uma agulha. A capsulorrafia também exige que as suturas sejam posicionadas em localizações precisas e regulares a fim de criar um limite suave e preciso, o que é muito difícil de realizar quando os tecidos são finos e inconsistentes.

Por outro lado, o neoespaço subpeitoral consiste em um novo espaço situado atrás do músculo e da glândula, porém na frente da cápsula antiga. Sua margens de perímetro são definidas pelas densas aderências entre a cápsula e o tecido sobrejacente. A suavidade e a extensão do espaço são criadas pela dissecção do cirurgião. São usadas suturas para o fechamento do antigo espaço capsular, porém elas podem ser colocadas em intervalos irregulares, permitindo que o cirurgião escolha localizações nas quais a qualidade do tecido seja melhor.

Como as bordas não são definidas por múltiplas suturas, ocorre menos pregueamento logo após a cirurgia, e em geral a melhora é mais rápida. Aparentemente ocorre menos desconforto, talvez devido ao menor número de suturas ao redor dos tecidos torácicos sensíveis.

PLANEJAMENTO DA INCISÃO

A simastia pode ocorrer após as abordagens transaxilar, transumbilical, periareolar e inframamária. Espaços novos subpeitorais para o tratamento de simastia não foram descritos com o uso de incisão transumbilical (TUBA, *transumbilical breast aproach*). Caso a incisão prévia tenha sido inframamária, esta incisão frequentemente é usada novamente. Uma situação distinta na qual isso não ocorre é quando a incisão antiga do SIM foi feita muito inferiormente, de modo que seria impossível usá-la para a criação de um neoespaço subpeitoral com uma distância mamilo-sulco inframamário (M-SIM) mais curta do que seria sua definição.

Caso a incisão prévia tenha sido periareolar e a aréola possua um diâmetro adequado que permita uma visualização e acesso ideais, ela frequentemente é usada. Em geral, o procedimento é mais fácil com uma grande incisão periareolar, uma vez que o cirurgião realiza a dissecção "a partir do topo da montanha", olhando para baixo com excelente visualização e proximidade das margens mais distantes do espaço. Apesar de a incisão inframamária sempre poder ser ampliada, costuma ser difícil visualizar acima do "equador" do implante (nesses casos o implante é deixado no local para uma contratração o máximo possível, sendo então removido e a dissecção é continuada sem o implante no local). Enquanto a simastia está sendo usada como exemplo, os métodos descritos nesta situação também podem ser aplicados para o uso de um neoespaço subpeitoral nos casos de mau posicionamento inferior e lateral.

DISSECÇÃO

1. **Instrumental**: Os principais instrumentos são o afastador de dupla extremidade, o eletrocautério com ponteira longa e um afastador em espátula com o qual se realiza o afastamento de encontro com o implante e/ou cápsula.
2. **Demarcações/pontos de referência**: O objetivo é restabelecer os limites originais da mama. Ocasionalmente pode ocorrer uma "dupla bolha" sobre o implante com posicionamento inadequado. Estes limites costumam encontrar-se totalmente distorcidos. Assim, o cirurgião tem duas possibilidades de realizar as demarcações: o esterno e a posição do SIM a partir do esterno até a borda lateral da mama que seja compatível com o implante escolhido.

Uma vez determinado o novo tamanho do implante (ver seção de escolha do implante neste capítulo), deve ser demarcado um SIM a uma distância do mamilo de 7 cm para 200 mL, 8 cm para 300 mL e 9 cm para 400 mL. Estas linhas devem ser desenhadas sobre a mama e alinhadas com a borda lateral da mama e centralmente à borda mais lateral esterna. Exagere lateralmente, criando uma distância inframamária (DIM) grande a fim de assegurar que exista uma pele pré-esternal adequada sem implante abaixo da mesma. Marque cada interespaço na borda esternal lateral e assegure-se que a nova DIM não é menor do que a atual. Apesar do tamanho excessivo do implante ser parcialmente responsável por sua deformidade, e que implantes maiores ocasionam um estiramento maior sobre qualquer reparo de simastia, várias pacientes com simastia solicitam a manutenção de implantes grandes. É importante manter-se fiel a seu julgamento como cirurgião na determinação do tamanho do implante que proporcionará à paciente a melhor oportunidade de uma correção duradoura de sua deformidade.

3. **Detalhes do procedimento:** É realizada uma incisão periareolar ou no SIM. A dissecção é realizada através dos tecidos moles até a cápsula do implante, e a dissecção ocorre entre a parede anterior da cápsula e o parênquima, como se estivesse sendo realizada uma capsulectomia anterior. Quando a cápsula é fina, a dissecção é mais difícil. Com frequência esse é o caso com os espaços aumentados da simastia (ao contrário dos espaços contraturados, que normalmente são espessos). Seja paciente e tome cuidado para não criar lacerações na cápsula, apesar de que desde que as rupturas não sejam grandes a ponto de destruir a capacidade de criação de um espaço em sua frente, pequenas lacerações são aceitáveis. Na verdade, elas proporcionam uma oportunidade de visualização das suturas que separam a parede anterior da parede posterior e permitem a drenagem de líquidos do espaço colapsado do implante.

A dissecção é mais fácil na área inferior da mama onde a glândula encontra-se na frente da cápsula. À medida que progride superiormente e inicia-se a dissecção sob o músculo, a dissecção com frequência se torna mais difícil (Fig. 9-14). A cápsula torna-se mais fina e mais aderente ao músculo do que nas áreas abaixo da glândula. Prossiga devagar e reposicione o afastador utilizando a contratração. Em vez de cauterizar as fibras estendidas, deslize o cautério ao longo da cápsula. Isso auxiliará na elevação do músculo intacto em relação à cápsula. Caso seja impossível permanecer neste plano sem danificar o músculo ou a cápsula, pode-se realizar uma capsulotomia horizontal, assim permitindo que a porção mais inferior do implante fique no neoespaço subpeitoral e a porção superior dentro do antigo espaço capsular (Fig. 9-15).

Toda a dissecção deve terminar antes de seus limites previstos; você deve aumentá-lo depois, o que pode ser feito de maneira precisa e fácil (Figs. 9-16 e 9-17).

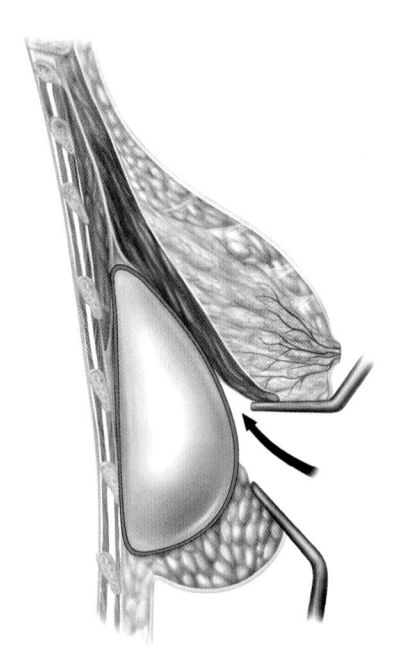

Figura 9-14 A dissecção inicia como uma capsulectomia. A única diferença é demonstrada na Figura 9-16: a dissecção é intencionalmente incompleta.

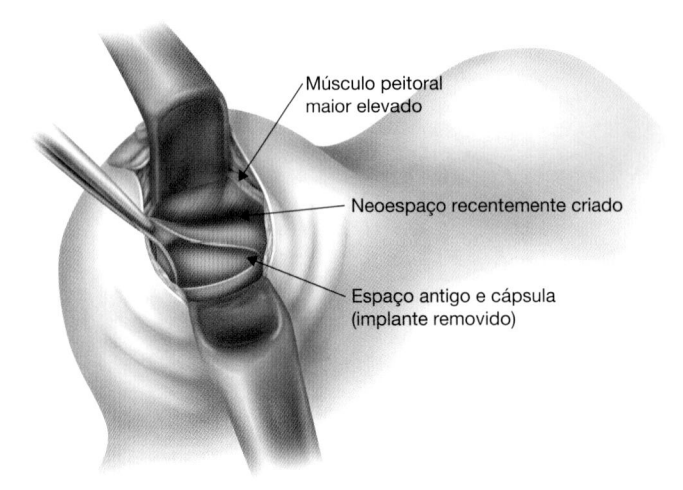

Figura 9-15 As camadas envolvidas neste procedimento são demonstradas. Após a dissecção anterior à parede anterior da cápsula, o implante é removido, a parede anterior é unida à parede posterior e o implante é colocado no novo espaço criado.

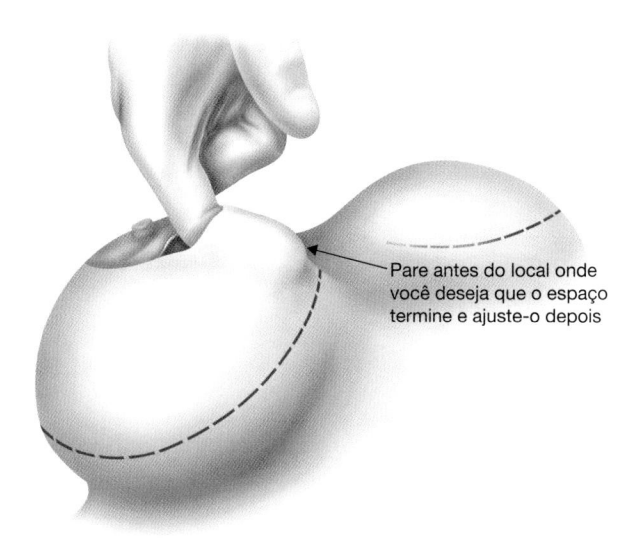

Figura 9-16 O neoespaço subpeitoral é um procedimento que cria um espaço menor. A linha pontilhada indica os limites do novo espaço.

Realize uma capsulotomia de tamanho suficiente para a remoção do implante. Planeje a capsulotomia ao redor dos furos adjacentes que foram feitos inadvertidamente na cápsula, ou em uma localização em que você tenha uma boa visualização do interior do espaço de quaisquer regiões que você queira colocar suturas para costurar a parede capsular anterior na parede posterior, a fim de obliterar o espaço antigo (Fig. 9-18). Um implante liso será facilmente removido, porém quando se tratar de um implante texturizado, remova-o com cuidado, uma vez que a aderência à cápsula sobrejacente pode ocasionar a destruição de sua cápsula dissecada adequadamente durante a remoção.

Uma série de suturas é feita no interior da cápsula antiga entre as paredes anterior e posterior do espaço. Embora seja verdade que a pressão do implante no topo da cápsula auxilia na compressão e oblite-

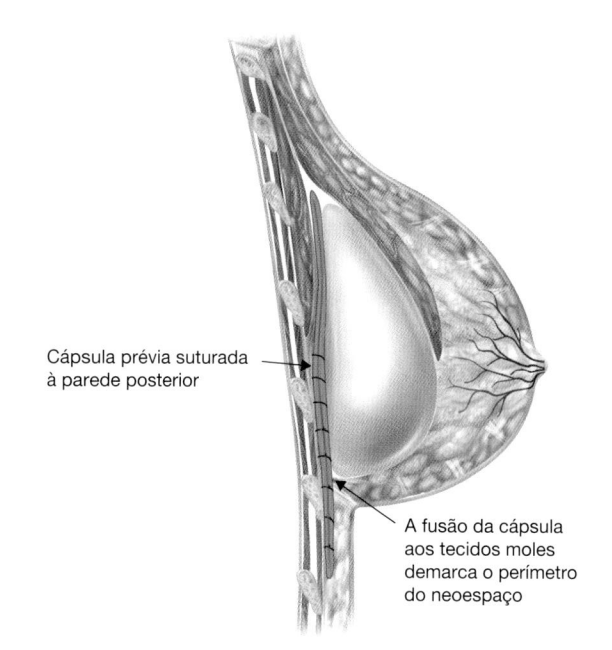

Figura 9-18 Visão sagital da paciente na Figura 9-17 demonstra como o neoespaço subpeitoral pode corrigir o mau posicionamento inferior. A dissecção parou na localização inferior desejada do novo espaço. A fusão densa da cápsula ao tecido fixa-a. Nos casos de tecidos enfraquecidos, tem sido usada uma ADM*, como Strattice**, nesta posição como reforço. Ela também pode ser usada como uma ponte entre a borda caudal do peitoral até o sulco inframamário, conforme descrito na seção referente a deformidade de hipermobilidade.

ração daquele espaço, uma vez que não haverá mais a presença do implante sobre o esterno, não existe nada para comprimir a cápsula antiga e, portanto, ajustar a pele sobre o esterno. Mesmo quando o implante pressiona inferiormente a cápsula, as suturas podem auxiliar a obliterar o espaço, prevenindo a formação de seroma e evitando a separação entre a parede anterior e a posterior, o que poderia ocasionar o deslocamento do espaço e do implante em si.

Antes de colocar estes pontos, algum método deve ser usado para "avivar" as superfícies da cápsula, como escarificá-las com o cautério, dissecando-as com o mesmo ou usar um PlasmaJet. O espaço antigo também deve ser irrigado com solução antibiótica a fim de reduzir a probabilidade de contaminação da nova loja do implante com patógenos provenientes do antigo espaço capsular.

Em áreas nas quais o neoespaço não se estende tão amplamente quanto o espaço antigo (medialmente no caso de simastia e com frequência inferiormente) (Fig. 9-19) os pontos devem ser posicionados no interior do espaço antigo. Porém, em áreas nas quais existe dissecção além da parede anterior,

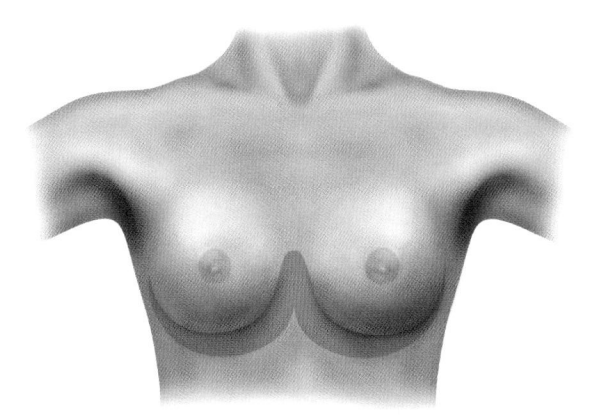

Figura 9-17 A área púrpura sombreada representa onde estava localizado inadequadamente o implante antes do reparo com o neoespaço subpeitoral. Esta área fica colapsada e obliterada.

---

* N. de T. ADM é *acellular dermal matrix* (matriz dérmica acelular).
** N. de T. Strattice é o nome comercial da matriz dérmica acelular utilizada nos EUA e Europa.

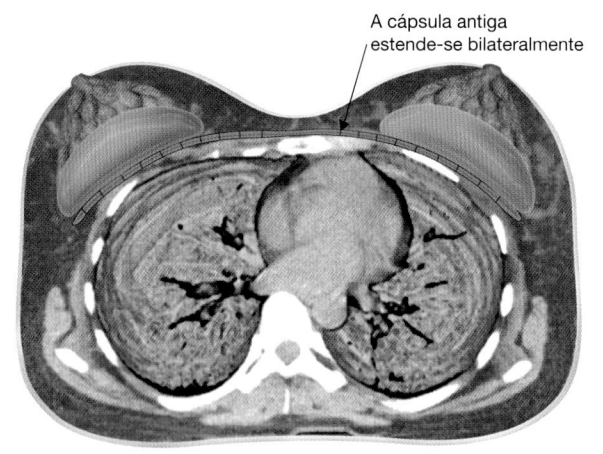

Figura 9-19 Incidência axial do abdome ilustra como o neoespaço subpeitoral tratou a simastia. A extensão medial excessiva do espaço está colapsada e as paredes anterior e posterior estão suturadas uma a outra. As extensões medial e lateral da dissecção pré-capsular limitam as margens medial e lateral do novo espaço.

as suturas podem ser posicionadas no exterior da parede anterior, englobando partes da cápsula posterior subjacente. Ao contrário da capsulorrafia, na qual as suturas devem ser posicionadas em uma localização em particular, essas são distribuídas aleatoriamente e posicionadas até que o cirurgião fique convencido que existe uma fusão firme entre as paredes anterior e posterior, formando um suporte estável para a parede posterior da nova cápsula.

Isso é repetido do outro lado, sendo então posicionados os moldes. Idealmente, o espaço deve ser subdissecado. Usando-se o afastador em espátula para mover o implante, o cautério é usado para pequenos e precisos aumentos graduais até que um espaço com tamanho mínimo para o implante seja confeccionado. Várias pequenas dissecções podem criar grandes intervalos no espaço, de modo que esses ajustes devem ser os menores possíveis.

Uma etapa adicional opcional neste momento é a laminação do reparo com uma matriz dérmica acelular, como a Strattice. Caso os tecidos sejam muito finos e fracos, evidenciado por múltiplas lacerações na dissecção inicial ou falha na fixação dos pontos, ou caso o neoespaço seja inadvertidamente dissecado em excesso, a fixação de uma tira de Strattice parece ser bastante útil.

É instalado um dreno, o espaço é irrigado com solução de Adam, as luvas são trocadas, os implantes são posicionados e a incisão é fechada.

4. **Armadilhas:** Apesar de não consistir em uma armadilha, uma decepção frequente é que algumas pacientes desejam um implante que compromete as chances de uma correção bem-sucedida. Elas podem ficar desapontadas caso o implante seja muito pequeno e certamente ficarão desapontadas caso a simastia apresente recorrência; isso deve ser discutido no pré-operatório até a satisfação absoluta.

Algumas mulheres com simastia inferomedial extrema possuem um excesso substancial de pele que é revelado após a correção bem-sucedida da simastia. Apesar de o problema que levou ao procedimento poder ser corrigido, devido a sua localização, o excesso de pele é extremamente difícil, se não impossível, de corrigir, mesmo com cicatrizes significativas. A consideração dessa possibilidade, quando puder ser prevista, é aconselhável por parte do cirurgião.

Caso você não fixe a parede anterior na parede posterior, o peso do implante no novo espaço pré-capsular pode fazer a parede anterior separar-se inferiormente em relação à parede posterior. Há tendência da parede anterior avançar cefalicamente em relação à parede posterior, elevando inadvertidamente o SIM.

Caso não sejam deixadas algumas aberturas na parede anterior, pode haver retenção de líquido ou formação de seroma no espaço anterior.

O neoespaço subpeitoral pode falhar na fixação de uma simastia caso ocorra um dos seguintes: o implante é tão grande que recria a deformidade por meio de novo estiramento tecidual; caso o novo espaço seja dissecado excessivamente; a cápsula sofra laceração em seu ponto de fusão com o tecido mole sobrejacente; ou a cápsula lacere-se substancialmente ao longo da parede anterior antiga e permita a migração de todo o espaço. Em geral, o tecido capsular é suficientemente robusto, de modo que isso não ocorre. Considere a obtenção do consentimento dos pacientes quanto ao uso de Strattice para a laminação das margens medial e/ou inferior do espaço caso você suspeite que o tecido capsular possa ser muito fraco para suportar as bordas do neoespaço subpeitoral e faça uma opção final intraoperatória.

5. **Dicas:** Isso não é tanto um "reparo", e sim a criação de um novo espaço, sendo que os limites são definidos pela aderência íntima entre a cápsula e a glândula/músculo sobrejacente. Uma vez que você tenha dissecado excessivamente, é muito difícil a colocação de suturas e a obtenção de reforço produzido pela fusão. Além disso, uma vez removido o implante e a parede anterior fixada à parede posterior, as demarcações externas da pele, com as quais você estava orientando sua dissecção, frequentemente parecem mudar de localização. Assim, disseque menos e volte mais tarde para finalizar o espaço com o molde no local após a obliteração do espaço.

Não se preocupe com a criação de pequenas aberturas da cápsula enquanto faz a dissecção, pois estas servirão como espaços que o ar e os líquidos podem deixar o antigo espaço capsular. Você também pode usar estas lacerações para ver a parede posterior ao posicionar as outras suturas, em vez de colocá-las através da parede capsular anterior e incluir porções da parede posterior às cegas. Na verdade, é aconselhável a criação de "minicapsulotomias" de 3 a 4 mm onde você deseja posicionar as suturas com maior segurança.

PREPARAÇÃO DA LOJA

Considerações sobre o implante

Muitas pacientes desenvolveram problemas porque seus implantes mamários excederam o peso e as dimensões suportáveis por seus tecidos. A menos que seja óbvio que houve uma dissecção excessiva e que o implante era de tamanho adequado para a paciente, o tamanho do implante deve ser reduzido. Em uma situação ideal devem-se consultar as medições pré-operatórias originais a fim de determinar o tamanho ideal para a paciente. Quando não estiverem disponíveis os registros, o tamanho dos implantes é determinado intraoperatoriamente. Muitas pacientes com simastia pressionam o cirurgião a colocar um implante grande o suficiente para reduzir a probabilidade de um reparo livre de reincidências. O cirurgião deve ser insistente acerca da necessidade de não ocasionar estiramento em tecidos comprovadamente enfraquecidos, não devendo prosseguir a menos que a paciente tenha aceitado o tamanho proposto do implante para minimizar as chances de reincidência.

Podem ser usados implantes lisos ou texturizados. Os implantes lisos podem apresentar algumas vantagens devido à facilidade de inserção e menor propensão de pregas palpáveis, porém os implantes texturizados têm maior probabilidade de permanecerem em seu local e não migrarem para outra posição. Não existe consenso de opiniões acerca desta escolha.

FECHAMENTO

A camada profunda é fechada com uma camada impermeável de suturas absorvíveis contínuas, e as camadas restantes são fechadas de acordo com a preferência do cirurgião.

Mau posicionamento do sulco inframamário

PLANEJAMENTO DA INCISÃO

1. Apesar das cicatrizes prévias poderem ser usadas, similarmente a outros procedimentos de reintervenção da mama, a abordagem inframamária é a preferida na maioria das pacientes. Comumente, uma incisão de no mínimo 7 cm de comprimento facilita a exposição e a realização do procedimento, em particular quando é usada uma matriz dérmica acelular (Fig. 9-20).

Definições e semântica

A deformidade de estiramento do polo inferior, dando uma aparência de "abaulamento" à mama, é definida pelo aumento da distância pré-operatória do mamilo ao sulco inframamário (M-SIM), a distância até o sulco inframamário (SIM) resultante no pós-operatório é maior, com o SIM permanecendo em sua posição exata do pré-operatório primário (Fig. 9-21).

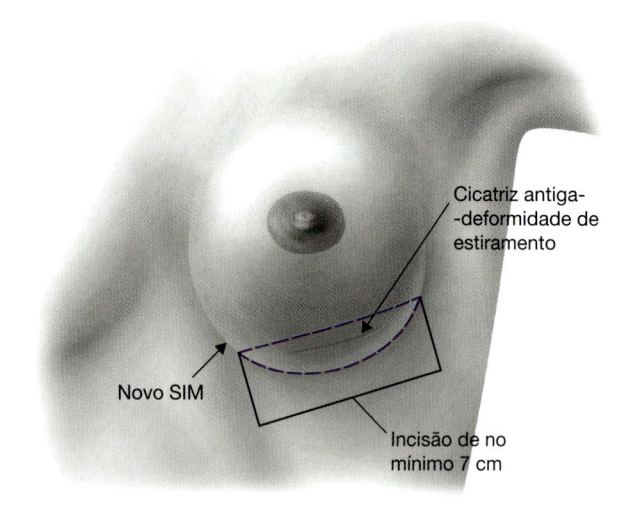

Figura 9-20

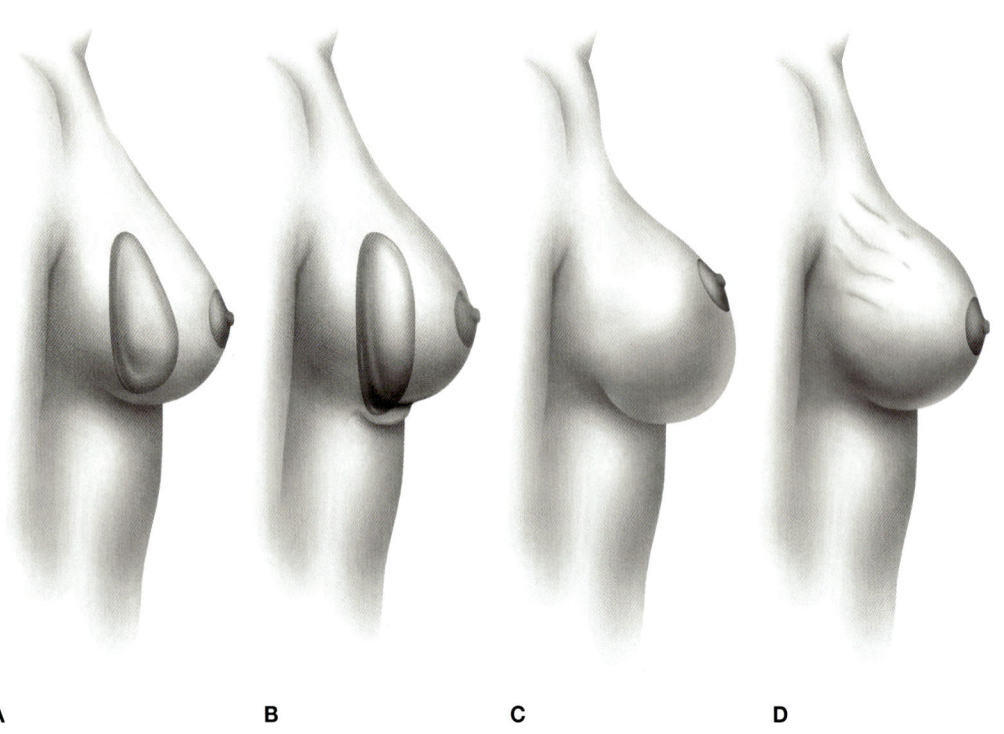

Figura 9-21 A. Posicionamento normal do implante B. Mau posicionamento do sulco C. Deformidade de estiramento do polo inferior D. Ondulações e dobras.

Isso é diferente de um mau posicionamento do sulco, que ocorre quando o implante desliza inferiormente para baixo da localização inicial do SIM presente no pré-operatório ou estabelecido no primeiro procedimento. Isso resulta em um aumento da nova distância M-SIM; no entanto, o sulco em si, onde a mama liga-se à parede torácica, deslocou-se inferiormente e a cicatriz do SIM desloca-se para cima, no polo inferior da mama, caso tenha sido feita uma incisão inframamária previamente (Figs. 9-22 A-D e 9-23 A-D). Tanto a deformidade por estiramento quanto o mau posicionamento do sulco dão um aspecto de abaulamento à mama, motivo pelo qual estas definições são preferíveis e mais específicas.

2. Após a definição da natureza exata da deformidade e suas principais relações, o planejamento da incisão é realizado a fim de definir a incisão final no SIM. O tamanho e a forma do novo implante também são importantes na nova posição do SIM. Essas relações do tamanho do implante e distância M-SIM ideal foram determinadas. É necessária uma incisão de no mínimo 7 cm de comprimento e esse comprimento pode ser maior caso seja planejada uma ressecção de pele. Isso é confirmado no transoperatório com a pele em extensão máxima (ver Fig. 9-20).

DISSECÇÃO INICIAL

1. **Instrumental**: São recomendados cinco instrumentos especializados para este procedimento, incluindo um afastador de braço duplo, uma espátula de implante, um afastador com luz de fibra óptica com aspiração de fumaça, eletrocautério monopolar e um fotóforo adequado (mostrado anteriormente).
2. **Demarcações/pontos de referência**: A incisão é feita precisamente na localização planejada do SIM anterior ou na localização ideal planejada de acordo com as referências das medidas do novo implante em relação ao SIM (Fig. 9-24).
3. O comprimento da incisão é em parte dependente do tipo e do tamanho do implante. No entanto, para estes procedimentos de reintervenção e em particular quando é usada uma matriz dérmica acelular para sustentação ou reforço internos, o procedimento pode ser realizado com uma incisão do tipo "caixa postal". Quanto maior a visibilidade, mais fácil e eficiente a técnica (Fig. 9-25 A,B).
4. **Detalhes do procedimento**: A incisão da pele é realizada e é feita uma dissecção através da derme com o eletrocautério. Os vasos encontrados, incluindo os perfurantes, são cauterizados prospectivamente. A seguir, com o implante ainda no local, a dissecção prossegue até a cápsula superficial da

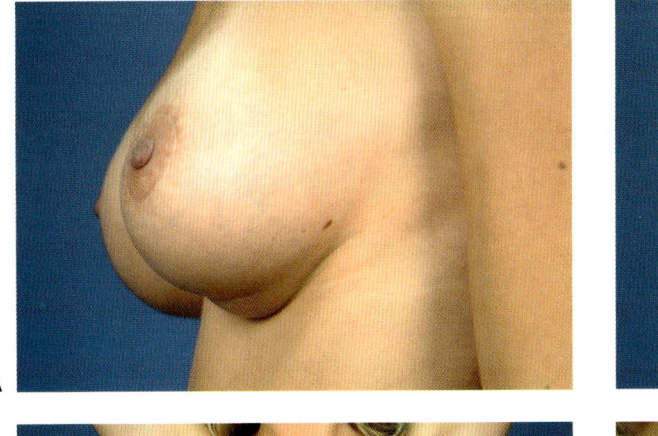

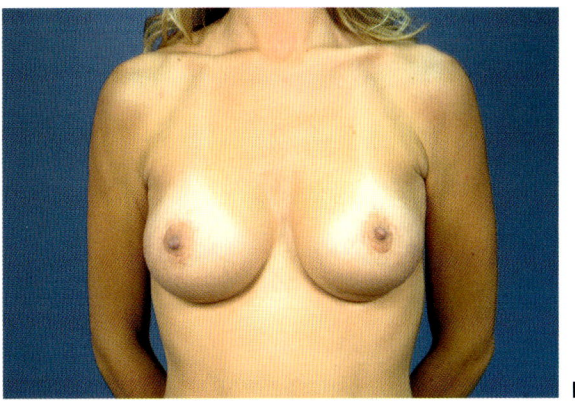

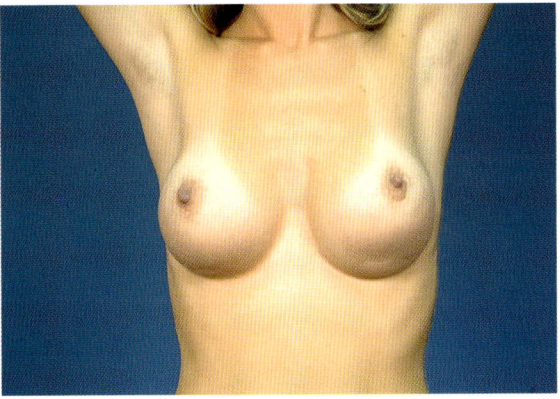

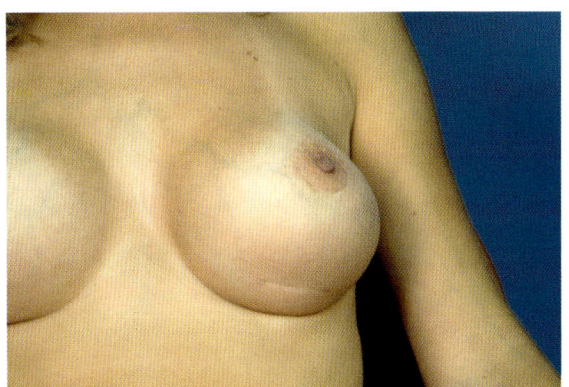

Figura 9-22

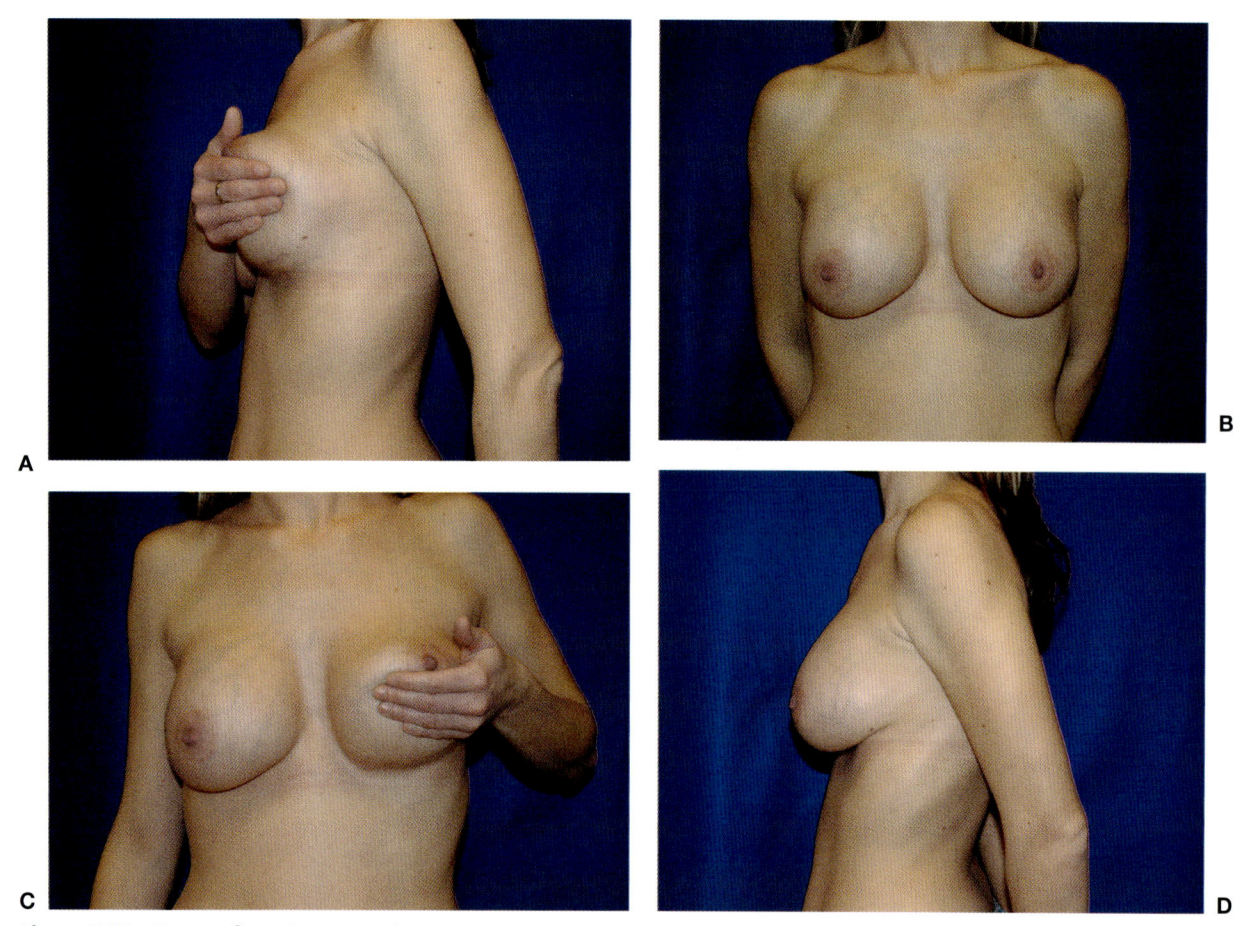

Figura 9-23 Fotografias pós-operatórias.

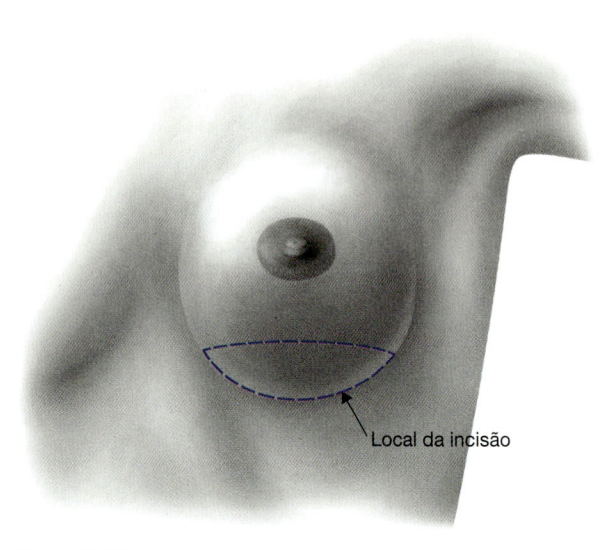

Figura 9-24 Local da incisão

mama e então a extensão inferior do espaço mal posicionado é definida (**Fig. 9-26**).
5. **Armadilhas**: É bastante comum, ao avaliar uma complicação e realizar uma reintervenção para correção, a criação de um novo problema ou deformidade, isto é, criar um mau posicionamento do sulco ao corrigir uma contratura capsular. O cirurgião deve ficar atento aos detalhes a fim de evitar este problema. Assim, é importante fazer todo o possível para evitar outra reintervenção nestas pacientes. As reintervenções padrão apresentam um alto índice de reincidência, particularmente nos casos de mau posicionamento do sulco, sendo importante o reforço dos tecidos moles com o uso de uma matriz dérmica acelular e uma grande atenção aos detalhes.

Marque cuidadosamente a paciente no pré-operatório e confirme suas marcações intraoperatoriamente antes de iniciar o procedimento. Empurre o implante para baixo com a paciente em posição supina a fim de determinar a extensão máxima da deformidade de mau posicionamento do sulco.

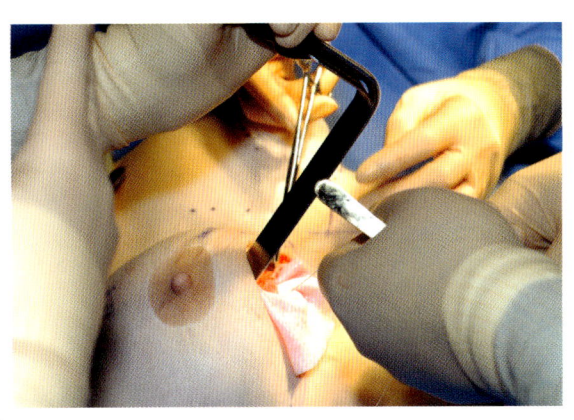

Figura 9-25

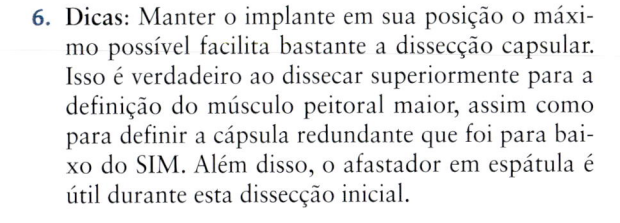

6. **Dicas:** Manter o implante em sua posição o máximo possível facilita bastante a dissecção capsular. Isso é verdadeiro ao dissecar superiormente para a definição do músculo peitoral maior, assim como para definir a cápsula redundante que foi para baixo do SIM. Além disso, o afastador em espátula é útil durante esta dissecção inicial.

PREPARAÇÃO DA LOJA E DISSECÇÃO DO RETALHO CAPSULAR

1. O implante é deslocado manualmente em direção cefálica e é determinado o nível aproximado da nova localização revisada ou planejada do SIM e uma capsulotomia realizada. A borda livre da cápsula é deixada intacta e a cápsula inferior redundante abaixo do sulco é ressecada a fim de proporcionar um tecido novo.

2. A nova localização do SIM pode ser estimada com a paciente em posição completa ou parcialmente ereta, com o implante ou o molde em posição e o sulco sendo marcado internamente com azul de metileno e uma agulha calibre 22.

3. Caso a paciente apresente uma contratura capsular ou calcificação concomitante, ou de acordo com a avaliação do cirurgião, a cápsula anterior pode ser ressecada até a borda inferior do músculo peitoral maior. Se isso for realizado, deve ser considerado o uso de uma matriz dérmica acelular, a qual irá definir e reforçar ainda mais o sulco, suportar o peso do implante a fim de reduzir a chance de uma futura deformidade de estiramento além de proporcionar uma cobertura adicional no polo inferior da mama, frequentemente fino. Caso não exista evidência de contratura capsular, uma capsulotomia no ápice do espaço pode ser realizada e a cápsula vascularizada pode ser usada como uma camada adicional de suporte para o implante. A dissecção é realizada superficialmente à cápsula até a margem peitoral inferior e a matriz dérmica acelular é suturada à borda muscular de modo similar ao uso desse material em um modelo de reconstrução mamária (Figs. 9-27 e 9-28).

4. **Armadilhas:** Pode ser difícil determinar adequadamente a nova localização "ideal" do SIM. Podem ser necessárias várias tentativas para determinar essa posição. A capsulotomia e a capsulectomia podem ser realizadas em um nível incorreto deixando um excesso exagerado (não é problema) ou encurtamento, ou seja, não deixar uma quantida-

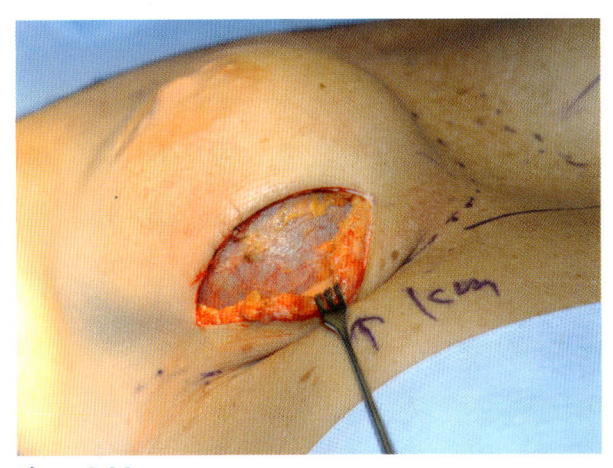

Figura 9-26

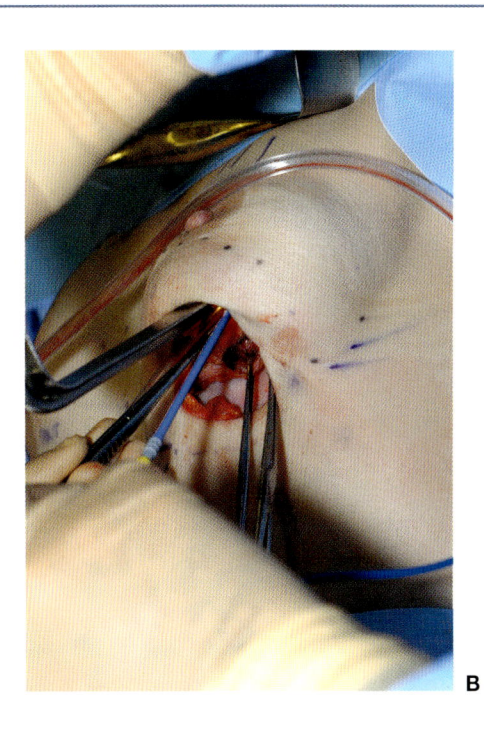

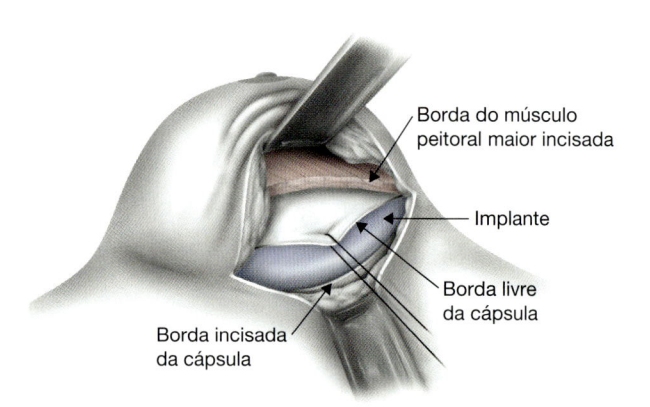

Figura 9-27

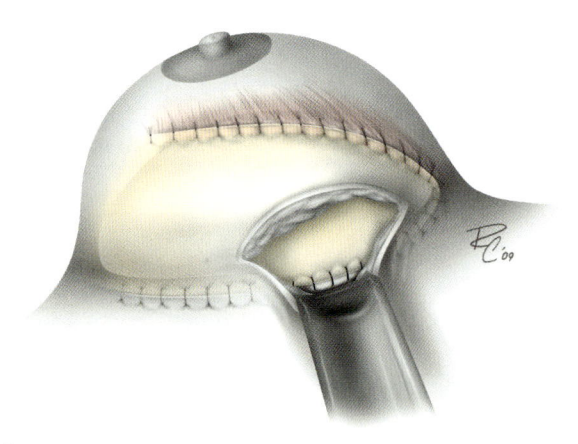

Figura 9-29

de suficiente da cápsula para fazer o ajuste sobre o polo inferior do implante. É melhor deixar um excesso de cápsula e fazer a capsulotomia abaixo do que foi estimado inicialmente e ressecar mais ou sobrepor o tecido no interior do espaço. Além disso, todas as matrizes dérmicas acelulares possuem propriedades diferentes. Por exemplo, o Strattice é muito mais rígido e menos elástico quando comparado com o Alloderm, de modo que se esse material for usado, ele não deve ficar muito justo ou com uma correção excessiva, sendo que o cirurgião deve ver o resultado final e a posição do implante com a paciente em posição sentada no transoperatório (Figs. 9-28 e 9-29).

5. **Dicas:** Tente usar o azul de metileno para auxiliar na marcação, estimativa da posição e redefinição do novo SIM. Coloque o implante definitivo ou um molde na posição e sente a paciente a fim de auxiliar na determinação da nova posição "ideal" do sulco. Sulcos M-SIM ideais também podem ser estimados no pré-operatório baseados no tamanho final do implante escolhido, determinando especificamente a distância M-SIM sob estiramento.

RETALHO CAPSULAR E INSERÇÃO DO SUPORTE DE MATRIZ DÉRMICA ACELULAR

1. A cápsula, quando preservada como camada adicional de sustentação, é posicionada na nova localização do SIM após a colocação do implante definitivo. A matriz dérmica acelular é inserida superficialmente ao retalho capsular para auxiliar no reforço do novo SIM.

2. O fechamento do espaço redundante original na região do mau posicionamento prévio é realizado, eliminando efetivamente o espaço antigo. O fechamento em múltiplas camadas da fáscia e da pele são realizados, sendo instalado um dreno lateral à incisão. Por fim, a paciente é colocada em posição ereta na mesa cirúrgica antes do fechamento final a fim de checar a simetria dos sulcos.

3. **Armadilhas:** Caso não seja usado um molde ou um implante definitivo protegido ao realizar a sutura desse material ao longo da borda peitoral, pode ocorrer um efeito corda de arco ou ajuste excessivo, criando um achatamento por sobreposição. Algum estiramento do material irá ocorrer, dependendo do tipo utilizado. Também podem ocorrer danos ao implante caso não exista proteção e cuidados especiais durante o fechamento.

4. **Dicas:** É aconselhável inserir qualquer matriz dérmica acelular inicialmente o mais distante possível da incisão, em geral na região mais lateral e medial. Isso pode ser conseguido por meio de pontos interrompidos colocados medial, central e lateralmente, e a seguir sutura contínua, ou o cirurgião pode iniciar lateralmente e continuar medialmente (Figs. 9-29, 9-30 e 9-31).

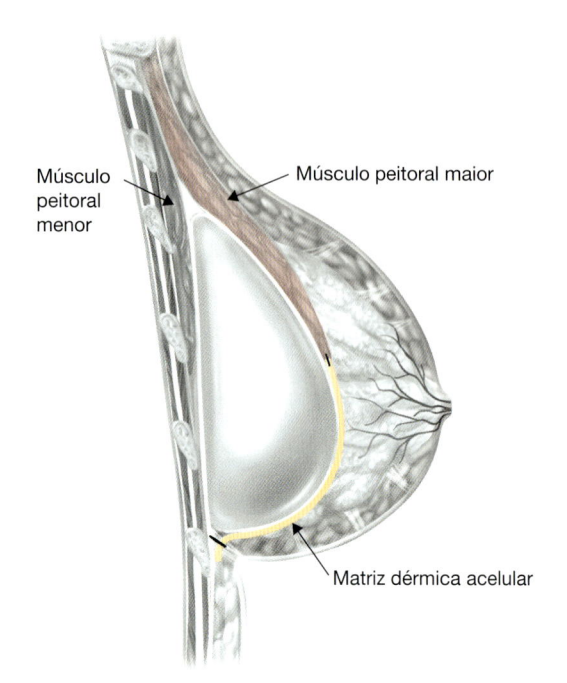

Figura 9-28

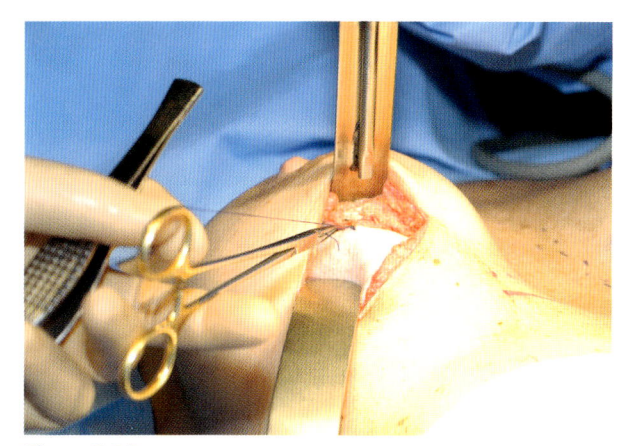

Figura 9-30

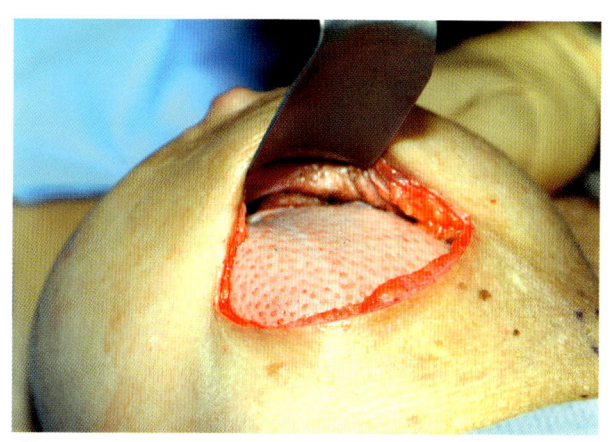

Figura 9-31

FECHAMENTO

1. O fechamento inframamário padrão pode ser realizado em três camadas, fechando a fáscia superficial com uma sutura contínua ou interrompida absorvível, como Vicryl 3-0 seguido de uma sutura intradérmica com Monocryl 3-0 e uma sutura contínua intradérmica com Monocryl 4-0 conforme descrito previamente. Também pode ser usada uma sutura monofilamentar 2-0 ou 3-0 no subcutâneo em duas camadas.
2. Cuidados com a incisão: a incisão é coberta com Steri-Strips ou adesivo gel estéril que proporciona uma hidratação epitelial e a barreira à prova d'água.

Deformidade de hipermobilidade

Os implantes com frequência são colocados ao menos parcialmente atrás do músculo peitoral maior por bons motivos. A maior cobertura tecidual oculta as bordas do implante, fazendo as mamas terem aparência e sensação de maior naturalidade. Pode haver vantagens em disfarçar as ondulações do implante e na redução da incidência de contratura capsular além de poder auxiliar na mamografia.

Porém, pode haver desvantagens. Uma das mais desagradáveis para a paciente é a deformidade de hipermobilidade (Fig. 9-32). É normal até mesmo para a mama não operada mover-se com os braços e com uma forte contração dos peitorais. Alguma movimentação é normal e deve-se esperar isso com qualquer mamoplastia de aumento submuscular. Isso deve ser compreendido pelas pacientes antes da cirurgia e essa deve ser a escolha de espaço caso as desvantagens sejam aceitáveis para elas. Estudos demonstraram que com uma orientação pré-operatória adequada e uma cirurgia de duplo plano precisa, a reintervenção devido a deformidade de mobilidade é bastante rara.

Entretanto, em algumas pacientes, a mobilidade pode ser grave e causar distorção. Costuma ser difícil determinar a causa exata, porém pode ser decorrente de uma combinação de vários fatores. As origens do peitoral intactas ou irregularmente intactas ao longo do sulco inframamário (SIM) podem levar ao achatamento inferior com a contração e movimentação superolateral do implante. Separação dos músculos peitorais do esterno, e mesmo a divisão de um ou dois interespaços acima da junção medial do SIM com o esterno podem contribuir para o deslocamento inferolateral excessivo. Estas pacientes frequentemente apresentam uma aderência da borda caudal do peitoral incisado à superfície inferior da glândula, causando uma tração interna dos tecidos mamários durante a contração, que é uma das piores deformidades. Esse tipo de problema aparentemente é exacerbado pela dissecção excessiva planejada ou inadvertida entre a glândula e a superfície externa do músculo, permitindo que a borda incisada inferior do

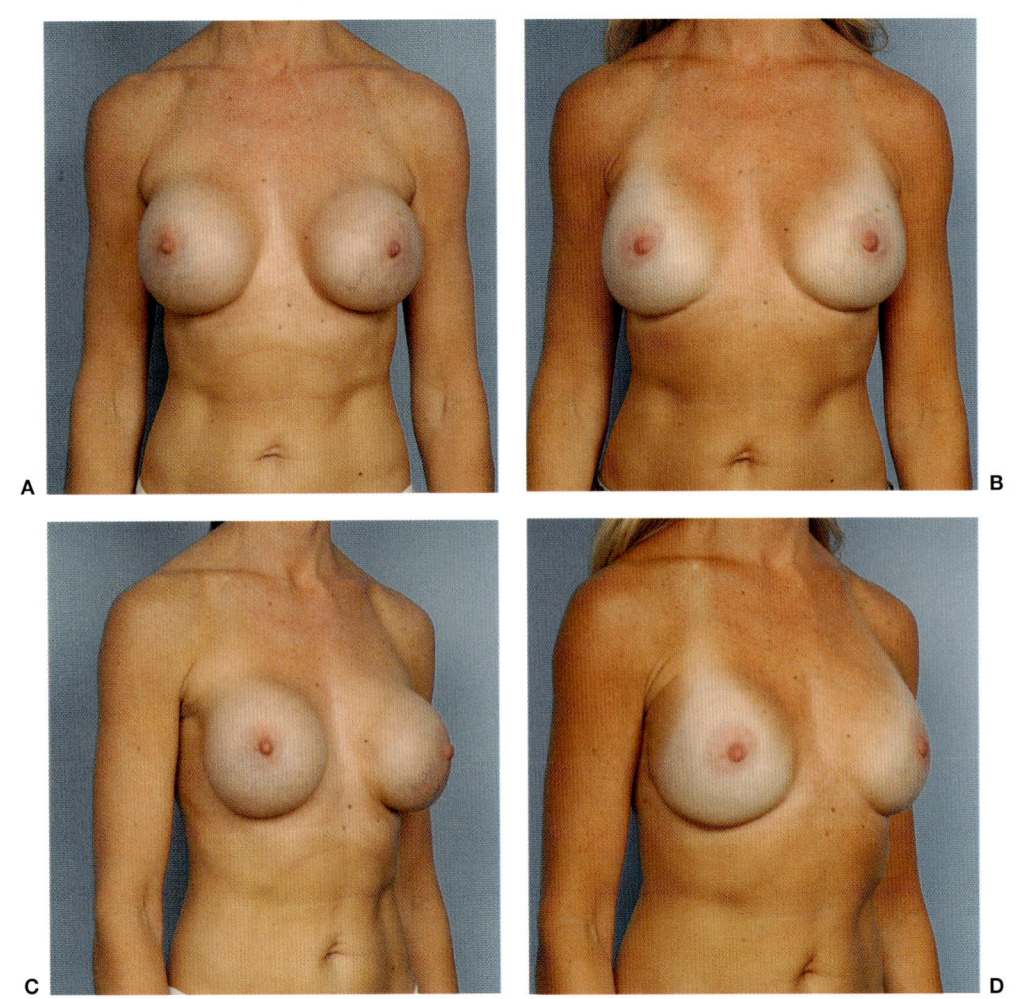

Figura 9-32 Esta paciente queixa-se de bordas excessivamente visíveis de seus implantes e deformidade de mobilidade na contração total (**D**). Após a colocação de Strattice entre o peitoral e o sulco inframamário, as bordas do implante são menos visíveis e a deformidade de mobilidade é reduzida (**H**).

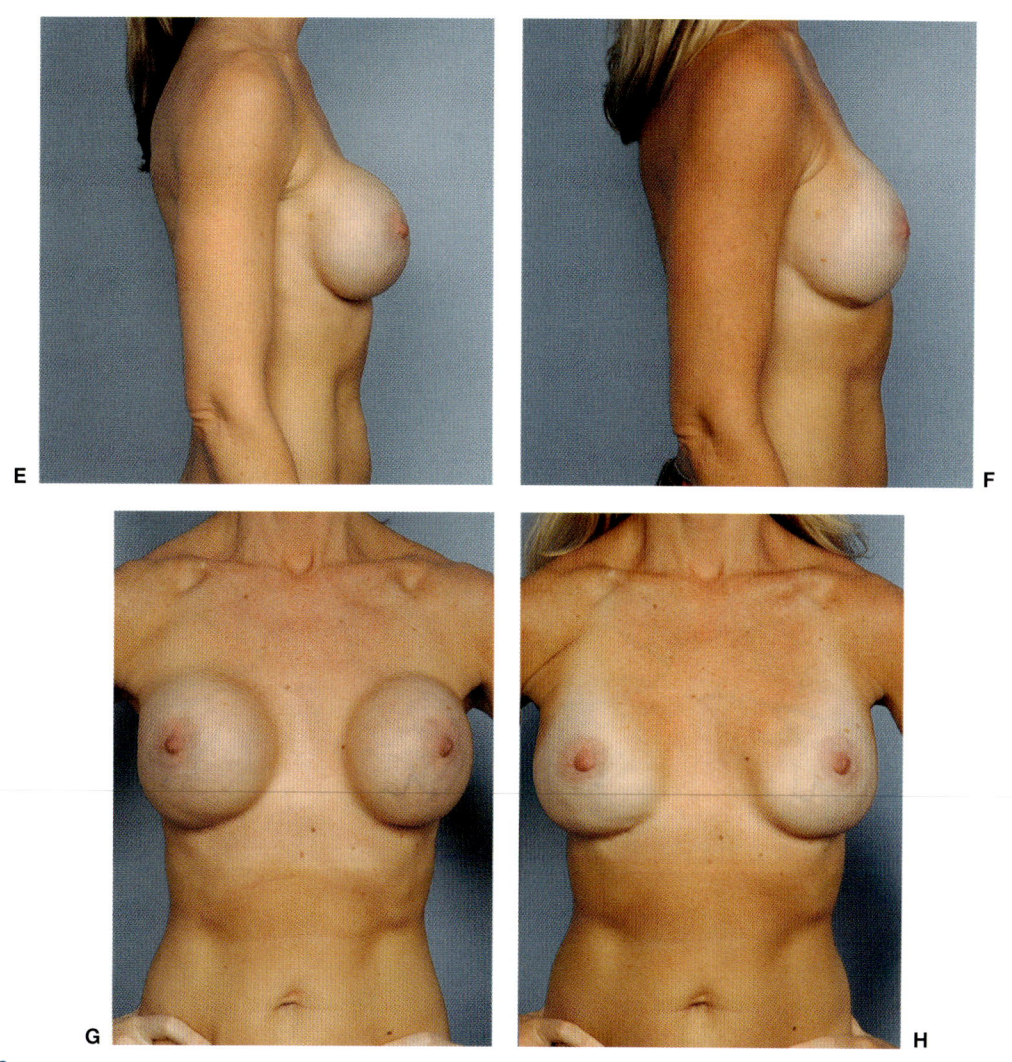

Figura 9-32

músculo tenha uma maior propensão ao deslizamento superior, cicatrizando na superfície profunda da glândula (Fig. 9-33). A cicatriz que liga o músculo à glândula após a dissecção não permite o pequeno deslizamento que ocorre na mama não operada entre o músculo e a mama. Esse problema é mais grave após uma mamoplastia subglandular ser convertida em submuscular, uma vez que a totalidade da superfície muscular torna-se aderida à superfície profunda da glândula com a cicatrização evitando o deslizamento entre o músculo e a glândula.

Permanece enigmático que aparentemente a mesma cirurgia possa resultar em deformidades de hipermobilidade significativas em uma paciente e não em outra, ou mesmo em uma das mamas e não na outra. Aparentemente os fatores que estão mais sob controle do cirurgião são a não divisão do peitoral ao longo da borda esternal lateral e a limitação da quantidade de dissecção entre o músculo peitoral e a glândula. É certo que quaisquer efeitos são mais notáveis em pacientes muito magras, porém devem permanecer outros fatores que ainda não foram formalmente elucidados.

A solução mais simples para eliminar as deformidades de hipermobilidade é a troca para o espaço subglandular. Porém, existem muitas vantagens no uso do espaço submuscular, conforme declarado anteriormente. Como muitas pacientes com queixa de hipermobilidade possuem tecidos muito finos, como grupo elas frequentemente têm mais vantagens com o uso do espaço submuscular. O que era uma deformidade apenas quando ocorria uma contração importante pode tornar-se uma deformidade pior com uma visibilidade maior do implante em todos os momentos, inclusive em repouso.

No caso de um achatamento inferomedial com deslocamento superolateral devido às origens peitorais fortes e intactas ao longo do SIM, a melhora normalmente pode ser obtida por meio da liberação dessas fibras. Porém, caso essas fibras já tenham sido liberadas, e particularmente caso o músculo esteja aderido à glândula sobrejacente, alguma coisa a mais necessita ser feita. O uso de uma matriz dérmica acelular para fazer a ligação entre a borda caudal do músculo e o SIM serve como um método potente para a solução desses problemas.

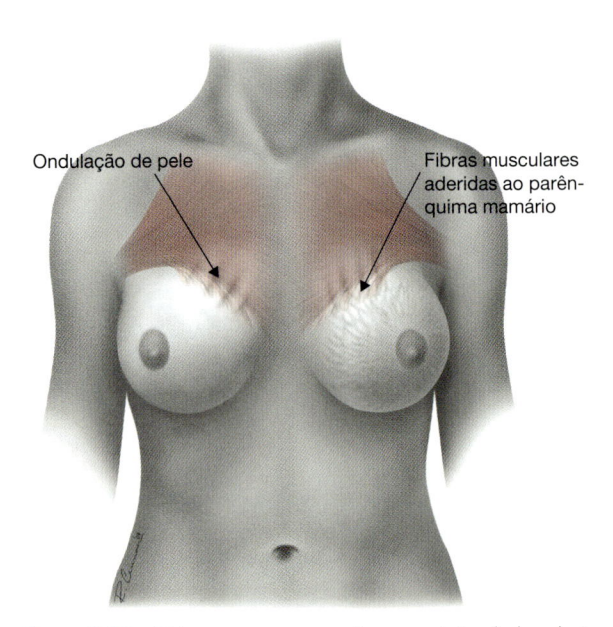

Figura 9-33 Três estruturas mantêm a posição da borda inferior do peitoral: as origens do sulco inframamário, as origens esternais e as ligações entre o peitoral e a glândula sobrejacente. As origens do sulco inframamário comumente são escolhidas para serem liberadas, e pequenas rupturas intencionais das ligações entre o músculo e a glândula sobrejacente frequentemente são seletiva e intencionalmente feitas para o controle do posicionamento do implante em plano duplo. Porém, caso essas fibras sejam agressivamente divididas ou caso a paciente possua uma prótese subglandular, essas fibras não são mais capazes de sustentar a borda inferior do peitoral caudalmente. As origens do peitoral nunca devem ser divididas ao longo da borda lateral esternal. Conforme demonstrado nesta ilustração, ela resulta em um mau posicionamento superior significante da borda caudal do peitoral e em uma visibilidade medial do implante com tração e ondulação.

PLANEJAMENTO DA INCISÃO

O cirurgião irá necessitar de um amplo acesso para completar esse procedimento, de modo que é usada uma incisão inframamária, a menos que a paciente possua uma aréola de dimensões grandes com um parênquima suficientemente fino que permita que o cirurgião tenha uma visualização ampla e clara, além da capacidade de suturar a matriz dérmica acelular ao longo da borda inferior do peitoral e ao longo do SIM.

DISSECÇÃO

São necessários afastadores e porta agulhas longos para esse procedimento.

1. **Demarcações/pontos de referência:** O SIM existente é demarcado. Caso esteja mal posicionado, deve ser feito um planejamento para corrigi-lo. Deve-se palpar a borda caudal do peitoral, e são colocados pontos ao longo da borda para traçar seu contorno. Por meio da manobra de contrações e relaxamentos repetidos pela paciente, o cirurgião deve ser capaz de determinar qual foi a liberação superior do peitoral em relação ao esterno. Este espaço deve ser delimitado e desenhado. Isso deve ser realizado durante a consulta inicial de modo que o tamanho apropriado da matriz dérmica acelular possa ser encomendado (Fig. 9-36). Essas demarcações são feitas novamente na manhã da cirurgia a fim de auxiliar no planejamento cirúrgico.
2. **Detalhes do procedimento:** Faça uma incisão de espessura parcial ao longo da borda superior da antiga cicatriz inframamária e faça a dissecção em sua espessura total até a cápsula através de uma incisão ao longo da borda inferior da cicatriz (a borda superior da incisão frequentemente sofre uma abrasão pelos afastadores durante este procedimento); use a cicatriz para proteção da borda da incisão; na ausência de uma cicatriz inframamária prévia, faça uma incisão a uma distância apropriada a partir do mamilo de acordo com o tamanho do implante (p. ex., 200 mL, 7 cm; 300 mL, 8 cm; 400 mL, 9 cm) na parte mais profunda do SIM.

   Prossiga com a dissecção até a cápsula. Inicie a dissecção pré-capsular como se fosse realizar uma capsulectomia. Continue com a dissecção até alcançar toda a extensão da borda caudal do músculo. Faça a dissecção entre o músculo e a glândula sobrejacente apenas o suficiente para liberar a extremidade muscular (Fig. 9-34 A-B), não mais do que alguns centímetros.

   Remova a cápsula liberada por você do polo inferior do implante (Fig. 9-37). O implante é removido. Irrigue com solução de Adams e controle todo o sangramento com o uso do eletrocautério.

   As luvas são trocadas e a matriz dérmica acelular é colocada no campo cirúrgico. Deixe uma porção grande, uma vez que é mais fácil apará-la mais tarde. A Lifecell confecciona a Strattice™ em três tamanhos de formas elípticas pré-cortadas que frequentemente são de tamanho ideal, sendo necessário pouco ou nenhum corte. Desenhe sobre a pele a localização da borda caudal do músculo peitoral maior e junte esta linha com o sulco inframamário. Isso delimitará a aproximação do espaço entre o músculo e o sulco que será ligado pela matriz dérmica acelular. Existem vários métodos de suturá-la em seu local. Uma maneira é a rotação da matriz acelular nos sentidos horário e anti-horário até que ocorra o melhor ajuste ao defeito. Nos piores casos de deformidade de mobilidade, o músculo pode ter sido dividido em dois ou mais interespaços ao longo esternal, de modo que o ápice medial do defeito não é um ápice e sim a distância vertical ao longo da porção lateral do esterno entre o SIM inferiormente e as últimas fibras do músculo peitoral deixadas intactas superiormente. A rotação interna da matriz acelular é útil nesses casos. Desenhe linhas a partir das bordas da matriz acelular até a superfície da pele. Confeccione suturas de seda em cada uma

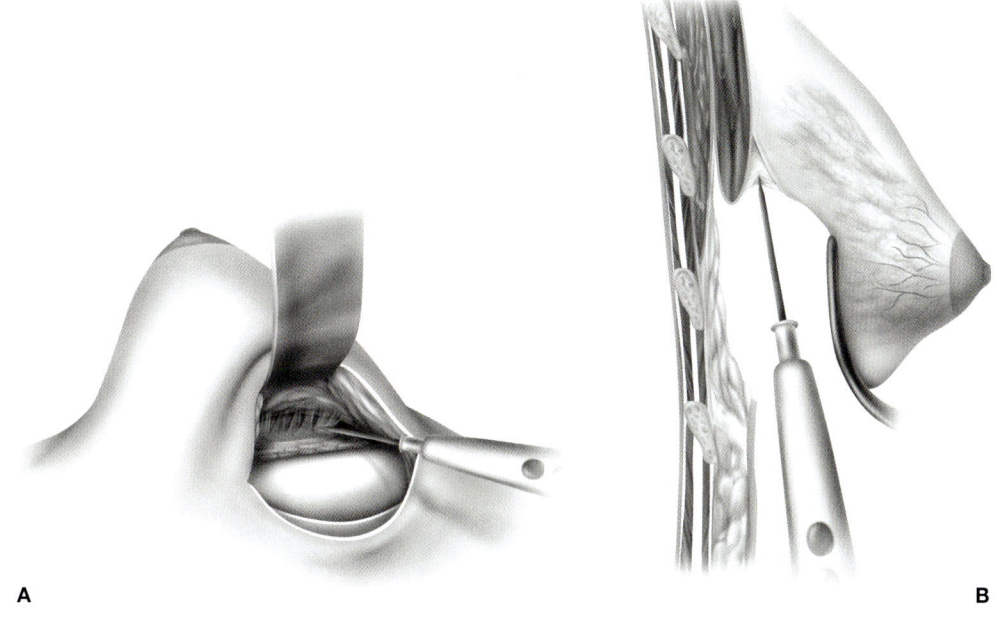

Figura 9-34 Disseque por aproximadamente 1 cm ao longo da superfície superficial do músculo de modo que a matriz acelular possa sobrepor-se ao músculo, a fim de que a borda livre do músculo não possa fazer uma cicatriz aderida à glândula sobrejacente.

dessas marcas na matriz acelular e faça com que a sutura venha de dentro para fora exteriorizando-se na altura das marcações cutâneas. Assegure-se que essas suturas não atravessem o músculo, mas passem entre o músculo e a glândula, de modo que quando as suturas forem tracionadas, elas tragam a matriz dérmica acelular sobrepondo-se à borda inferior do músculo peitoral. Inicie a fixação usando suturas interrompidas, parando ocasionalmente para posicionar o molde. Remova e substitua as suturas para que a matriz dérmica acelular repouse suavemente em seu local. Enquanto isso, assegure-se de que a matriz dérmica acelular tenha altura suficiente para ser suturada adequadamente ao lon-

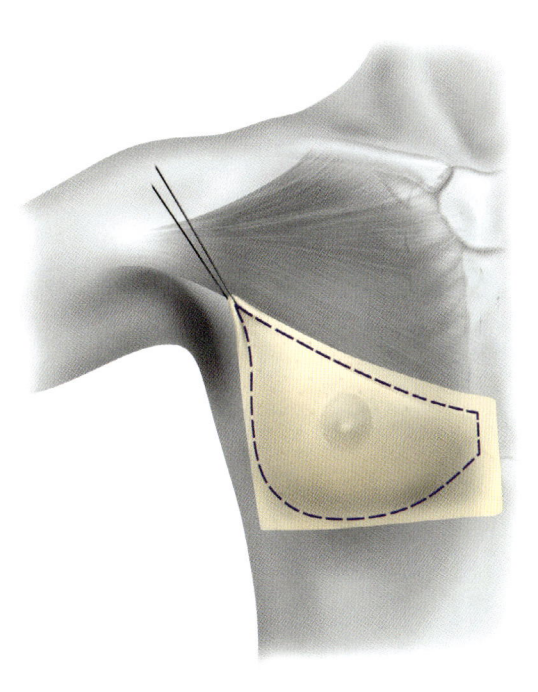

Figura 9-35 Uma lâmina trapezoidal de matriz dérmica acelular é demonstrada sobre o defeito demarcado com linhas tracejadas. Nesta ilustração existe ao menos uma divisão de interespaço do peitoral esternal. Caso o músculo esteja mais acima, haverá um componente vertical maior para preencher ao longo do esterno; caso não tenha sido separado do esterno, o músculo irá encontrar o peitoral em um vértice.

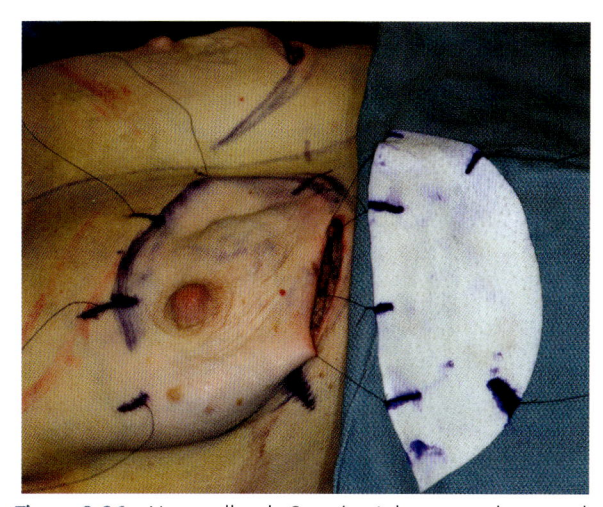

Figura 9-36 Um retalho de Strattice é demonstrado antes de sua inserção após uma série de suturas do tipo "paraquedas" com o propósito de orientar a matriz dérmica acelular. A aplicação de tensão sobre estas suturas temporárias auxilia o cirurgião a suturar a matriz dérmica acelular na posição desejada.

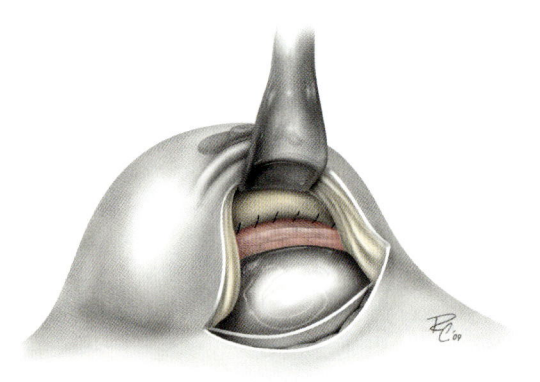

Figura 9-37 A matriz dérmica acelular sobrepõe-se à borda do músculo peitoral de modo que o músculo não possa fazer uma fibrose na glândula sobrejacente.

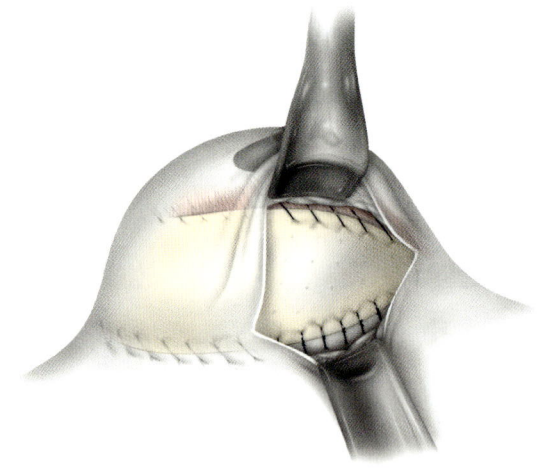

Figura 9-38 Esta ilustração demonstra o intervalo entre o músculo e o sulco inframamário sendo fechado lateralmente. Entretanto, em geral não existe uma matriz dérmica acelular suficiente para cobrir completamente o implante nessa distância lateral. A melhora da deformidade de mobilidade não necessita de uma cobertura lateral significativa.

go do SIM sem produzir achatamento do polo inferior do implante. Caso você precise de um pedaço maior, é melhor assegurar-se disso antes de tê-lo fixado (Fig. 9-38). O molde é substituído e essas suturas são continuadas ao longo da borda inferior até seu ajustamento ao local. Existe uma tendência a corta-lá excessivamente a fim de ter uma aparência mais lisa, porém quando a paciente fica em posição ereta, o polo inferior pode ficar muito apertado.

Complete o fechamento até ter apenas uma pequena abertura necessária para a remoção do molde e colocação do implante definitivo. Remova o molde, irrigue novamente com solução de Adams, confira a hemostasia e a seguir coloque um dreno. Mude de luvas, posicione o novo implante e conclua o fechamento do espaço, tomando cuidado para evitar danos ao implante.

3. **Armadilhas**: A principal armadilha é a falha em atingir os objetivos requisitados pela paciente. Mesmo o procedimento mais bem-sucedido para a correção de deformidades de hipermobilidade deixará alguma mobilidade. As pacientes devem ser preparadas para isso no pré-operatório. Além disso, trata-se de um procedimento de grande porte que traz consigo um potencial para novos problemas, como assimetrias da altura do SIM e do polo inferior como resultado do tamanho/localização/rigidez e integração do enxerto. Outras complicações específicas do enxerto, como infecção e até mesmo custo devem ser consideradas.

Tecnicamente, é fácil colocar o enxerto muito apertado caso este seja suturado sem a presença de um molde; no entanto, com a presença do molde, frequentemente é difícil ver onde posicionar as suturas e o molde pode ser facilmente danificado. Assim, deve-se estar preparado para introduzir e remover o molde com frequência, assegurando-se que a matriz dérmica acelular possa expandir-se de forma adequada a fim de acomodar o implante até que o cirurgião desenvolva uma boa compreensão da interação entre a matriz dérmica acelular e os tecidos mamários circunjacentes.

A formação de seroma consiste em uma complicação reconhecida com o uso de matriz dérmica acelular, porém sua incidência pode ser reduzida com a colocação de drenos até que sua produção diminua.

4. **Dicas**: Visto que o material do enxerto é dispendioso, é tentador o uso de um pedaço menor. Porém, assegure-se de possuir pedaços maiores à mão no caso de o músculo estar localizado acima do que você previu no pré-operatório.

Use com frequência o molde enquanto faz a determinação da adaptação exata da matriz dérmica acelular no espaço.

Registre claramente no pré-operatório que a paciente compreende que restará no pós-operatório alguma mobilidade e que ela preferiu esta alternativa à criação de um espaço submamário.

CONSIDERAÇÕES SOBRE O IMPLANTE

Existe uma discordância acerca de qual tipo de implante é o mais adequado nesta situação. Alguns cirurgiões preferem um implante liso que será maleável e móvel abaixo do músculo em contração. Outros preferem um implante texturizado, principalmente um de alta coesividade com uma superfície agressivamente texturizada, de modo que fique em seu local e resista aos defeitos causados pela contração muscular.

FECHAMENTO

Devido à presença de um corpo estranho e ao risco da formação de seroma, deve ser realizada uma sutura contínua e hermética, seguida pelo fechamento da fáscia e da pele de acordo com o método preferido pelo cirurgião.

Capítulo 10 Cuidados pós-operatórios

William P. Adams Jr., MD, e Louis L. Strock, MD

Cuidados pós-operatórios definidos são o ponto principal para o sucesso na fase pós-operatória da mamoplastia de aumento. Também é importante lembrar que este é o quarto e final subprocesso da mamoplastia de aumento. Conforme mencionado previamente, cada etapa sofre uma sinergia com as etapas precedentes e subsequentes, resultando não apenas no processo anterógrado como em múltiplos níveis de retorno que reforçam as etapas anteriores e facilitam os resultados dos últimos subprocessos. O esquema pós-operatório e a experiência da paciente podem ser praticamente definidos por meio dos três primeiros subprocessos (orientação da paciente, planejamento baseado nos tecidos e técnica cirúrgica refinada com recuperação rápida em 24 horas) com o manejo pós-operatório ocorrendo de maneira passiva.

A discussão dos cuidados pós-operatórios em geral pode ser uma tarefa difícil, uma vez que existem vários conceitos diferentes usados no controle pós-operatório de uma paciente de mamoplastia de aumento. Entretanto, certos conceitos possuem a essência de todo o controle pós-operatório, não importando os detalhes. Esses conceitos incluem:

1. Definir um plano.
2. Minimizar aspectos adjuntos.
3. Estimular a recuperação da paciente.

Este capítulo oferece sugestões de rotinas para o procedimento detalhado nos Capítulos 6 a 9. O esquema discutido aqui foi utilizado por vários cirurgiões com resultados verificados, controlados e revisados. O uso de drenos depende do cirurgião; no entanto, com o uso das técnicas descritas neste livro, incluindo uma dissecção precisa e sem sangramentos, os drenos pós-operatórios não foram necessários na mamoplastia de aumento primária, sendo conhecido que as pacientes não gostam de drenos. Assim, evitar o uso de drenos no pós-operatório consiste em um grande benefício para a experiência de recuperação da paciente.

ABORDAGEM INFRAMAMÁRIA

De modo geral, a Tabela 10-1 lista os principais componentes da fase pós-operatória.

O objetivo é reduzir os fatores complicadores. As pacientes não devem usar sutiãs especiais, faixas, bombas para dor, drenos ou qualquer outro dispositivo ou tática para reduzir a dor, uma vez que estes tendem a retardar a recuperação. Em vários estudos publicados, os narcóticos foram eliminados da fase pós-operatória de rotina com excelentes resultados.[1-3] Um inibidor da ciclo-oxigenase 2 (COX-2) foi administrado em uma dose pré-operatória e ibuprofeno 800 mg duas vezes ao dia na fase pós-operatória. Foram desenvolvidas bombas para dor; entretanto, foi concluído que elas não adicionaram uma maior analgesia, porém certamente adicionaram custos à fase de recuperação.

Provavelmente um dos aspectos mais importantes da fase pós-operatória são as instruções pós-operatórias específicas (Fig. 10-1), incluindo a elevação dos braços, que as pacientes realizam cinco vezes a cada hora, enquanto acordada, nos próximos 5 dias. As pacientes são orientadas a evitarem o comportamento sedentário nos primeiros 2 a 3 dias do pós-operatório. Recomenda-se que as pacientes saiam para jantar no dia da cirurgia; isso é importante para evitar que as pacientes fiquem inativas durante a janela de recuperação que dura aproximadamente 6 a 8 horas após a mamoplastia de aumento. Esta janela de recuperação consiste em uma fase importante e não foi previamente descrita. Após uma mamoplastia de aumento, as pacientes têm entre 6 a 8 horas para retornarem às suas atividades leves do cotidiano antes que se contraiam e fiquem doloridas, tornando então muito difí-

Tabela 10-1

Cuidados com a incisão	Adesivo gel colocado no transoperatório e deixado durante 2 semanas, sendo então trocado a cada semana durante 6 meses. Massagem na cicatriz por 1 ano de pós-operatório.
Sutiã	Não é necessário, podendo ser usado de acordo com a preferência da paciente. Sem sutiã com armação durante 6 semanas. Considerar o uso de sutiã por 6 semanas nos implantes com formato definido.
Atividade	Ao chegar em casa, dormir por 2 horas, sair do leito para uma ducha quente por 20 minutos e vestir-se Não voltar para o leito. Elevações dos braços orientadas 5 x a cada hora durante os próximos 5 dias.
Exercícios	Iniciar atividades aeróbicas após 2 semanas; exercícios com peso com 4 semanas; flexões torácicas com 6 semanas.

INSTRUÇÕES PÓS-OPERATÓRIAS APÓS MAMOPLASTIA DE AUMENTO
William P. Adams Jr, MD

Imediatamente após a cirurgia:
Você irá acordar na sala de recuperação. A incisão estará coberta com um curativo de gel cicatrizante. É normal sentir-se cansada e dolorida durante os 2 a 3 dias seguintes, e também é normal sentir que os implantes mamários não fazem parte de seu corpo. São necessárias 2 a 3 semanas para que seus implantes mamários fiquem mais naturais, e nos casos de implantes de gel de alta coesividade, isso pode levar até 6 meses.

Antes de deixar o centro cirúrgico, você será orientada a elevar seus braços acima da cabeça. Este exercício deve ser realizado cinco vezes por hora, enquanto acordada, durante 5 dias.

Instruções para casa:
- Chegue em casa, **durma durante** 2 horas (controladas pelo relógio) e após inicie uma dieta contendo líquidos com adoçantes (**não ingerir refrigerantes dietéticos**).
- **Tomando ibuprofeno 800 mg (Motrin):**
  - Tome ibuprofeno após o sono inicial. Use o ibuprofeno por no mínimo 5 dias após a cirurgia, mesmo que você acredite não ser preciso.
- Tome um ducha de 20 minutos para ajudar a despertar da anestesia e relaxar.
- Ao tomar banho, deixe os adesivos gel em seu local. Eles serão retirados no consultório, no momento indicado.
- Realize as elevações dos braços. Faça cinco vezes seguidas e repita a cada hora.
- Saia de casa! Recomenda-se que você saia para fazer compras e para jantar na noite da cirurgia.
- Após o jantar, tome 800 mg de ibuprofeno antes de ir para a cama. **Tente ficar acordada até às 22 h.**

Na manhã seguinte:
- Não saia imediatamente da cama.
- Tome 800 mg de ibuprofeno – espere 30 minutos, tome uma ducha e arrume o cabelo.
- Você deve sair de casa; talvez uma pequena saída para fazer compras. Espera-se que suas energias esgotem-se até o meio-dia, de modo que você deve planejar uma soneca curta. Não durma durante todo o dia, planeje acordar em 1 a 2 horas e faça atividades leves pela casa.
- Continue a fazer os exercícios com os braços, cinco repetições a cada hora.
- **Não os faça em excesso – não faça ginástica, saia para correr ou chegue a uma frequência cardíaca acima de 100 bpm.**

Atividades diárias:
- **Planeje tomar 800 mg de ibuprofeno três vezes ao dia durante 5 dias** (mesmo que você se sinta bem).
- Retorne ao trabalho em 1 a 3 dias (dependendo de sua ocupação).
- Volte a dirigir em 24 horas.

Sutiã:
- Você pode não usar sutiã. Caso deseje, pode usar uma roupa larga e sutiã sem armação durante as próximas 6 semanas. **Sem sutiã de armação durante 6 semanas.**

Exercícios:
- Sem atividades extenuantes durante 2 semanas, como:
  - Sem atividades aeróbicas (esteira, bicicleta, aulas de aeróbica, corrida, ciclismo, alto impacto).
- Não eleve sua frequência cardíaca acima de 100 bpm.
- Não levante pesos com as pernas durante 3 semanas.
- Sem levantar pesos com os braços e exercícios para a parte superior do corpo durante 4 semanas.
- Sem exercícios com peso para o tórax ou área abdominal durante 6 semanas.
- Levantar crianças com menos de 3 anos de idade é permitido imediatamente. Segurar crianças mais velhas no colo também é permitido, mas sem levantamento direto durante 2 semanas.

Figura 10-1

cil retornar às atividades normais. Por esse motivo, as instruções de retornarem às atividades leves imediatamente, com elevações específicas dos braços logo após a cirurgia são extremamente úteis para manter a paciente nesta janela de recuperação. Também é importante fazer um contato telefônico pós-operatório para assegurar-se de que a paciente está seguindo as orientações e não tem dúvidas. O momento da ligação deve ser após o sono de 2 horas, devendo certificar-se que está tudo em seu curso normal. Pacientes que não estejam seguindo as orientações necessitam de uma nova orientação o mais breve possível, a fim de evitar complicações em sua recuperação.

Outros aspectos do controle pós-operatório incluem o uso de um sutiã, que é opcional. Isso claramente não é necessário caso a loja seja dissecada precisamente; no entanto, existem pacientes que preferem usar e outras não. Com uma dissecção precisa e atraumática da loja, conforme descrito nos capítulos anteriores, pode ser usado um sutiã caso a paciente deseje. Não é recomendado o uso de sutiãs com armação durante 6 semanas. É recomendado o uso de sutiã em pacientes com implantes de formato estável. O uso de um sutiã justo pode ser aconselhável nos casos nos quais foi identificada uma dissecção excessiva da loja.

O deslocamento do implante depende do seu tipo. O deslocamento geralmente é recomendado apenas para os implantes lisos e redondos. O deslocamento dos implantes não é recomendado para implantes texturizados, principalmente os implantes de formato estável. Os intervalos de acompanhamento também são definidos e devem ser frequentes no primeiro ano de pós-operatório. Recomenda-se consultas de acompanhamento com 5 dias, 2 semanas, 6 semanas, 3 meses, 6 meses, 9 meses e 1 ano após a cirurgia, e depois anualmente após a consulta de um ano. A maioria dos problemas relacionados com a mamoplastia de aumento pode ser identificada no primeiro ano após a cirurgia, sendo importante monitorar intensivamente e abordar os problemas caso ocorram.

O cuidado da cicatriz é importante, qualquer que seja sua localização. As rotinas de tratamento da cicatriz incluem o uso de adesivo de silicone, adesivo gel, Mepiform e massagem das cicatrizes.

ABORDAGEM TRANSAXILAR

Os principais componentes da fase pós-operatória após a mamoplastia de aumento transaxilar endoscópica encontram-se na Tabela 10-2. Os conceitos dos cuidados pós-operatórios após o procedimento têm muito em comum com aqueles listados previamente na abordagem inframamária. No entanto, uma diferença importante entre as abordagens transaxilar e inframamária é que a abordagem transaxilar cria um espaço desde a axila até a borda superior do implante mamário, que foi usado para a dissecção e colocação do implante, não necessário após a colocação do implante. Este aspecto é rotineiramente abordado por meio da colocação de um curativo compressivo no transoperatório que mantém pressão sobre o acesso axilar e região do polo superior, servindo para estabilizar a posição do implante. O curativo é removido na consulta pós-operatória inicial, 1 a 2 dias após o procedimento. Após a remoção do curativo compressivo, a paciente usa um sutiã flexível a fim de manter algum suporte da região do sulco inframamário, além de uma atadura elástica para manter uma pressão leve na região axilar e do polo superior.[4] Esta compressão é mantida por um período que varia entre 2 e 14 dias, dependendo da posição do implante. A paciente é orientada a usar outro tipo de sutiã que proporciona suporte à região do sulco inframamário e minimiza o movimento precoce do implante. Este sutiã deve ser usado durante o dia associado a um sutiã flexível durante o sono por até 8 semanas de pós-operatório. A paciente é livre para selecionar os sutiãs de sua preferência neste momento.

Todas as pacientes são estimuladas a caminhar fazendo apenas movimentos leves dos braços durante os primeiros 5 dias de pós-operatório. Sugere-se que movimentos amplos dos braços e ombros sejam minimizados até após esses dias. As pacientes são estimuladas a ficarem fora do leito e evitar ficarem completamente deitadas. A paciente pode sair para jantar conforme sua tolerância no primeiro ou segundo dia após a cirurgia. Após uma semana, elas são estimuladas a retomar atividades aeróbicas específicas, como bicicleta fixa, onde o impacto e a movimentação dos braços são limitados. Após a segunda semana, as pacientes podem retomar todas as suas atividades, porém são desestimuladas a retomarem levantamento de peso com os braços e ombros até a terceira semana.

Conforme discutido anteriormente, um aspecto importante que contribui para uma rápida recuperação cirúrgica e retomada precoce das atividades normais está relacionado com a técnica cirúrgica precisa que reduz a necessidade de narcóticos após o procedimento. A limi-

Tabela 10-2 Componentes dos cuidados pós-operatórios após mamoplastia de aumento transaxilar endoscópica

Cuidados com a incisão	Adesivos colocados sobre a incisão no transoperatório, removidos após duas semanas (caso ainda presentes após o crescimento dos pelos axilares). Curativo compressivo aplicado no transoperatório, sendo removido após 1 a 2 dias da realização do procedimento.
Sutiã	Paciente usando uma combinação de sutiãs flexíveis e atadura elástica durante um período entre 2 a 3 dias e 2 semanas. A paciente é orientada a usar um sutiã justo durante o dia, com o sutiã flexível sendo usado à noite, ao dormir, até 8 semanas de pós-operatório As instruções específicas para o suporte com o sutiã durante os exercícios são fornecidas na consulta de 2 semanas de pós-operatório.
Atividade	A paciente é estimulada a minimizar movimentos significativos de braço e ombros durante 5 dias, com aplicação de gelo nas áreas laterais e inferiores da mama conforme necessário. A paciente é estimulada a caminhar e pode sair para jantar conforme sua tolerância. A paciente não deve ficar no leito ou deitar completamente. A paciente é estimulada a retomar seus movimentos após 5 dias.
Exercícios	Exercícios aeróbicos com movimentos limitados dos braços, como bicicleta são permitidos após 7 dias. As atividades normais são estimuladas após duas semanas, exceto exercícios com pesos de ombros e braços, desestimulados até 3 semanas de pós-operatório.

tação da dissecção romba e o uso de agentes anti-inflamatórios não esteroides no pré-operatório imediato e no pós-operatório também auxiliam a reduzir a necessidade de medicações analgésicas narcóticas. Todas as pacientes recebem receitas de ibuprofeno 600 mg três vezes ao dia, analgésicos narcóticos leves, relaxantes musculares e antibióticos orais. Drenos cirúrgicos não são usados nesse procedimento. Os dispositivos de bombas para dor não são usados rotineiramente, porém podem ser usados em raras ocasiões. A massagem dos implantes não costuma ser usada, exceto no caso de um leve mau posicionamento do implante.

ABORDAGEM PERIAREOLAR

O controle pós-operatório da abordagem periareolar não difere significativamente do controle da abordagem inframamária, conforme detalhado na Tabela 10-1.

CONCLUSÃO

O conceito de mamoplastia de aumento como um processo é útil tanto como um meio de apresentar a cirurgia para as pacientes como também serve de guia para o controle, a fim de otimizar os resultados. Todas as pacientes devem compreender que a participação nas rotinas pós-operatórias consiste em um elemento crítico para um resultado favorável, uma vez que cada consulta pós-operatória é uma oportunidade para o refinamento e o aperfeiçoamento de um resultado. Concluímos que a maior parte das pacientes aprecia que a mamoplastia de aumento seja apresentada desta maneira, visto que o desejo por bons resultados e o trabalho de equipe necessário são aparentes.

REFERÊNCIAS

1. Adams WP Jr. The process of breast augmentation: four sequential steps for optimizing outcomes for patients. Plast Reconstr Surg. 2008;122:1892.
2. Tebbetts JB, Adams WP Jr. Five critical decisions in breast augmentation using five measurements in 5 minutes: the high five decision support process. Plast Reconstr Surg. 2005;116: 2005.
3. Tebbetts JB. Achieving a predictable 24 hour return to normal activities after breast augmentation Part II: patient preparation, refined surgical techniques and instrumentation. Plast Reconstr Surg. 2002;109:293-305.
4. Strock LL. Transaxillary endoscopic breast augmentation: technical refinements and complication avoidance. Aesthetic Surg J. 2010 (In Press).

Apêndice

Minhas preferências e informações que compreendo e aceito completamente

Nome:

1. Eu (**por favor, escreva e assine**)_____ ❑ li ❑ não li em sua totalidade: o seguinte material enviado para mim pelo Dr. Adams acerca da mamoplastia de aumento
   - Revisão da mamoplastia de aumento
   - Informações do *site* do Dr. Adams acerca da mamoplastia de aumento
   - Folheto sobre mamoplastia de aumento
   - Documento sobre as preferências da paciente

   Antes de consultar o Dr. Adams, minhas escolhas e preferências são as seguintes. Compreendo que caso o Dr. Adams acredite que minhas escolhas possam ter efeitos negativos a curto ou longo prazo sobre meus tecidos, ou que minhas chances para um resultado adequado com o menor risco de complicações, ele discutirá esses aspectos comigo durante nossa consulta.

2. (A) ☐ Entendo que o Dr. Adams pode alcançar praticamente qualquer tamanho de mama que eu escolha, porém o Dr. Adams encontra-se limitado pelas características de meus tecidos que não podemos mudar. Também compreendo que as escolhas feitas por mim, particularmente no que diz respeito ao tamanho do implante, podem afetar a aparência de minhas mamas à medida que envelheço e que podem trazer riscos de apresentarem complicações ou de necessitarem de procedimentos adicionais no futuro.

3. Por favor, assinale uma das alternativas no que diz respeito ao TAMANHO DESEJADO DE SUAS MAMAS:
   3. (A) ☐ Gostaria de um aumento MÍNIMO de minhas mamas
   3. (B) ☐ Gostaria que o aumento fosse O MAIOR POSSÍVEL, ALCANÇANDO UM ASPECTO NATURAL QUE É SEGURO PARA MEUS TECIDOS A LONGO PRAZO. Deixo a escolha do tamanho do implante sob estas circunstâncias inteiramente a cargo do Dr. Adams e aceitarei o tamanho das mamas que ele julgue mais seguro para meus tecidos a longo prazo.
   3. (C) ☐ Desejo um TAMANHO ESPECÍFICO DE MAMA – no mínimo tamanho _____ E um implante de no mínimo _____ mL (por favor, preencha TODAS as lacunas).

4. Por favor, assinale um dos seguintes no que diz respeito à ESCOLHA DO TAMANHO DA MAMA E RISCO DE FUTUROS PROBLEMAS:
   4. (A) ☐ EU DESEJO UM TAMANHO DE MAMA QUE IRÁ TER A MENOR CHANCE DE CAUSAR FLACIDEZ FUTURA, COMPLICAÇÕES OU NECESSIDADE DE PROCEDIMENTOS ADICIONAIS, COMO UMA PEXIA MAMÁRIA. Compreendo que o Dr. Adams escolherá um implante que irá produzir a maior mama possível que será segura a longo prazo, a menos que eu especifique o desejo de uma mama maior ou menor. Eu deixo a escolha do tamanho do implante inteiramente a cargo do Dr. Adams, de acordo com sua avaliação de meus tecidos e proporções corporais. Eu compreendo e aceito que o Dr. Adams não pode garantir um tamanho de sutiã para o meu resultado e eu não irei requisitar um implante maior após minha mamoplastia de aumento.
   4. (B) ☐ EU DESEJO UM TAMANHO ESPECÍFICO DE MAMA, MESMO QUE POSSA SER MAIOR DO QUE O IDEAL PARA MEUS TECIDOS. Caso eu deseje um implante maior do que aquele que o Dr. Adams acredite ser o ideal para meus tecidos, eu entendo que eles podem não apresentar uma aparência natural. Eu aceito todas as responsabilidades pela minha aparência e pelo aumento dos riscos de reintervenção, complicações, deformidades, custos adicionais e tempo de afastamento de minhas atividades normais e de meu trabalho no futuro, que pode ser resultante de minha opção de um implante maior do que o ideal para meus tecidos.

5. Por favor, assinale uma das opções seguintes no que diz respeito a COMO VOCÊ GOSTARIA QUE SUA MAMA PARECESSE:
   Três a 6 meses após minha mamoplastia de aumento (após meus tecidos relaxarem), gostaria que a porção superior das minhas mamas parecessem:

5. (A) ☐ Com curvatura interna, SEM PREENCHIMENTO DA PORÇÃO SUPERIOR DA MAMA.

5. (B) ☐ PREENCHIDO NA PORÇÃO SUPERIOR DA MAMA, com um contorno reto ou levemente abaulado em sua incidência lateral.

5. (C) ☐ EXTREMAMENTE PREENCHIDO, COM A REGIÃO SUPERIOR DA MAMA BASTANTE PROTRUSA. Eu entendo e aceito que esta escolha produz uma mama que não possui um aspecto natural e pode apresentar uma protrusão excessiva com uma transição de aspecto artificial entre o tórax superior e a mama. Eu também compreendo que um implante excessivamente grande pode ocasionar danos aos meus tecidos a longo prazo, que podem requerer procedimentos adicionais ou apresentar deformidades permanentes, porém desejo o implante maior, não importando as possíveis consequências.

6. **Escolhas e preferências para mamoplastia de aumento (continua)**
   6. (A) **FORMA DO IMPLANTE: Eu prefiro** ☐ Anatômica ☐ Redonda
   6. (B) **TIPO DE CÁPSULA DO IMPLANTE: Eu prefiro** ☐ Texturizada ☐ Lisa
   6. (C) **FABRICANTE DO IMPLANTE: Eu prefiro** ☐ Allergan ☐ Mentor ☐ Outra: _____
   6. (D) **TIPO DE IMPLANTE: Eu prefiro** ☐ Salino ☐ Silicone ☐ Gel coesivo/Formato estável
   6. (E) Desejo que o Dr. Adams escolha e eu acatarei

7. **TAMANHO DO IMPLANTE que eu prefiro:**
   7. (A) ☐ Desejo um implante que contenha no mínimo _____ mL de solução salina (caso você tenha uma opinião). Caso eu não especifique uma quantidade de mL que deseje em meu implante, eu deixo a decisão inteiramente a cargo do Dr. Adams e aceitarei seu julgamento, não importando o tamanho de minha mama após a cirurgia.
   7. (B) ☐ Não tenho absolutamente nenhuma preferência específica para a quantidade de mL em meu implante mamário e desejo que o Dr. Adams escolha de acordo com sua avaliação de meus tecidos e proporções. Caso eu peça que o Dr. Adams escolha o tamanho do implante mais adequado para mim, eu acatarei sua escolha, compreendendo que ele preencherá minha mama ao máximo com segurança, sem produzir riscos adicionais.

8. **Solicitação de troca de implante ou volume após a cirurgia:**
   8. (A) ☐ Caso, após a cirurgia, por qualquer motivo, eu deseje um implante de tamanho diferente, eu compreendo e aceito que preciso especificar o tipo exato e o volume do implante em mL, e que sou totalmente responsável por todos os custos associados à troca de meus implantes, incluindo honorários do cirurgião, honorários do anestesista, custos laboratoriais e honorários hospitalares. Além disso, não esperarei que o Dr. Adams faça uma reintervenção para a correção de quaisquer problemas que venham a ocorrer como resultado de meu desejo por um implante maior ou diferente.

9. **LOCALIZAÇÃO DA LOJA PARA O IMPLANTE que eu prefiro:**
   9. (A) ☐ Prefiro que o implante localize-se ABAIXO do músculo. Li e compreendi totalmente e aceito as implicações da colocação do implante abaixo do músculo.
   9. (B) ☐ Prefiro que implante localize-se ACIMA do músculo. Li e compreendi totalmente as implicações da colocação do implante acima do músculo, assim como entendo e aceito que posso visualizar as bordas do implante ou outras irregularidades caso o implante seja colocado nessa posição.
   9. (C) ☐ Não tenho preferência pela localização acima ou abaixo do músculo e desejo que o Dr. Adams escolha de acordo com as necessidades de meus tecidos. Li e compreendi totalmente as implicações de posicionar um implante acima ou abaixo do músculo.

10. **LOCALIZAÇÃO DA INCISÃO de minha preferência:**
    10. (A) ☐ Abaixo da mama   10.(B) ☐ Ao redor da aréola   10.(C) ☐ Na axila
    10. (D) ☐ Desejo que o Dr. Adams escolha a localização de minha incisão de acordo com sua avaliação de minhas necessidades e controle ideal durante o procedimento e acatarei sua decisão.

Fatores após minha mamoplastia de aumento que o Dr. Adams não tem controle

11. Eu (escreva e assine) _____ li os materiais de informação do Dr. Adams e tive a oportunidade de me consultar com o orientador de pacientes do Dr. Adams, Christy Aguilar. As seguintes informações são essenciais e preciso compreender e aceitar antes que o Dr. Adams realize meu procedimento. Eu discuti cada um destes itens com meu orientador e compreendi totalmente os riscos, custos e resultados associados a cada um deles.

12. _____ A partir de minha leitura do material educacional do Dr. Adams e após a consulta com meu orientador, eu compreendo e aceito que existem vários fatores relacionados com minhas características teciduais individuais, como ocorre minha cicatrização e como meus tecidos respondem aos implantes mamários, e que o Dr. Adams não pode prever antes da cirurgia e não pode controlar após a cirurgia.

INFECÇÃO

13. _____ Eu compreendo e aceito que caso desenvolva uma infecção após minha mamoplastia de aumento o Dr. Adams removerá um ou ambos implantes. Caso o(s) implante(s) sejam removidos devido a uma infecção, o Dr. Adams irá discutir os prós e contras da reposição comigo. A não reposição dos implantes também pode ser uma opção para reduzir futuras reintervenções, riscos e custos para mim. Caso eu decida repor o implante, será necessário um período de tempo após a remoção para que seja possível a recuperação de meus tecidos mamários. Isso normalmente leva 3 a 6 meses. Eu compreendo e aceito que, caso seja necessária a remoção de um implante por qualquer motivo, podem ocorrer deformidades que podem não ser totalmente corrigíveis.

14. _____ Eu compreendo e aceito que o Dr. Adams deve trabalhar com aquilo que eu lhe proporciono e que ele não pode alterar as qualidades de meus tecidos mamários, que afetam a distensão após a cirurgia ou a maneira como ocorrerá minha cicatrização. Também compreendo e aceito que o Dr. Adams não pode realizar testes antes da cirurgia ou prever de qualquer maneira (a) como minha pele irá distender após minha mamoplastia de aumento e (b) como meu corpo irá cicatrizar ou não após minha cirurgia.

DISTENSÃO DOS TECIDOS

Minhas características teciduais e a distensão deles após minha mamoplastia de aumento: como podem afetar meus resultados, a necessidade de cirurgias adicionais e os custos?

15. _____ Caso meus tecidos sofram uma distensão excessiva em qualquer área após minha mamoplastia de aumento, podem ocorrer deformidades sobre as quais o Dr. Adams não tem controle. Estas deformidades incluem as seguintes:
(1) Flacidez excessiva ou "abaulamento" da mama com o implante posicionado muito baixo e o mamilo direcionado excessivamente para cima.
(2) Deslocamento dos implantes para os lados, com aumento do espaço entre as mamas.
(3) Afinamento dos tecidos sobre o implante, permitindo que ele se torne visível ou palpável (capaz de ser sentido) em qualquer área.
(4) Ondulação visível em qualquer região que pode ser resultante da tração do implante sobre os tecidos sobrejacentes.

16. _____ Eu compreendo e aceito que qualquer uma dessas deformidades podem ocorrer em uma ou ambas as mamas ou não ocorrer de modo igual em ambos os lados. Também compreendo e aceito que quanto maior for o implante mamário que eu escolher, ou que seja necessário para resultados estéticos adequados, maior é o risco de ocorrência dessas deformidades. Apesar de as mamas nunca serem iguais em ambos os lados, caso qualquer uma dessas deformidades ocorra, as diferenças entre as duas mamas podem tornar-se mais evidentes e podem não ser corrigíveis.

17. _____ Eu compreendo e aceito que caso qualquer uma dessas deformidades ocasionadas pela distensão tecidual listadas acima ocorra, mesmo que a deformidade seja visível, o Dr. Adams irá determinar a necessidade de uma cirurgia adicional. O Dr. Adams irá basear sua decisão em sua crença de que os benefícios superam os riscos em potencial de uma cirurgia adicional e em sua crença de que existe uma previsão de melhora com uma cirurgia adicional. Eu concordo em acatar as decisões do Dr. Adams em todos os aspectos pertinentes à realização ou não de uma cirurgia adicional.

18. _____ Eu compreendo e aceito que caso meus tecidos sofram uma distensão excessiva por qualquer motivo após minha mamoplastia de aumento, uma cirurgia adicional não irá alterar a qualidade dos tecidos que proporcionaram sua distensão inicialmente. Como resultado, uma cirurgia adicional para a correção de deformidades de distensão é imprevisível devido às limitações impostas por meus tecidos e a cirurgia para qualquer uma das deformidades de estiramento listadas acima pode não corrigir a deformidade adequadamente, e todas essas deformidades podem ocorrer novamente caso meus tecidos sofram um novo estiramento.

Considerações sobre as características de contratura capsular/cicatrização da incisão

Minha cicatrização tecidual após minha mamoplastia de aumento: como pode afetar meus resultados, a necessidade de cirurgias adicionais e os custos?

19. _____ Eu compreendo e aceito que o Dr. Adams não tem absolutamente nenhum controle sobre a cicatrização de meu corpo após a mamoplastia de aumento e que ele não pode prever (por meio de testes antes da cirurgia) ou controlar minhas características individuais de cicatrização.

20. _____ Eu compreendo e aceito que meu corpo formará um revestimento (cápsula) ao redor de meu implante mamário após minha mamoplastia de aumento e que esta cápsula ao redor do implante pode sofrer uma contratura excessiva, causando várias deformidades que podem necessitar cirurgia adicional e, apesar da cirurgia adicional, podem não ser corrigíveis e necessitar a remoção do implante. As cápsulas que se formam e a intensidade de sua contratura nunca são semelhantes em ambos os lados, de modo que os efeitos da cápsula em cada mama normalmente são diferentes.

21. _____ Eu compreendo e aceito que não existem testes ou informações médicas que possam prever com precisão se minhas cápsulas sofrerão contratura excessiva e que após a mamoplastia de aumento o Dr. Adams não tem controle sobre como meu corpo forma a cápsula ou o quanto a cápsula irá contrair ou ocasionar deformidade.

22. _____ Eu compreendo e aceito que qualquer uma das seguintes deformidades pode ser resultante de como a cápsula é formada e que o Dr. Adams não pode prever, prevenir ou controlar a ocorrência de qualquer uma destas deformidades:
(5) Estreitamento de uma parte do espaço inferior do implante (pode ser leve ou grave), causando um deslocamento superior do implante leve ou grave, elevando o sulco inframamário, deixando a cicatriz da incisão abaixo do sulco (caso a incisão tenha sido feita abaixo da mama).
(6) Estreitamento de uma porção fora da loja do implante, ocasionando achatamento de regiões do contorno externo da mama e deslocamento interno do implante.
(7) Rigidez excessiva do implante ou da mama.
(8) Bordas visíveis ou deformidades de abaulamento em qualquer região da mama.
(9) Qualidade da cicatriz que eu formarei, não importando o local da incisão.
(10) Efeitos da cicatrização de meu corpo e da cicatrização na região da incisão, áreas adjacentes à incisão ou da mama ou em qualquer região da mama.
(11) Desconforto ou dor na região da mama.
(12) Alterações da sensibilidade ou perda da sensibilidade em qualquer região da mama ou áreas adjacentes.
(13) Ocorrência de aumento dos linfonodos ou pequenas estrias próximas à incisão ocasionadas pela incisão ou obstrução de pequenos vasos linfáticos (ambos normalmente regridem sem tratamento em 3 a 6 semanas).

23. _____ Eu compreendo e aceito que qualquer uma destas deformidades pode ocorrer em uma ou ambas as mamas e que não ocorrem de modo igual em ambos os lados. Apesar de as mamas nunca serem iguais, caso qualquer uma destas deformidade ocorra as diferenças entre as mamas podem ser mais evidentes e podem não ser corrigíveis.

24. _____ Eu compreendo e aceito que caso ocorra qualquer uma dessas deformidades causadas pelas minhas características de cicatrização da cápsula (revestimento) ao redor de meu implante, mesmo que a deformidade seja visível, o Dr. Adams determinará a necessidade de uma cirurgia adicional. O Dr. Adams baseará sua decisão em sua impressão de que os benefícios superam os riscos em potencial de uma cirurgia adicional e caso ele acredite que obterei uma melhora previsível com um procedimento adicional. Eu concordo em acatar as decisões do Dr. Adams em todos os aspectos pertinentes à realização ou não de uma cirurgia adicional.

25. _____ Eu compreendo e aceito que caso qualquer uma das deformidades listadas acima ocorra após minha mamoplastia de aumento, uma cirurgia adicional não irá alterar as qualidades dos tecidos e das características de cicatrização que ocasionaram a deformidade inicialmente. Como resultado, uma cirurgia adicional para corrigir estas deformidades (a) é imprevisível devido à limitação de meus tecidos e das características de minha cicatrização, (b) a cirurgia para qualquer uma das deformidades listadas acima pode não corrigir adequadamente a deformidade e (c) qualquer uma destas deformidades pode ocorrer novamente após uma cirurgia adicional devido às minhas características de cicatrização.

Responsabilidade pelos custos associados a cirurgias adicionais

26. _____ Uma vez que o Dr. Adams não pode predizer ou controlar minhas características teciduais e de cicatrização e como elas afetarão minhas chances de desenvolver quaisquer uma das deformidades listadas acima relacionadas com a distensão ou diminuição da espessura dos tecidos ou formação de cápsula ou fibrose após minha mamoplastia de aumento, eu compreendo e aceito que caso quaisquer uma das deformidades listadas acima ocorra (1-13), caso seja necessária uma cirurgia para tentar melhorar qualquer uma das condições a seguir, *eu serei pessoalmente responsável por todos os custos associados a qualquer cirurgia realizada (por favor, assinale ao lado de cada número, indicando sua compreensão completa e concordância com todos os custos associados à cirurgia para cada deformidade)*:
(1) Flacidez excessiva ou "abaulamento" da mama com o implante posicionado muito baixo e o mamilo direcionado excessivamente para cima.
(2) Deslocamento dos implantes para os lados, com aumento do espaço entre as mamas.
(3) Afinamento dos tecidos sobre o implante, permitindo que ele se torne visível ou palpável (capaz de ser sentido) em qualquer área.
(4) Ondulação visível em qualquer região que pode ser resultante da tração do implante sobre os tecidos sobrejacentes.
(5) Estreitamento de uma porção do espaço inferior do implante (podendo ser leve ou grave), causando um deslocamento superior do implante, leve ou significativo, elevando o sulco inferior da mama, tornando a localização da cicatriz da incisão abaixo do sulco (caso a incisão tenha sido feita abaixo da mama)
(6) Estreitamento de uma porção externa à loja do implante, ocasionando achatamento de regiões do contorno externo da mama e deslocamento interno do implante.
(7) Rigidez excessiva do implante ou da mama.

(8) Bordas visíveis ou deformidades de abaulamento em qualquer região da mama.

(9) Efeitos de minha cicatrização corporal e da região da incisão, áreas adjacentes à incisão ou da mama ou em qualquer região da mama.

(10) Dor ou desconforto na região da mama.

(11) Alterações da sensibilidade ou perda da sensibilidade em qualquer região da mama ou áreas adjacentes.

(12) Ocorrência de aumento dos linfonodos ou pequenas estrias próximas à incisão ocasionadas pela incisão ou obstrução de pequenos vasos linfáticos (ambos normalmente regridem sem tratamento em 3 a 6 semanas).

27. _____ Eu compreendo e aceito que o Dr. Adams não aceita seguros ou qualquer outra parte de reembolso para nenhum tipo de cirurgia adicional que possa ser necessária após a mamoplastia de aumento e que eu serei pessoalmente responsável pelo pré-pagamento de todos os custos de uma cirurgia adicional no mínimo duas semanas antes da realização do procedimento. Caso opte por fazer o pagamento com cartão de crédito, eu compreendo e aceito assinar documentos adicionais autorizando o pagamento total pela minha companhia de cartão de crédito. O Dr. Adams me fornecerá cópias de minha descrição cirúrgica, porém eu assumo total responsabilidade pelo preenchimento de formulários de seguro e compreendo que o Dr. Adams e sua equipe não solicitarão pagamento de nenhuma outra parte.

28. _____ Eu compreendo e aceito que os custos de qualquer cirurgia adicional após minha mamoplastia de aumento provavelmente excederão os custos de minha cirurgia de mamoplastia de aumento original e que os custos são determinados pela complexidade e duração (tempo) necessárias de cirurgia. Os honorários da cirurgia adicional incluirão custos laboratoriais, eletrocardiograma caso eu tenha mais de 40 anos de idade ou possua qualquer distúrbio cardíaco, possíveis custos de mamografias e ressonância magnética, honorários do Dr. Adams, honorários do anestesista, custos da instituição onde será realizado o procedimento e custos de medicações a serem usadas no domicílio. Eu aceito responsabilidade pessoal em relação a todos esses custos e, além disso, eu compreendo e aceito caso existam custos adicionais associados ao tempo de afastamento de meu trabalho ou atividades normais.

29. _____ Eu compreendo e aceito que o Dr. Adams estabelece pessoalmente seu honorários para todas as cirurgias que realiza, que estes honorários não são negociáveis por qualquer motivo ou parte e devem ser pagos no mínimo duas semanas antes da cirurgia.

30. _____ É necessário um depósito de $500,00, não ressarcível, no momento da marcação de sua cirurgia, a fim de reservar a data de seu procedimento, sendo adicionado aos honorários do cirurgião. O saldo restante é acertado duas semanas antes da data de sua cirurgia. **Caso o pagamento não seja efetuado a tempo, a cirurgia será cancelada e o depósito não será devolvido.** Para manter seu depósito você pode entrar em contato e remarcar ou cancelar o procedimento antes da data.

Caso a consulta e a marcação do procedimento ocorram dentro da janela de 14 dias deve ser realizado o pagamento total dos honorários no momento da marcação. Caso a cirurgia seja cancelada, pode ser realizado um reembolso parcial, dependendo das circunstâncias, não estando relacionado ao depósito de $500,00 não reembolsável.

31. _____ Os honorários cirúrgicos devem ser pagos em sua totalidade 14 dias antes da cirurgia. Caso o procedimento seja cancelado por qualquer motivo injustificável dentro de 14 dias antes da cirurgia, os honorários do cirurgião não serão reembolsados.

32. _____ Caso após a mamoplastia de aumento seja necessário um procedimento adicional devido a alguma das razões listadas anteriormente e eu questione qualquer um dos itens nos quais indiquei concordância total, eu concordo em pagar todos os custos do Dr. Adams, incluindo honorários advocatícios, custas de tribunal ou qualquer outro custo associado à demanda em questão.

33. _____ Eu li todos os materiais de informação do Dr. Adams e tive a oportunidade de me consultar com o orientador de pacientes do Dr. Adams, Christy Aguilar, tendo a oportunidade de formular perguntas e tê-las respondidas em sua totalidade até ficar satisfeita. Eu terei uma oportunidade adicional de fazer perguntas ao Dr. Adams durante a consulta.

Sinto-me completamente informada e tive a oportunidade de ter respondidas todas as minhas questões até ficar satisfeita.

Assinado no dia _____ do mês _____ de 20___.

Paciente (nome por extenso)　　　　　　　　　　Paciente (assinatura)

Testemunha (nome por extenso)　　　　　　　　Testemunha (assinatura)

_____ Recebi uma cópia deste documento para meus registros pessoais.

Como informamos você?

34. Eu (**por favor, escreva e assine**)_____ li os materiais informativos do Dr. Adams e tive a oportunidade de me consultar com o orientador de pacientes do Dr. Adams, Christy Aguilar. Tive a oportunidade de formular perguntas e tive todas as minhas dúvidas esclarecidas até a minha satisfação. Terei ainda a oportunidade de perguntar ao Dr. Adams dúvidas durante nossa consulta.

A fim de assegurar que eu compreendo e aceito completamente as informações essenciais sobre os riscos, fui solicitada a responder as seguintes questões e assinalar minhas respostas.

Por favor, assinale as seguintes APENAS SE VOCÊ COMPREENDEU E ACEITOU COMPLETAMENTE AS INFORMAÇÕES DADAS A VOCÊ:

35. _____ Eu compreendo e aceito completamente que a perfeição não é uma opção, sendo que a melhora é o melhor que se pode esperar e não se pode fazer escolhas sem riscos.

36. _____ Eu compreendo e aceito completamente que nenhuma mulher possui mamas iguais e que nenhum cirurgião pode produzir isso. Eu compreendo e aceito que o Dr. Adams fará o seu melhor para igualar minhas mamas ao máximo possível, levando em conta meus tecidos e suas limitações, porém elas não serão iguais após a cirurgia.

37. _____ Eu compreendo e aceito completamente que quanto maior tornarmos minhas mamas pior elas ficarão à medida que envelheço; maiores são os riscos de afinamento e/ou ondulação visível dos tecidos e maior é o risco de minha necessidade de cirurgias adicionais com riscos e custos adicionais.

38. _____ Eu compreendo e aceito completamente que o Dr. Adams não pode me garantir um tamanho específico de sutiã para minhas mamas, uma vez que o tamanho dos sutiãs não é um parâmetro clínico consistente, pois varia entre os fabricantes e eu posso optar por usar um sutiã maior ou menor para produzir um certo aspecto em minhas mamas, por conforto ou por estilo.

39. _____ Eu compreendo e aceito completamente que caso eu possua tecidos finos em qualquer região, provavelmente sentirei a borda ou a cápsula de meu implante. Caso eu sinta minhas costelas com meus dedos abaixo dos seios, eu poderei sentir a borda de meus implantes. Caso meus tecidos sejam extremamente finos, poderei até mesmo ver uma porção da cápsula do implante ou a borda do implante. O Dr. Adams fará todo o possível para proporcionar o máximo de cobertura tecidual que meus tecidos permitem a fim de minimizar estes riscos, porém ele é limitado pela qualidade e espessura dos tecidos.

40. _____ Eu compreendo e aceito completamente que o Dr. Adams não pode prever ou controlar a quantidade de estiramento de meus tecidos após a mamoplastia de aumento. Quanto maior for o implante escolhido, mais os tecidos irão distender-se; porém até mesmo com um implante aparentemente adequado para meus tecidos é possível que eles sofram uma distensão excessiva ou desigual em uma mama ou outra. Caso isso ocorra, a posição e o formato das mamas podem ser diferentes; a inclinação ou posição dos mamilos pode ser diferente, podendo ser necessária uma cirurgia adicional para tentar corrigir as deformidades ocasionadas pela distensão excessiva. Como este problema não pode ser previsto ou prevenido, os custos de um procedimento adicional são totalmente de minha responsabilidade, incluindo os honorários do cirurgião, da anestesia e do hospital. Procedimentos cirúrgicos adicionais apresentam riscos adicionais e não garantem a correção das deformidades de estiramento.

41. _____ Eu compreendo e aceito completamente que caso eu desenvolva infecção em qualquer uma das mamas, a qualquer momento, o Dr. Adams removerá um ou ambos os implantes, podendo até mesmo recomendar a não reposição dos implantes devido aos riscos de reinfecção e/ou contratura capsular, podendo necessitar de múltiplas reintervenções e/ou resultar em deformidades permanentes.

42. _____ Eu compreendo completamente e permito que o Dr. Adams use uma solução de irrigação de betadina para a redução das complicações relacionadas com o implante, como contratura capsular.

43. _____ Eu compreendo e aceito completamente que a contratura capsular (contração do revestimento que se forma ao redor do implante), apesar de não ser uma complicação médica, pode necessitar de cirurgia adicional. Não existem testes ou fatos em minha história médica que permitam que o Dr. Adams preveja se eu desenvolverei contratura capsular em uma ou ambas as mamas e não existem implantes ou técnicas cirúrgicas que possam assegurar que eu não desenvolverei contratura capsular. Caso eu desenvolva contratura capsular, eu compreendo e aceito completamente que o Dr. Adams refará cirurgia em minhas mamas APENAS UMA VEZ a fim de remover ou corrigir a contratura capsular. Caso eu desenvolva outra contratura capsular após minha primeira reintervenção, o Dr. Adams recomendará A REMOÇÃO DOS IMPLANTES SEM SUBSTITUIÇÃO como opção mais segura para a prevenção de um número excessivo de reintervenções. As cirurgias adicionais podem resultar em riscos maiores de afinamento dos tecidos e/ou ondulação visível, riscos maiores de necessitar cirurgias adicionais com riscos e custos adicionais, podendo resultar em deformidades permanentes. Eu aceito a responsabilidade total por todos os custos associados à correção da contratura capsular, incluindo honorários do cirurgião, de anestesia, custos dos implantes, custos laboratoriais, medicamentosos, hospitalares e do centro cirúrgico.

44. _____ Eu compreendo e aceito completamente que caso meus implantes necessitem ser removidos por qualquer motivo, o aspecto de minhas mamas será comprometido. Quanto maior for o implante que eu escolher, pior será a aparência de minhas mamas e maiores os riscos de necessidade de cirurgias adicionais com riscos e custos adicionais.

45. _____ Eu compreendo e aceito completamente que caso eu escolha um implante redondo, terei de optar pelo preenchimento do implante de acordo com as recomendações do fabricante, arriscando ondulações, dobras ou colapso prematuro, OU requisitar que o Dr. Adams preencha ao máximo meu implante além das recomendações do fabricante, possivelmente perdendo a garantia de fábrica. Caso eu opte por um implante pré-preenchido, salino redondo, eu aceito que o implante pode estar subpreenchido e aceito os riscos de ondulação da cápsula, dobras ou colapso prematuro.

46. _____ Eu compreendo e aceito totalmente que serei inteiramente responsável por honorários cirúrgicos adicionais, honorários hospitalares e honorários de anestesia, assim como um possível afastamento do trabalho adicional ou de minhas atividades normais por três condições específicas: (1) contratura capsular (rigidez excessiva ou estreitamento da loja do implante em qualquer região que cause deslocamento ou deformidade do implante); (2) qualquer deformidade causada por estiramento excessivo da pele da mama em qualquer região, produzindo um "abaulamento" excessivo ou deslocamento do implante, flacidez excessiva ou outra deformidade de estiramento; e (3) qualquer troca de implante mamário por qualquer motivo, incluindo uma alteração do tamanho ou forma do implante mamário. Caso ocorram outras complicações, o Dr. Adams não irá cobrar honorários cirúrgicos de meu tratamento, porém eu serei responsável pelos honorários hospitalares, honorários de exames laboratoriais e honorários anestésicos, assim como custos adicionais do afastamento do trabalho e de viagem.

47. _____ Eu compreendo e aceito que sou completamente responsável pelos honorários do Dr. Adams, custos do implante, honorários hospitalares, honorários de anestesia, custos laboratoriais e das medicações e custo do afastamento do trabalho para minha recuperação para as seguintes condições: (1) tratamento de qualquer contratura capsular ou estreitamento do espaço os quais possam resultar em deformidades da mama ou mau posicionamento de meus implantes; (2) tratamento de qualquer problema que possa ser resultante do estiramento excessivo de meus tecidos, ocasionando mau posicionamento de meus implantes ou afinamento excessivo dos tecidos; ou (3) qualquer troca de implantes mamários por qualquer motivo, incluindo uma alteração do tamanho ou forma do implante mamário.

48. _____ Eu compreendo claramente e aceito que todas as escolhas e decisões do Dr. Adams serão baseadas INTEIRAMENTE EM MINHAS SOLICITAÇÕES POR ESCRITO nos documentos fornecidos por ele durante nossa consulta e orientações pré-operatórias e NÃO EM NENHUMA DISCUSSÃO VERBAL NÃO VERIFICADA EM MEUS DESEJOS POR ESCRITO.

49. _____ Eu compreendo e aceito que o Dr. Adams não pode ler minha mente, sendo de minha completa responsabilidade ser honesta em minhas solicitações por escrito. Eu não tenho nenhuma solicitação, expectativa ou compromisso além daqueles definidos nos documentos escritos que preenchi e assinei.

50. _____ Estou ciente de que especifiquei completa e honestamente meus desejos e expectativas nos documentos por escrito preenchidos para o Dr. Adams. Também compreendo que caso qualquer uma destas informações mude antes de minha cirurgia é de minha responsabilidade que novos documentos sejam preenchidos e assinados por mim. Eu compreendo e aceito que o Dr. Adams NÃO irá considerar qualquer comunicação verbal sem a confirmação por escrito e a documentação assinada por mim.

51. _____ Caso, por qualquer motivo no futuro, eu inicie, faça parte de/ou tente qualquer ação legal contra o Dr. Adams devido a qualquer item contido nestes formulários que eu me responsabilizei por meio de minha assinatura, concordo em pagar todos os honorários advocatícios do Dr. Adams associados à defesa de minha ação.

Por favor, assinale na linha e confirme no local apropriado:

52. _____ Eu li ( ) Não li ( ) as orientações do Dr. Adams em seu *site* (www.dr-adams.com) acerca da mamoplastia de aumento.

Sinto-me completamente informada e tive a oportunidade de ter respondidas todas as minhas questões até ficar satisfeita.

Assinado no dia _____ do mês _____ de 20___ na presença da testemunha listada abaixo.

_____
Paciente (nome por extenso)

_____
Paciente (assinatura)

_____
Testemunha (nome por extenso)

_____
Testemunha (assinatura)

_____ Recebi uma cópia deste documento para meus registros pessoais.

Alguém mais estará envolvido em suas escolhas ou tomadas de decisão?
Parte 1

Caso qualquer outra pessoa esteja envolvida nas escolhas ou decisões que você tomará sobre sua mamoplastia de aumento ou estará envolvida em quaisquer discussões com o Dr. Adams ou sua equipe após a cirurgia sobre suas escolhas ou seus resultados, ela precisará ser informada como você, a fim de evitar interpretações erradas de suas decisões, escolhas ou resultados. Ela precisará compreender todas as escolhas, limitações teciduais e riscos discutidos com você. Nós lhe forneceremos as informações necessárias e cópias de seus documentos para revisar e discutir com ela, porém você é responsável por estimular a sua familiarização com suas informações e escolhas.

Alguém *mais estará* envolvido nas escolhas e decisões que você tomará sobre sua mamoplastia de aumento ou em qualquer discussão com o Dr. Adams ou sua equipe após a cirurgia no que concerne suas escolhas ou seus resultados?

Sim/Não _____ (Por favor, assinale uma das alternativas e rubrique)

Caso a resposta seja sim, por favor especifique: Nome: _____ Relação: _____

Por favor, leia, e caso você compreenda e aceite as declarações, rubrique cada um dos itens a seguir:

53. _____ Antes de minha consulta com o orientador de pacientes, fui questionada se alguém mais estaria envolvido no processo de escolhas e tomada de decisões de minha mamoplastia de aumento e fui estimulada a trazê-la em todas as consultas ou participar de todas as ligações feitas pelo orientador de pacientes.

54. _____ Caso eu não especifique neste documento outra pessoa que estará envolvida em minhas escolhas ou tomadas de decisão, eu solicito que o Dr. Adams e sua equipe não tenham discussões após a cirurgia sobre nenhum aspecto de meus cuidados ou resultados com qualquer outra pessoa a não ser eu. Eu compreendo e aceito que o Dr. Adams e sua equipe não discutirão qualquer aspecto de minhas escolhas, decisões, solicitações ou resultados após a cirurgia com ninguém que não tenha sido orientado, informado ou que não tenha respondido todos os itens na segunda parte deste documento.

55. _____ Caso eu não especifique outra pessoa a ser envolvida, após a cirurgia eu assumo total e completa responsabilidade em lidar com as opiniões de outras pessoas sobre as minhas escolhas ou meu resultado. Eu não envolverei ninguém mais nas discussões com o Dr. Adams ou sua equipe após minha cirurgia sobre qualquer aspecto de meu resultado caso eu não tenha especificado ou envolvido esta pessoa, tendo assegurado que tenha sido orientada e informada previamente a minha cirurgia.

56. _____ Caso eu opte por envolver outra pessoa em minhas escolhas, tomadas de decisão ou em qualquer avaliação ou comentário sobre meus resultados, eu serei completamente responsável pelo fornecimento a esta pessoa da cópia do material educacional do Dr. Adams, documentos de escolha do Dr. Adams, documentos de consentimento informado, formulários de consentimento cirúrgico e informações do fabricante de meus implantes e termos de consentimento cirúrgicos. Além disso, estimularei esta pessoa a ler detalhadamente os documentos para chegar a um entendimento em comum e aceitação das escolhas e riscos antes de minha cirurgia. Por fim, eu convidarei e estimularei esta pessoa a participar de todas as minhas consultas com meu orientador (pessoalmente ou por telefone) e pessoalmente em minha consulta com o Dr. Adams.

57. _____ Eu compreendo e aceito que somente eu sou responsável pelas decisões que tomar e solicitações que fizer ao Dr. Adams. Caso eu envolva qualquer outra pessoa em minhas decisões, é de minha responsabilidade conciliar seus desejos e pensamentos com o que eu escolher para o meu próprio corpo. O Dr. Adams irá basear-se somente em minhas solicitações por escrito que eu preencher durante meu processo de avaliação e consulta e qualquer outra pessoa deve ser incluída em minhas solicitações por escrito antes da cirurgia. Antes da cirurgia, somente eu serei responsável por minhas escolhas e tomadas de decisão. Após a cirurgia, apenas eu aceitarei a responsabilidade por minhas escolhas e decisões e somente eu discutirei quaisquer preocupações que eu tenha com o Dr. Adams e sua equipe.

Por favor, peça para a pessoa que você escolheu envolver em suas escolhas ou tomadas de decisão antes de sua mamoplastia de aumento para completar e assinar o documento denominado.

Alguém mais estará envolvido – Parte 2. Você será responsável pela devolução deste formulário em nosso consultório pelo menos duas semanas antes da data de sua cirurgia. Caso você tenha especificado uma pessoa a ser envolvida e este formulário não tenha sido devolvido para nós nesse prazo, não poderemos realizar sua cirurgia.

58. _____ Eu recebi uma cópia de "Alguém mais estará envolvido – Parte 2" e estou ciente de que este deve ser devolvido ao consultório do Dr. Adams duas semanas antes da data de minha cirurgia.

Assinado no dia ____ do mês____ de 20____ na presença da testemunha listada abaixo.

_____
Paciente (nome por extenso)

_____
Paciente (assinatura)

_____
Testemunha (nome por extenso)

_____
Testemunha (assinatura)

Alguém mais estará envolvido em suas escolhas ou tomadas de decisão?
Parte 2

Por favor, solicite para a pessoa que você escolheu participar de suas escolhas ou tomadas de decisão antes de sua mamoplastia de aumento para completar e assinar o seguinte formulário. Você será responsável pela devolução deste formulário em nosso consultório pelo menos duas semanas antes da data de sua cirurgia. Caso você tenha especificado uma pessoa a ser envolvida e este formulário não tenha sido devolvido para nós nesse prazo, não poderemos realizar sua cirurgia.

Nome da paciente: _____   _____
                            (primeiro nome)   (sobrenome)

A pessoa que eu escolhi para participar de minhas escolhas e tomadas de decisão sobre minha mamoplastia de aumento é _____, meu _____ (relação).

Assinatura da paciente: _____ Data: _____

Testemunha: _____ Data: _____

Por favor, peça para a pessoa citada acima para completar e assinar cada item seguinte:

Eu,_____, estarei envolvido nas escolhas e tomadas de decisão antes da mamoplastia de aumento de _____, minha_____ (relação).

Nós agradecemos seu envolvimento e apoio nas escolhas e no processo de tomada de decisão de nossa paciente para mamoplastia de aumento. Para que você fique familiarizado com as informações essenciais sobre as várias escolhas e tomadas de decisão que devemos fazer, você deve ler e ponderar cuidadosamente as informações que fornecemos para nossa paciente e as que ela irá fornecer para você. Nós estimulamos que você venha às consultas, de modo que todos nós compreendamos e aceitemos as escolhas e os desejos da paciente, assim como as limitações e riscos envolvidos. Cada paciente possui tecidos diferentes e limitações teciduais e nós individualizamos nossas decisões na tentativa de alcançar os melhores resultados possíveis com os menores riscos. Apenas envolvendo-se no processo você poderá entender as escolhas, as decisões e os motivos por trás destas decisões.

Por favor, assinale a escolha apropriada e rubrique cada linha.

_____ Eu li/não li completamente todos os materiais informativos enviados à paciente.

_____ Eu li/não li completamente o documento com as escolhas da paciente do Dr. Adams.

_____ Eu li/não li completamente o documento "Como informamos você?", do Dr. Adams.

_____ Eu li/não li completamente os formulários de consentimento cirúrgico do Dr. Adams.

_____ Eu li/não li completamente as informações e formulários de consentimento do fabricante do implante.

_____ Eu tive oportunidade de frequentar todas as consultas com o Dr. Adams e com o orientador de pacientes do Dr. Adams, ou de participar nos telefonemas de orientação do paciente. Eu escolhi aceitar/não aceitar estas oportunidades.

_____ Eu compreendo e aceito que qualquer responsabilidade nas escolhas e decisões deve ser conciliada com a paciente que irá submeter-se à cirurgia e que o Dr. Adams irá considerar apenas as solicitações escritas da paciente ao tomar todas as decisões cirúrgicas e do implante.

_____ Eu não tenho absolutamente nenhuma preferência ou desejo no que diz respeito a qualquer aspecto da cirurgia da paciente ou escolha dos implantes, incluindo tamanho, tipo do implante ou aparência que não estejam claramente expressas no documento de escolha da paciente e no documento "Como informamos você?", listados acima. Eu compreendo que o Dr. Adams não pode ler minha mente ou a mente da paciente, e para que nossos desejos sejam satisfeitos, nós devemos ser totalmente honestos em nossas solicitações por escrito ao Dr. Adams antes da cirurgia.

_____ Eu proporcionei oportunidades de o Dr. Adams e de sua equipe lerem todos os materiais informativos, formulários de escolhas da paciente e documentos de consentimento informado e eu aceito e compreendo todos os riscos, limitações e escolhas da paciente listadas nestes formulários. Estou satisfeito de ter recebido todas as informações necessárias para minha compreensão e estou satisfeito que o Dr. Adams e sua equipe responderam satisfatoriamente todas as minhas questões sobre mamoplastia de aumento. Eu estou/não estou totalmente confortável com as escolhas feitas pela paciente, _____, minha _____ (relação). Eu compreendi claramente que o Dr. Adams não deseja realizar nenhuma cirurgia caso eu tenha dúvidas ou preocupações até que elas sejam abordadas e eu fique completamente confortável.

_____ Caso eu não esteja completamente confortável com qualquer um dos itens acima, tornarei minhas preocupações conhecidas pelo Dr. Adams pessoalmente (ou por meio de uma notificação de _____, um membro de sua equipe, no dia _____).

_____ Após a cirurgia, eu compreendo e aceito que qualquer crítica ou desacordo que possa ter quanto aos resultados da cirurgia será discutido pelo Dr. Adams ou sua equipe apenas sobre as escolhas feitas por escrito pela paciente antes da cirurgia. Minha responsabilidade deve ser expressa nas escolhas por escrito pela paciente e eu não expressarei após a cirurgia qualquer preocupação sobre o tamanho ou o aspecto da mama que não esteja claramente especificado nos documentos de antes da cirurgia.

Assinado no dia _____ do mês _____ de 20____ na presença da testemunha listada abaixo.

_____   _____
Paciente (nome por extenso)   Paciente (assinatura)

_____   _____
Testemunha (nome por extenso)   Testemunha (assinatura)

Índice

Nota: números de páginas seguidos de f e t indicam figuras e tabelas, respectivamente.

A

Abaulamento, 72
Abordagem inframamária/Espaço de duplo plano
   demarcações pré-operatórias, 31f, 39f
      base da mama (BM), 32
      planejamento da incisão, 31
   demarcações/pontos de referência, 33
   dicas, 35
   dissecção, 32-34
      detalhes do procedimento, 33
      instrumental, 32-33
   divisão muscular/espaço, 35
      armadilhas, 36
      demarcações/pontos de referência, 35
      dicas, 36
   eletrocautério com ponta de agulha, 36
   incisão SIM, 31f
   plano duplo/preparo da loja, 40-42
   ponto lateral, 31
   preparo da loja/inserção do implante, 42-43
   sulco inframamário, 32, 33f
   tecidual areolar, 36f
Abordagem periareolar, 57-71
   complicações, 70-71
   controle pós-operatório, 69-71
   exame pré-operatório, 59-60
   história, 57
   implantes de formato estágel, 57-58
   incisão circum-areolar, 57
   objetivos, 57
   procedimento, 62-70
   processo da consulta, 58-59
Abordagem transaxilar, 46-56
   armadilhas, 49
   demarcação no ápice, 47-48
      extensões anterior/posterior, 48f
   demarcações externas, 52f
   dicas, 49
   dissecção muscular, 49-54
      instrumental endoscópico, 50f
   espaço subpeitoral, 49
   fechamento,
   planejamento da incisão, 46
      dissecção inicial, 46-49
   solução desembaçadora, 49, 50f
   sulco inframamário, 50
Adesivo, 69-71
Adesivo de silicone, 70-71
Adesivo gel, 5t, 44, 76-77
Adesivos oclusivos, 70-71

Adrenalina, solução contendo, 65
Afastador cutâneo de 4 ganchos de Freeman, 46, 48
Afastador de braço duplo, 24, 26, 32, 36, 72-73, 82
Afastador de Deaver, 54
Afastador de fibra óptica, 48, 49f, 72-73
Afastador de luz fria, 24, 46
Afastadores em espátulas, 86, 90-91
Allergan, estilo, 17f
Ápice da axila, 46, 47f, 49
   incisão de 5 cm, 47f
   marcação inicial da incisão, 47f
Apósitos, 68-69
Aréola, 23f
   cicatriz hipertrófica, 59
   diâmetro, 59f
   formação de queloide, 59
   pequena, 81
Aréola, borda, 62f
Assimetria mamária, 60f-61f
   demarcações pré-operatórias, 62f
   sulco axilar anterior, 62f
Atraumático dos tecidos, 70-71
Axila, 49

B

Bisturi, lâmina, 72-73
Bombas para dor, 99

C

Caixa de correio, 72-73, 75f
Caixa torácica, 48, 81
   deformidades/formas de parede torácica, 51
   visão endoscópica, 50f
Cápsula, 76-77
   borda incisional, 75f, 90-92f
   borda livre, 75f, 90-92f
Capsulorrafia, 81
Capsulotomia radial, 72-74
Característica dos implantes, 5t
Cartilagem costal, 83
Cautério monopolar, 64
Cavidade óptica ampla, visão endoscópica, 50
Cicatriz, rotinas de tratamento
   adesivo de silicone, 101
   adesivo gel, 101
   massagem, 101
   Mepiform, 101
Cicatriz em ponto, 69-70f
Cicatriz operatória, 5-7, 32, 45, 64-65
Cicatrizes hipertróficas, 70-71

Colocação de implante de gel de silicone, 46, 47f, 57
Colocação de implante salino, 46f, 54f
   abordagem, 49
   ápice da axila, marcação incisional, 46f
   enrolado, 54f
Colorado, ponta de agulha, 46, 48
Complexo areolomamilar, 63, 66-67
Compressa úmida, 79
Contaminação periprotética, 7-8
Contratura capsular, 6-7t, 70-72, 74, 76f, 90-91
Cuidados pós-operatórios, 99-102
   abordagem inframamárias, 99-101, 99t
      atividades, 99
      cuidados com a incisão, 99
      exercícios, 99
      sutiã, 99
   abordagem periareolar, 102
   abordagem transaxilar, 101-102
   definição, 99

D

Deformidade de estiramento do polo inferior, 72-73f
Deformidade de estiramento/ondulações, 72, 88f
   polo inferior, 72-73f
Deformidade de hipermobilidade, 94-95, 94f
   dissecção, 96-98
Desenvolvimento mamário, 59, 60f
Dissecadores de Agris-Dingman, 51f, 52
Dissecção anterior para tecido subcutâneo, 48f
Dissecção do retalho capsular, 74, 76, 90-92
Dissecção parênquima-peitoral, 26
Ductos lactíferos, 65
Dupla bolha, 25f

E

Eletrocautério, 52, 65, 72-73
Eletrocautério com ponta de agulha, 36
Eletrocautério monopolar manual, 24f
Escoliose, diagnóstico pré-operatório, 61f
Espaço, 67-68
   irrigação, 67-68f
   preparo, 74, 76
Espaço capsular, 84f
Espátula de implante, 24, 32, 42, 65-69, 72-73, 89
Esterilização a gás, 69-70
Estrias, 6-7t
Esvaziamento, 6-7t

F

Fáscia de Scarpa, 63f, 65
Fibras musculares, 96f
Fita Ioban, 80
Flacidez da pele e ptose glandular, 25
Formulário de análise de imagem, 7-8
Fotóforo de fibra óptica, 72-73, 73-74f
Fumaça do eletrocautério, 65

G

Ginecomastia, 57
Glândula de Montgomery, 69-70f

I

Implante, 92-93
   liso, 87
   texturizado, 87
Implante mamário
   gel de silicone, 42
   gel de silicone de formato estável, 42
Implantes de formato estável, 57-58
   plano anteroposterior, 57
Implantes de gel fluido, 59
Implantes de gel sólido, 59
Implantes salinos, 57, 68-69
Impregnação tecidual por hemossiderina, 65
Incisão da pele, 72-73
Incisão periareolar, 81
Infecção, 6-7t, 70-71
Inibidor da ciclo-oxidase 2 (COX-2), 99

L

Luvas do cirurgião, 54
Luvas sem talco, 67-68

M

Mama
   adaptação tecidual, 43f
   adesivo à prova d'água, 44f
   borda medial, 66-67
   demarcações/pontos de referência, 33
   distância inframamária, 25, 83
   dupla bolha, 25f
   eletrocautério monopolar manual, 43
   espaço subpeitoral, 25
   fáscia superficial, 44f
   fase pós-operatória, 99
   flacidez da pele, 25, 41
   inframamário, 33f
   liberação medial, 51
   local da incisão, 73-74f, 89-90f
   matriz dérmica acelular, 74, 76f
   meridiano, 66-67
   palpação bimanual, 25
   parênquima, 42f
   posição subglandular, 81
   posição submamária, 66-67f
   ptose glandular, 24, 41
   região periareolar, 57
   retração digital, 34, 35f
   sangramento dérmico, 34
   sulco inframamário, 62f
   sutura com fio Monocryl, 44f
Mamilo
   estiramento da pele, 13
   sulco inframamário, 13, 14f
Mamilo-sulco inframamário (M-SIM)
   distância, 83
Mamoplastia de aumento de plano duplo, 24
   contorno do implante, 26f
   definição, 22
   dissecção da loja, 24
   implante subglandular, 22

implante subpeitoral, 22
ptose glandular, 23
riscos/benefícios, 22t
técnica cirúrgica, 24-30
    afastador de braço duplo, 24
    afastador de luz fria, 24
    dissecção inicial da loja, 24
técnicas, 22
    tipo I, 26, 27f
    tipo II/III, 26, 28f
Matriz dérmica acelular, 72, 74, 76f, 86, 90-92
Mau posicionamento, 79, 81
    planejamento da incisão, 79-80
Mau posicionamento do sulco inframamário, 72, 72-73f, 86f, 88-89
    definição, 88
    dissecção, 89-91
Minicapsulotomias, 87
Modelo de reconstrução mamária, 91-92f
Monocryl, 69-70
    sutura, 76-77
Músculo
    afastador, 26f
    anatomia, 37-38
    eletrocautério com ponta de agulha, 36
    fáscia peitoral maior, 22, 24, 34, 35f, 37f, 42f, 50, 64f, 74, 76f, 78f, 91-92f
        borda caudal, 72-73
        borda esternal medial, 24
        borda incisada, 78
        borda inferior, 25, 26f
        borda lateral, 38f
        borda posterior, 46
        elevado, 84f
        fibras, 65
        intercostal, 36
    fáscia pré-peitoral, 52
    instrumental, 51f
    instrumental endoscópico, 50f
    intercostal, 35
    liberação, 52f
    músculo serrátil anterior, 35, 37, 50f
    parede torácica, 37f
    peitoral, 37
    relaxante muscular de curta duração, 65
Músculo peitoral, 26f
    borda inferior, 26, 26f

N
Narcóticos, 7-8
Neoespaço subpeitoral, 85-86
Neoespaço subpeitoral retalho capsular, 78
Nervo intercostobraquial, 49

O
Ondulações, 72-73f, 78, 88f
    cobertura subglandular, 80
    pele, 96f
Orientação da paciente, 9-11
    Checklist de consulta para o orientador, 10

P
Parênquima mamário, 63f, 96f
Peito escavado, 81
Peróxido de hidrogênio, 70-71
Planejamento pré-operatório baseado nos tecidos, 7-8
Plano duplo *versus* planos da loja, 22t
Plasmajet, 85
Posicionamento do implante, 72-73f, 88f
Pós-operatório, instruções, 5t
Prega cutânea, 46
Processo da mamoplastia de aumento, 2, 59, 101
    conduta pós-operatória, 3f, 4t
    cuidados com a incisão, 5t
    custo da cirurgia, 9
    educação, 9 manobras de reorientação, 9
    educação da paciente, 3
    estatísticas cirúrgicas, 2
    fáscia superficial, 5
    formulário de análise da imagem da paciente, 4
    implantes mamários de gel coesivo, 57
    irrigação com betadina, 67-68
    irrigação do espaço mamário, 7-8
    medição das mamas, 12-13
    objetivos, 9, 58
    paralisia muscular total de curta duração, 4
    planejamento baseado nos tecidos, 3-4
    recuperação rápida, 4-5
    sulco inframamário (SIM), incisão, 5, 7-8
    tamanho do implante
        problemas de estiramento tecidual
    técnica cirúrgica
        história, 57
        objetivos, 58
    tipos de implantes
Processo *High Five*, 3, 7-8, 12-13, 16, 19
    volume/tamanho do implante, 12-13
Processo prévio, 99

Q
Queloide, formação, 70-71

R
Reintervenção da mamoplastia de aumento, 72-98
    armadilhas, 74, 76, 98
    contratura capsular, 72
    deformidade de estiramento, 72
    dicas, 74, 76, 98
    dissecção, 72-77
    ondulações, 72
    planejamento da incisão, 72-73
    sutura contínua, 96f
Retardo da cicatrização, 6-7t
Rotação, 6-7t

S
Sangramento, 10, 25, 35-37
Sensibilidade do mamilo, 70-71
SIM, incisão, 81
SIM, medidas de orientação, 73-74f
Simastia, 79, 79f
    inferomedial, 86, 95

Sistema de medição das mamas, 60f
Sistema de planejamento baseado nos tecidos
   medidas, 13
      elasticidade da pele (EP), 13
      espessura do pinçamento, 13
      largura da base da mama, 13f
      mamilo, 13
   processo *High Five*, 12-13
Sistema TEPID, 12-13
Solução antibiótica, 67-69
Solução salina estéril, 67-68
Steri-strips, 55
Sulco da linha média, 31f
Sulcos inframamários (SIM), 31f, 94
   planejamento da incisão, 32f
Sustentação interna, 72
Sutiã, 99t
  justo, 101

Sutura intradérmica, 69-70f
Sutura monofilamentar, 76-77, 92-93
Sutura monofilamentar reabsorvível, 69-70f

T

Tamanho do implante mamário, 9
Tesoura de *facelift* reta de ponta romba, 48
Transiluminação, 52
Triancinolona, injeções de, 70-71
TUBA, incisão de, 83
Tunel de tecido mole, 53-54f

U

US Food and Drug Administration (FDA), 67-68

X

Xilocaína, 71